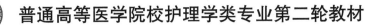
普通高等医学院校护理学类专业第二轮教材

组织学与胚胎学

（第2版）

（供护理学、助产学专业用）

U0196467

主　编　苏衍萍　徐富翠
副主编　贾书花　段妍君　张连双　张雪梅　张晓丽
编　者　（以姓氏笔画为序）

任　翔（大连医科大学）　　　　刘慧雯（哈尔滨医科大学）
苏衍萍（山东第一医科大学）　　杜　辉（山东第一医科大学）
李　玲（青岛大学）　　　　　　李　莉（河北医科大学）
李晓文（昆明医科大学）　　　　张庆梅（广西医科大学）
张连双（滨州医学院）　　　　　张晓丽（山东大学）
张海燕（齐齐哈尔医学院）　　　张雪梅（湖南医药学院）
陈　晶（包头医学院）　　　　　林冬静（吉林医药学院）
罗　娜（南开大学）　　　　　　段妍君（湖北中医药大学）
贾书花（长治医学院）　　　　　徐富翠（西南医科大学）
郭俊峰（贵州中医药大学）　　　陶穗菲（湖南中医药大学）
曹锡梅（山西医科大学）　　　　崔媛媛（西安医学院）
谢远杰（桂林医学院）

中国健康传媒集团
中国医药科技出版社

内 容 提 要

本教材为"普通高等医学院校护理学类专业第二轮教材"之一，系根据本套教材的编写指导思想和原则，结合本门课程教学大纲的要求，在第一版的基础上修订而成。本教材分为二十三章。组织学部分包括组织学绪论、上皮组织、固有结缔组织、软骨和骨、血液、肌组织、神经组织、神经系统、循环系统、免疫系统、内分泌系统、皮肤、眼和耳、消化管、消化腺、呼吸系统、泌尿系统、男性生殖系统、女性生殖系统；胚胎学部分包括胚胎学绪论、人体胚胎学总论、常见先天性畸形、先天性畸形的发生和预防。此次修订更新了学科知识，增补和替换部分图片，更具科学性、先进性和可读性。本教材为书网融合教材，即纸质教材有机融合电子教材、教学配套资源（PPT、微课、视频、图片等）、题库系统、数字化教学服务（在线教学、在线作业、在线考试）。

本教材主要供普通高等医学院校护理学、助产学专业教学使用，也可作为同等学力人员、相关从业人员的自学和参考用书。

图书在版编目（CIP）数据

组织学与胚胎学/苏衍萍，徐富翠主编. — 2 版. —北京：中国医药科技出版社，2022.8

普通高等医学院校护理学类专业第二轮教材

ISBN 978 - 7 - 5214 - 3199 - 5

Ⅰ.①组… Ⅱ.①苏… ②徐… Ⅲ.①人体组织学 - 医学院校 - 教材 ②人体胚胎学 - 医学院校 - 教材 Ⅳ.①R32

中国版本图书馆 CIP 数据核字（2022）第 081597 号

美术编辑　陈君杞

版式设计　友全图文

出版　**中国健康传媒集团** | 中国医药科技出版社

地址　北京市海淀区文慧园北路甲 22 号

邮编　100082

电话　发行：010 - 62227427　邮购：010 - 62236938

网址　www. cmstp. com

规格　889mm×1194mm $^1/_{16}$

印张　17

字数　488 千字

初版　2016 年 8 月第 1 版

版次　2022 年 8 月第 2 版

印次　2023 年 8 月第 2 次印刷

印刷　三河市万龙印装有限公司

经销　全国各地新华书店

书号　ISBN 978 - 7 - 5214 - 3199 - 5

定价　**69.00 元**

获取新书信息、投稿、为图书纠错，请扫码联系我们。

出版说明

为了贯彻《中共中央、国务院中国教育现代化2035》"加强创新型、应用型、技能型人才培养规模"的战略任务要求，落实《国务院办公厅关于加快医学教育创新发展的指导意见》，紧密对接新医科建设对医学教育改革的新要求，满足新时代医疗卫生事业对人才培养的新需求，中国医药科技出版社在教育部、国家药品监督管理局的领导下，通过走访主要院校对2016年出版的全国普通高等医学院校护理学类专业"十三五"规划教材进行了广泛征求意见，有针对性地制定了第2版教材的出版方案，旨在赋予再版教材以下特点。

1.立德树人，融入课程思政

把立德树人贯穿、落实到教材建设全过程的各方面、各环节。课程思政建设应体现在知识技能传授中厚植爱国主义情怀，加强品德修养、增长知识见识、培养奋斗精神灌输，不断提高学生思想水平、政治觉悟、道德品质、文化素养等。医学教材着重体现加强救死扶伤的道术、心中有爱的仁术、知识扎实的学术、本领过硬的技术、方法科学的艺术的教育，培养医德高尚、医术精湛的人民健康守护者。

2.精准定位，培养应用人才

体现《国务院办公厅关于加快医学教育创新发展的指导意见》"立足基本国情，以服务需求为导向，以新医科建设为抓手，着力创新体制机制，分类培养研究型、复合型和应用型人才"的医学教育目标，结合医学教育发展"大国计、大民生、大学科、大专业"的新定位，注重人才培养应从疾病诊疗提升拓展为预防、诊疗和康养，以健康促进为中心，服务生命全周期、健康全过程的转变，精准定位教材内容和体系。教材编写应体现以医疗卫生事业需求为导向，以岗位胜任力为核心，以培养医工、医理、医文学科交叉融合的高素质、强能力、精专业、重实践的本科护理人才培养目标。

3.适应发展，优化教材内容

教材内容必须符合行业发展要求：体现医疗机构对护理人才在临床实践能力、沟通交流能力、服务意识和敬业精神等方面的要求；体现临床程序贯穿于教学的全过程，培养学生的整体临床意识；体现国家相关执业资格考试的有关新精神、新动向和新要求；注重吸收行业发展的新知识、新技术、新方法，体现学科发展前沿，并适当拓展知识面，为学生后续发展奠定必要的基础；满足以学生为中心而开展的各种教学方法的需要，充分发挥学生的主观能动性。

4.遵循规律，注重"三基""五性"

教材内容应注重"三基"（基本知识、基础理论、基本技能）、"五性"（思想性、科学性、先进性、启发性、适用性）；"内容成熟、术语规范、文字精炼、逻辑清晰、图文并茂、易教易学"；注意"适用性"，即以普通高等学校医学教育实际和学生接受能力为基准编写教材，满足多数院校的教学需要。

5. 创新模式，提升学生能力

在不影响教材主体内容的基础上要保留"案例引导""学习目标""知识链接""目标检测"模块，去掉"知识拓展"模块。进一步优化各模块的内容，培养学生理论联系实践的实际操作能力、创新思维能力和综合分析能力；增强教材的可读性和实用性，培养学生学习的自觉性和主动性。

6. 丰富资源，优化增值服务内容

搭建与教材配套的中国医药科技出版社在线学习平台"医药大学堂"（数字教材、教学课件、图片、视频、动画及练习题等），实现教学信息发布、师生答疑交流、学生在线测试、教学资源拓展等功能，促进学生自主学习。

本套教材凝聚了省属院校高等教育工作者的集体智慧，体现了凝心聚力、精益求精的工作作风，谨此向有关单位和个人致以衷心的感谢！

尽管所有参与者尽心竭力、字斟句酌，教材仍然有进一步提升的空间，敬请广大师生提出宝贵意见，以便不断修订完善！

普通高等医学院校护理学类专业第二轮教材

建设指导委员会

主 任 委 员　姜小鹰

常务副主任委员　（以姓氏笔画为序）

王金胜（长治医学院）　　　　　朱卫丰（江西中医药大学）

何清湖（湖南医药学院）　　　　唐世英（承德医学院）

副 主 任 委 员　（以姓氏笔画为序）

于景科（济宁医学院）　　　　　田维毅（贵州中医药大学）

吕雄文（安徽医科大学）　　　　何　涛（西南医科大学）

曾　芳（成都中医药大学）　　　熊　辉（湖南中医药大学）

委　　　　　员　（以姓氏笔画为序）

王　蕊（长治医学院）　　　　　王传功（济宁医学院）

王春平（潍坊医学院）　　　　　王垣芳（滨州医学院）

邓科穗（江西中医药大学）　　　卢咏梅（广州中医药大学）

田玉梅（湖南医药学院）　　　　田建丽（承德医学院）

田淑霞（天津中医药大学）　　　冯书营（河南中医药大学）

朱大诚（江西中医药大学）　　　朱天民（成都中医药大学）

乔安花（海军军医大学第二附属医院）　任立群（吉林大学）

伊淑莹（山东第一医科大学）　　刘建军（江西中医药大学）

齐洁敏（承德医学院）　　　　　孙贵香（湖南中医药大学）

阳大庆（湖南医药学院）　　　　苏衍萍（山东第一医科大学）

杜娈英（承德医学院）　　　　　李　颖（广东医科大学）

李天禹（遵义医科大学）　　　　李玉红（安徽医科大学）

李惠萍（安徽医科大学）　　　　杨　渊（湖南医药学院）

肖洪玲（天津中医药大学）　　　宋维芳（山西医科大学汾阳学院）

张　瑛（长治医学院）　　　　　张凤英（承德医学院）

张春玲（贵州中医药大学）　　　张银华（湖南中医药大学）

陈　廷（济宁医学院）　　　　　武志兵（长治医学院）

罗　玲（重庆医科大学）　　　　金荣疆（成都中医药大学）

周谊霞（贵州中医药大学）　　　单伟颖（承德护理职业学院）

房民琴（三峡大学第一临床医学院）　孟宪国（山东第一医科大学）

赵　娟（承德医学院）　　　　　赵秀芳（四川大学华西第二医院）

赵春玲（西南医科大学）　　　　柳韦华（山东第一医科大学）

钟志兵（江西中医药大学）　　　钟清玲（南昌大学）

洪静芳（安徽医科大学）　　　　徐　刚（江西中医药大学）

徐旭东（济宁医学院）　　　　　徐富翠（西南医科大学）

郭先菊（长治医学院）　　　　　黄文杰（湖南医药学院）

龚明玉（承德医学院）　　　　　章新琼（安徽医科大学）

梁　莉（承德医学院）　　　　　彭德忠（成都中医药大学）

董志恒（北华大学基础医学院）　蒋谷芬（湖南中医药大学）

雷芬芳（邵阳学院）　　　　　　潘晓彦（湖南中医药大学）

魏秀红（潍坊医学院）

数字化教材编委会

主　编　苏衍萍　徐富翠
副主编　贾书花　段妍君　张连双　张雪梅　张晓丽
编　者　（以姓氏笔画为序）

王　倩（青岛大学）　　　　　　任　翔（大连医科大学）

刘慧雯（哈尔滨医科大学）　　　苏衍萍（山东第一医科大学）

杜　辉（山东第一医科大学）　　李　枫（广西医科大学）

李　玲（青岛大学）　　　　　　李　莉（河北医科大学）

李晓文（昆明医科大学）　　　　张庆梅（广西医科大学）

张连双（滨州医学院）　　　　　张晓丽（山东大学）

张海燕（齐齐哈尔医学院）　　　张雪梅（湖南医药学院）

陈　晶（包头医学院）　　　　　林冬静（吉林医药学院）

罗　娜（南开大学）　　　　　　段妍君（湖北中医药大学）

贾书花（长治医学院）　　　　　徐富翠（西南医科大学）

郭俊峰（贵州中医药大学）　　　陶穗菲（湖南中医药大学）

曹锡梅（山西医科大学）　　　　崔媛媛（西安医学院）

崔慧林（山西医科大学）　　　　彭　柯（西南医科大学）

韩永明（湖北中医药大学）　　　谢远杰（桂林医学院）

PREFACE 前 言

　　组织学与胚胎学是相关的两门学科。组织学是研究人体微细结构及其功能关系的学科，是一门实践性很强的形态学科。胚胎学是研究个体发生、发育过程及其机制的学科。

　　本教材为修订教材。第一版自2016年出版以来，由于强调内容的适用性、案例的导向性以及编写的逻辑性而深受全国师生的好评。本次修订更加突出护理人才岗位胜任力，教材的育人功能，内容的科学性、学术性，以及学生自学评测功能。本教材在编写人员的组成、章节安排、内容、形式方面，相较于第一版主要有如下变化。

　　参编院校由第一版的12所增加至22所，所有编者均来自教学一线，有丰富的教学经验，使本教材更具引导力、影响力和代表性。

　　为了更加突出护理人才岗位胜任力培养，本教材在章节安排上增加了"第二十二章 常见先天性畸形"，使学生了解生命的不完美，为优生优育、更好地护佑人类健康奠定基础。本教材在编写形式上进一步完善："学习目标"更加精准，提出知识、能力和素质目标，强化教材的育人功能；优化"案例引导"和"知识链接"；"本章小结"采用思维导图形式，使章节知识点的梳理更富有逻辑性；"目标检测"增加选择题，强化教材的自学和引导功能。

　　编写过程中，各位编者充分吸纳国内外教材的先进性和科学性，同时体现新的教学研究成果和新的科学研究成果，经充分讨论、反复斟酌，使教材在思想性、科学性、先进性和适用性等方面都有了进一步的提升。

　　本教材共有图片336幅，主要为第一版图片，罗娜教授等对"第四章 骨和软骨"的图片进行增补和部分替换，山西医科大学组织学与胚胎学教研室对"第十五章 消化腺"的部分图片进行替换，"第二十二章 常见先天性畸形"的图片主要由山东数字人公司提供。另外，本教材的编写得到了参编单位领导和老师的大力支持，在此一并表示衷心的感谢。

　　由于编者水平所限，教材中难免存在疏漏之处，恳请各位同仁和广大师生批评指正，便于以后修订完善。

编　者

2022 年 5 月

目 录 CONTENTS

第一章　组织学绪论 微课

PPT

一、组织学的研究内容

组织学（histology）是研究人体各种组织（tissue）和器官（organ）的微细结构及其相关功能的一门科学。微细结构是指在显微镜下才能清晰观察的结构。显微镜主要有光学显微镜和电子显微镜，在光学显微镜下能观察到的结构简称为光镜结构，在电子显微镜下能观察到的结构简称为电镜结构或者超微结构。

组织由细胞和细胞外基质（extracellular matrix）构成。按照结构和功能的不同，通常把机体的基本组织分为四种类型，即上皮组织、结缔组织、肌组织和神经组织。每种组织均具有各自的形态结构和功能特点。细胞是机体结构和功能的基本单位，是一切生物新陈代谢、生长发育、繁殖、分化的结构基础。细胞外基质由细胞产生，构成细胞生存的微环境。四种基本组织按照一定的比例和方式构成器官，器官有一定的大小和形态结构，并执行特定的功能。如果器官中央有大的空腔，称中空性器官，如心、胃、小肠等；如果无大的空腔，称实质性器官，如肝、胰、甲状腺等。一些在结构和功能上相关的器官构成系统（system），完成连续的生理功能，如呼吸系统、消化系统、生殖系统等。

二、组织学的研究方法

组织学的发展与其研究方法的进展密切相关，因此，了解组织学的研究工具、方法和技术，是理解和掌握这门课程的前提。组织学技术原理广泛涉及物理学、影像学、化学、免疫学、生物化学、分子生物学等学科。

（一）普通光学显微镜技术

应用普通光学显微镜（简称光镜，LM）观察组织切片的技术称为普通光镜技术，是组织学研究最常用的方法。组织和器官不能直接在光镜下观察，制备成能使光线透过的组织切片是组织学研究的基本方法。首先，取动物或人体的新鲜组织块，用甲醛、乙醇等固定剂固定，使组织内的蛋白质凝固或沉淀，以尽量保持组织的原有结构。然后用由低至高浓度梯度的乙醇脱水，经二甲苯透明，石蜡包埋，制成有一定硬度的组织蜡块，再用石蜡切片机（microtome）将其切成 5～7μm 的组织切片，贴于载玻片上，称石蜡切片法（paraffin sectioning）。也可将组织块快速冷冻变硬，用恒冷箱切片机进行冰冻切片，以保存蛋白质（包括酶）的活性，或用于临床上进行快速诊断。此外，血液、体液和培养的细胞等，可以直接涂于玻片上制成涂片；将疏松结缔组织或肠系膜撕成薄片，铺在载玻片上制成铺片；将骨和牙等硬组织磨成薄片，贴在载玻片上，称磨片。

染色的目的是使不同的微细结构呈现不同的颜色，以提高组织的反差。最常用的染色方法是苏木精（hematoxylin）- 伊红（eosin）染色（简称 HE 染色）。苏木精是碱性染料，将细胞核和细胞质中的核糖体等酸性物质染成紫蓝色；伊红是酸性染料，将细胞质和细胞外基质中的碱性蛋白成分染成粉红色（图1-1）。组织细胞的结构对碱性染料亲和力强的性质称为嗜碱性（basophilia），对酸性染料亲和力强的性质称为嗜酸性（acidophilia），对碱性染料和酸性染料亲和力都不强的称为中性（neutrophilia）。另外，某些结构如肥大细胞的胞质内颗粒，用甲苯胺蓝等蓝色染料染色时染成紫红色，称异染性（metachromasia）。当用硝酸银染色时，有些组织结构可直接使硝酸银的银离子还原为银颗粒并附于其上而呈黑色，称亲银性（argentaffin）；有些组织结构不能直接还原硝酸银，需加入还原剂才能发生还原沉淀显色，称嗜银性（argyrophilia）（图1-2）。

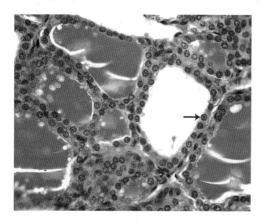

图1-1　甲状腺切面光镜像（高倍）

→：滤泡上皮细胞

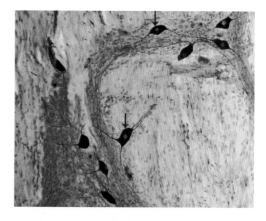

图1-2　小肠肌间神经丛镀银染色（高倍）

↓：肌间多极神经元

（二）特殊光学显微镜技术

1. 荧光显微镜技术　荧光显微镜（fluorescence microscope）以波长较短的紫外光或蓝紫光作为光源，激发细胞、组织内的荧光物质或荧光染料发出波长较长的荧光，由于激发出的荧光波长不同，在荧光显微镜下可以看到不同的颜色。该技术适用于观察细胞和组织内各种自发荧光物质，也可以观察被荧光素染色或经荧光染料标记的细胞和组织结构。常用的荧光素有异硫氰酸荧光素（fluorescein isothiocyanate，FITC）、碘化丙啶（propidium iodide，PI）、4,6-二脒基-2-苯基吲哚（4,6-diamidino-2-phenylindole，DAPI）、Cy3-N-羟基琥珀酰亚胺酯（Cyanine3 NHS ester，CY3）（图1-3）等。

2. 倒置相差显微镜技术　相差显微镜（phase contrast microscope）适用于观察体外培养的活细胞的形态结构。未经染色的活细胞是无色透明的，其各部分的光密度几乎相同，故普通光学显微镜难于分别其微细结构。相差显微镜可将活细胞内各种结构对光产生的不同折射（相位差）转换为明暗差别（振幅差），从而使观察对象结构反差明显。这种显微镜常将光源安装在载物台上方，物镜在载物台下方，称倒置相差显微镜（inverted phase contrast microscope），可观察生长在培养皿（瓶）中的活细胞（图1-4），并进行摄片及录像以记录活细胞的增殖、分裂和运动等行为。

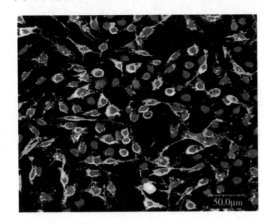

图1-3　免疫荧光显微镜像（高倍）

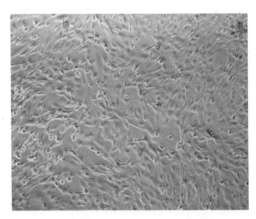

图1-4　体外培养的小鼠胚胎成纤维细胞
倒置相差显微镜像（中倍）

3. 激光扫描共聚焦显微镜技术　激光扫描共聚焦显微镜（laser scanning confocal microscope，LSCM）是20世纪80年代初研制成功的一种高光敏度、高分辨率的新型生物学仪器。目前，教学和科学研究越来越多地应用激光扫描共聚焦显微镜。它主要由激光光源、共聚焦成像扫描系统、电子光学系统和微机图像分析系统四部分组成，还附有外接探测器、彩色显示器和照相装置等。LSCM是以激光束通过扫描器和柱状透镜到达物镜，聚焦后对样品不同深度进行扫描，再经过光电信号转换到显示屏上，图像同时传送到计算机图像分析系统，对图像进行二维或三维的分析处理。LSCM突破了普通光学显微镜不能对细胞或组织内部进行定位检测的限制，实现了对细胞内部的非侵入式扫描成像，可以检测、识别组织或细胞内的微细结构及其变化、细胞的受体移动、膜电位变化、酶活性以及物质转运，并以激光对细胞及染色体进行切割、分离、筛选和克隆，实现亚细胞和分子水平的结构与功能研究。

（三）电子显微镜技术

电子显微镜（electron microscope，EM）技术，简称电镜技术，是20世纪30年代发明的一项新技术。与光镜相比，电镜用电子束代替可见光，用电磁透镜替代光学透镜，将肉眼看不见的电子束成像于荧光屏上。光镜分辨率为 0.2μm，放大倍数约为 1000 倍；而透射电镜的分辨率为 0.2nm，可放大几万倍到几十万倍。电镜技术分为透射电镜技术和扫描电镜技术。

1. 透射电镜技术　透射电镜（transmission electron microscope，TEM）是通过电子枪发射的电子束穿透观察样品后，经电磁场聚合放大并在荧光屏上显像，或将影像投射到照相底片上。由于电子束的穿透能力较弱，样品的厚度一般是 50～80nm，称超薄切片。样品制备的主要过程与普通光镜样品制备技术类似，包括：包括取材（组织块不超过 1mm^3），用戊二醛（glutaraldehyde）和锇酸（osmic acid）依次固定，脱水、树脂包埋，用超薄切片机（ultramicrotome）切成超薄切片（ultrathin section），裱贴于铜网上；再用醋酸铀（uranium acetate）和柠檬酸铅（lead citrate）等重金属盐进行电子染色，电镜下观察等步骤。细胞内重金属盐沉积的部位因电子多被散射而较少投射到荧光屏上，呈较黑暗的图像，称电子密度高（electron-dense）；反之图像则较明亮，称电子密度低（electron-lucent）（图1-5）。

2. 扫描电镜技术　扫描电镜（scanning electron microscope，SEM）主要用于观察组织细胞表面的微细结构。特点是图像富有三维立体感，如可用于观察细胞的微绒毛、纤毛等。其分辨率为 6～10nm。组织经戊二醛和锇酸固定、脱水和临界点干燥后，在其表面喷薄层碳和金属膜。扫描电镜发射极细的电子束即电子探针在样品表面扫描，将样品表面散射的二次电子用探测器收集，形成电信号送达荧光屏，形成清晰、立体感强的图像（图 1 – 6）。

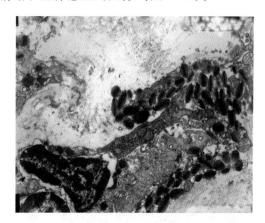

图 1–5　大鼠胃黏膜嗜酸性粒细胞透射电镜像

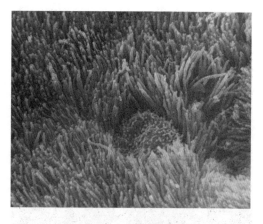

图 1–6　气管扫描电镜像

显示表面大量排列整齐的纤毛

（四）组织化学与细胞化学技术

组织化学（histochemistry）与细胞化学（cytochemistry）技术是利用化学试剂与组织、细胞内某种待检成分发生化学反应，在局部形成有色沉淀物，便于在光镜或电镜下对其进行定性、定位和定量研究的技术。如显示糖类，常用过碘酸 – 希夫反应（periodic acid-Schiff reaction），简称 PAS 反应。其原理是：过碘酸是一种强氧化剂，可将多糖分子中的乙二醇基氧化成乙二醛基；后者再与 Schiff 试剂中的亚硫酸品红结合，形成不溶于水的紫红色沉淀，紫红色物质存在的部位即多糖和糖蛋白存在的部位。基膜、系膜基质、纤维蛋白、血管透明变性、淀粉样物质等可显示阳性反应，呈紫红色（图 1–7）。

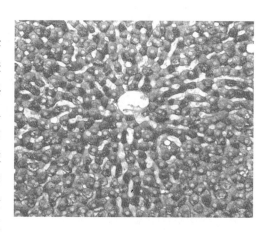

图 1–7　大鼠肝糖原光镜像

（组织化学 PAS 法，高倍）

（五）免疫组织化学与免疫细胞化学技术

免疫组织化学（immunohistochemistry）和免疫细胞化学（immunocytochemistry）是主要利用抗原与抗体特异性结合的原理，应用已标记的特异性抗体，与组织、细胞内的特异性抗原结合，检测组织、细胞中抗原性物质（蛋白质和多肽等）存在和分布的一种技术。这种方法特异性强，敏感度高。多肽和蛋白质具有抗原性，若将人或动物的某种肽或蛋白质作为抗原注入另一种动物，可使其体内产生针对该抗原的特异性抗体（免疫球蛋白）。将抗体与标记物结合，即成为标记抗体。用标记抗体处理组织切片或体外培养的细胞，抗体将与相应的抗原特异性结合，在显微镜下通过观察标记物而了解待检测肽或蛋白质的存在与分布。免疫细胞化学染色的基本方法分为直接法和间接法。直接法用标记的第一抗体直接与组织或细胞中的抗原结合，操作简便，特异性强，但敏感性较差（图 1–8）。间接法不标记特异性第一抗体，而将第一抗体作为抗原制备第二抗体，对第二抗体进行标记，染色时，顺次以第一抗体和标记的第二抗体处理标本，如组织或细胞中有相应抗原存在，则会形成抗原＋第一抗体＋标记的第二抗体复合物而呈现染色效果（图 1–9）。其优点是敏感性高，目前广泛应用。常用标记物有辣根过氧化物酶（图 1–10）、碱性磷酸酶和荧光素等。用荧光素标记抗体处理样品，并于荧光显微镜下观察，称免疫荧光细胞化学术（immunofluorescent cytochemistry technique）（图 1–3）。用胶体金（colloidal gold）、铁蛋白等标记抗体处理标本后，可以在电镜下观察，称免疫电镜技术（immunoelectron microscopy）。

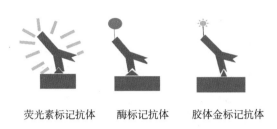

荧光素标记抗体　　酶标记抗体　　胶体金标记抗体

图1-8　免疫组织化学直接法

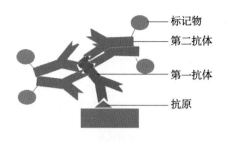

标记物
第二抗体
第一抗体
抗原

图1-9　免疫组织化学间接法

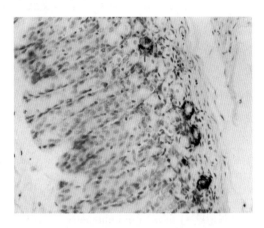

图1-10　免疫组织化学显示胃壁分泌生长抑素阳性细胞（↑）（高倍）
辣根过氧化物酶标记抗体

（六）原位杂交技术

原位杂交术（in situ hybridization）即核酸分子杂交组织化学技术。目前，该技术广泛用于检测样品中特定的基因片段（DNA）或者在转录水平检测基因的活性（信使 RNA，即 mRNA）。原位杂交的原理是根据碱基互补配对原则，用一段已知的碱基序列，经特定标记制成特异性的核酸探针，与组织、细胞内待测 DNA 片段或 mRNA 进行杂交，并通过标记物的显示，可在光镜、电镜下观察待测核酸的存在和分布。

（七）体外培养技术与组织工程

体外培养技术（in vitro culture）包括细胞培养技术（cell culture）、组织培养技术和器官培养技术，用于研究细胞、组织的生物学行为，如细胞增殖、分化、代谢、运动、分泌、融合等，也可用于观察物理、化学以及生物因素对其生物学行为的影响（图1-4）。目前，主要利用机械或酶消化法分离和纯化组织中的某种细胞，制成单细胞悬液，然后将细胞接种于培养瓶或培养板，使之贴壁生长或悬浮生长，称细胞培养技术；如果培养的是组织块或部分及整体器官，分别称组织培养技术和器官培养技术。培养条件包括适宜的温度、湿度、酸碱度（pH）、渗透压、O_2浓度、CO_2浓度、营养成分（盐、氨基酸、维生素等）等，还要防止微生物污染。直接从机体分离细胞后立即进行培养，称原代培养（primary culture）；待细胞增殖到一定的数量，再传代继续培养，称传代培养（subculture）。经长期培养而成的细胞群，称细胞系（cell line）；用细胞克隆或单细胞培养出的纯种细胞，称细胞株（cell strain）。这些细胞系或细胞株可放在冻存管中，置于液氮内长期冻存，可随时取出复苏，进行实验。

用细胞培养技术在体外模拟构建机体组织或器官的技术，称组织工程（tissue engineering）。组织工程的基本方法是：①通过自体或异体组织分离、培养的方法，或通过干细胞体外定向诱导分化的方法，获得大量的种子细胞（seed cell）；②应用聚羟基乙酸和聚乳酸等人工合成的有机高分子聚合物，或胶原和纤维蛋白等天然的细胞外成分，制备有一定形态和空间结构的三维支架；③将种子细胞种植在支架上，在体外培养或植入体内；④种子细胞生长增殖，分泌细胞外基质，支架材料逐渐降解吸收，从而形成有一定形态和功能的组织或器官。目前，组织工程化皮肤和软骨已经获得成功，并应用于临床。

⊕ 知识链接

组织工程皮肤

世界卫生组织（World Health Organization，WHO）报告显示，全世界每年有近 1000 万人被烧伤，需要进行医疗护理。目前，针对大面积皮肤缺失，自体皮肤移植是首选方案。虽然能够利用患者自身的皮肤组织覆盖组织缺损并恢复屏障功能，但伤口部位会出现明显的收缩和随意的组织重塑，而且当伤口超过其全身表面积的 60% 时，自体皮肤的可用性也受到限制。相比于传统的治疗方法，新兴的组织工程皮肤为皮肤创面提供了新型治疗模式。组织工程研究包括种子细胞、生长因子和支架材料，将体外分离培养的种子细胞经生长因子作用后，与支架材料复合体移植到皮肤缺损部位，促进皮肤修复与再生。间充质干细胞因其独特的优势，在皮肤再生领域受到广泛关注。

（八）图像分析术

图像分析术（image analysis），即形态计量术（morphometry），是应用数学和统计学原理，对组织和细胞进行二维和三维的形态学测量的方法。其中，三维立体结构的研究又称为体视学（stereology）。图像分析仪目前被广泛应用于形态计量研究。首先将切片或照片通过摄像机显示在监视器屏幕上，并根据各像素点的位置、大小和不同结构的颜色深浅（灰度或光密度），快速、准确地获得各种形态数据和物质含量的相对数据。

三、组织学发展简史

1665 年，英国物理学家罗伯特·胡克（Robert Hooke）用自制的显微镜观察了植物组织的薄片，将一层薄壁围成的小室称作细胞（cell）。1677 年，荷兰科学家列文虎克（Antonie van Leeuwenhoek）用显微镜观察了细菌、精子、红细胞、肌纤维和神经细胞等。1801 年，法国医生比沙（Marie Francois Xavier Bichat）首次提出"组织"（tissue）一词。德国植物学家施莱登（Matthias Jakob Schleiden）和动物学家施万（Theodor Ambrose Hubert Schwann）在 1838 年和 1839 年分别提出"细胞是一切动物和植物的基本单位"，这就是著名的细胞学说（cell theory）。恩格斯把细胞学说、罗蒙诺索夫的能量转化与守恒定律以及达尔文的进化论并列为 19 世纪自然科学的三大发现。

19 世纪中后期，随着组织学技术的发展，1850 年，德国人莱迪希（Franz von Leydig）发现并描述了睾丸间质细胞（Leydig 细胞），1865 年，意大利组织学家塞尔托利（Enrico Sertoli）发现了睾丸支持细胞（Sertoli 细胞）。1889 年，意大利解剖学家与病理学家高尔基（Camillo Golgi）和西班牙人卡哈尔（Rom'on Y Cajal）发明了银染技术，发现了高尔基复合体（Golgi complex），并将银染技术应用于神经组织的研究，他们是现代神经科学的奠基人，1906 年两人获得诺贝尔生理学或医学奖。

19 世纪末至今，是现代组织学发展的黄金时代。俄国人梅契尼科夫（Elie Metchnikoff）因发现吞噬细胞吞噬异物的现象及其与机体防御功能的关系，获得了 1908 年的诺贝尔生理学或医学奖。英国生理学家谢灵顿（Charles Scott Sherrington）和艾德里安（Edgar Douglas Adrian）提出神经反射学说和"突触"的概念，1932 年两人共同获得诺贝尔生理学或医学奖。1932 年，德国物理学家卢斯卡（Ernest Ruska）和克诺尔（M. Knoll）发明了电子显微镜，用其能够观察到细胞内的超微结构，使组织学研究进入了亚细胞水平。

我国的组织学研究始于20世纪初，组织学家马文昭（1886—1965）、鲍鉴清（1893—1982）、王有祺（1899—1995）、张作干（1907—1969）、李肇特（1913—2006）、薛社普（1917—2017）、成令忠（1931—2003）等，在该领域做出了杰出的贡献。

四、学习组织学的意义和方法

（一）学习组织学的意义

组织学是重要的医学基础课程，属于形态学范畴。从组织学的发展简史可以看出，组织学是随着新技术的不断发展而逐渐发展起来的，组织学的发展有力地推动了其他相关医学学科的发展与进步。医学生只有正确理解和掌握人体各器官系统的正常结构，才能进一步理解和掌握生命活动的规律，疾病的发生、发展和转归过程及其机制，才能有效地采取防病、治病和健康管理的措施。因此，学好组织学将为学习其他医学基础课程和临床课程奠定基础。

（二）组织学的学习方法

1. 结构与功能结合的方法　形态结构总是和一定的功能密切相关的，例如：神经细胞有细长的突起，可以长距离地传递冲动；凡是有较强吞噬功能的细胞，必然有较多的溶酶体，以消化被吞噬物，如巨噬细胞和破骨细胞等。

2. 理论与实践相结合的方法　组织学是一门实践性很强的形态学科，应秉承知行合一的认识规律，许多结构不要死记硬背，通过显微镜观察、辨别、分析、比较来理解和记忆。理论来源于实践，指导实践，应通过实践掌握和运用理论知识，做到举一反三，活学活用。在此过程中，可提高观察问题、分析问题和解决问题的能力。

3. 构建断面与立体的关系　组织切片显示的是组织细胞在某一时刻的平面结构。同一细胞由于取材时间的不同，结构可能不同；同一结构由于切面不同，也呈现不同的图像。如血管在横切、斜切、纵切等时具有不同的形态。因此，在学习时要全面观察，善于分析，从大量静止的结构中发现其动态变化规律，从不同切面的二维结构中抽象出其立体结构，达到真正理解和掌握人体微细结构的目的（图1-11）。

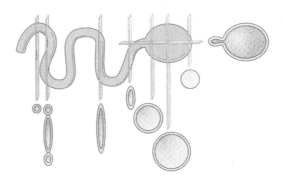

图 1-11　组织立体结构与平面切面关系示意图

4. 注意勤奋与学习技巧　华罗庚说"聪明出于勤奋，天才在于积累"。学习是一种艰苦的劳动，因此，要吃苦耐劳、善于积累，但也不要死记硬背，要摸索出适合自己的学习技巧。在学习中，注意对比、归纳和总结，注意前后联系，找出共性或变化规律，牢记个性，达到事半功倍的效果。

答案解析

目标检测

一、选择题

（一）A 型题

1. 用光学显微镜观察组织细胞时，最常用的染色方法是（　　）

    A. HE 染色　　　　　　　　B. 甲苯胺蓝染色　　　　　C. 硝酸银染色

    D. 醋酸铀和柠檬酸铅染色　　E. 异硫氰酸荧光素染色

2. 扫描电镜主要用于观察（　　）

    A. 生物膜内部结构　　　　　B. 组织和细胞的表面立体结构　　C. 细胞内的多糖

    D. 细胞器的内部结构　　　　E. 细胞核内的结构

3. 观察体外培养细胞时，首选的显微镜是（　　）

    A. 普通光学显微镜　　　　　B. 相差显微镜　　　　　　C. 倒置相差显微镜

    D. 暗视野显微镜　　　　　　E. 偏光显微镜

4. PAS 反应是显示组织或细胞内的（　　）

    A. 核酸　　　　　　　　　　B. 脂类　　　　　　　　　C. 抗原

    D. 蛋白水解酶　　　　　　　E. 多糖

5. 一般光镜最高的分辨率是（　　）

    A. 2.0nm　　　　　　　　　B. 0.2nm　　　　　　　　C. 0.2μm

    D. 2.0μm　　　　　　　　　E. 5.0nm

6. 下列关于细胞外基质的描述中，不正确的是（　　）

    A. 是细胞产生的非细胞物质，包括基质和纤维

    B. 不同组织的细胞外基质成分不相同

    C. 血浆、淋巴液、组织液等体液不属于细胞外基质

    D. 细胞外基质具有支持、联系、保护、营养细胞的作用

    E. 参与构成细胞生存的微环境

7. 普通光学显微镜观察的组织切片厚度一般是（　　）

    A. 100μm　　　　　　　　　B. 1μm　　　　　　　　　C. 5～7μm

    D. 0.1～0.5μm　　　　　　 E. 50μm

8. 用于透射电镜观察的组织切片厚度一般是（　　）

    A. 100～500nm　　　　　　 B. 1μm 左右　　　　　　　C. 1～2nm

    D. 50～80nm　　　　　　　 E. 5～10nm

9. 组织的分类依据是（　　）

    A. 细胞的代谢特点　　　　　B. 细胞间质的组成　　　　C. 细胞数量和密度

    D. 细胞排列的形式　　　　　E. 胚层来源以及细胞的形态、结构和功能等

（二）X 型题

10. 对苏木精亲和力强的细胞结构有（　　）

    A. 细胞膜　　　　　　　　　B. 细胞质　　　　　　　　C. 细胞核

    D. 脂滴　　　　　　　　　　E. 嗜碱性颗粒

11. 对伊红亲和力强的细胞结构有 （ ）

    A. 细胞膜   B. 细胞质   C. 细胞核

    D. 糖原   E. 嗜酸性颗粒

12. 冰冻切片的特点是 （ ）

    A. 用树脂快速包埋

    B. 组织块可不用固定

    C. 较迅速制备组织切片

    D. 较好保持组织细胞内酶活性

    E. 可制成 $1\mu m$ 厚的组织切片

13. 人体的四大基本组织包括 （ ）

    A. 肌组织   B. 上皮组织   C. 网状组织

    D. 结缔组织   E. 神经组织

二、简答题

1. 基本组织分类的依据是什么？器官和系统是如何构成的？

2. 检测肝细胞内有无糖原存在用何种方法？并说明其原理。

3. 用什么方法检测细胞和组织内特异性蛋白？并说明其原理。

（苏衍萍）

书网融合……

本章小结

微课

题库

第二章　上皮组织

PPT

📖 **学习目标**

知识要求：

1. 掌握　上皮组织的结构特点和分类；被覆上皮的分类、分布及结构特点；上皮细胞表面的特化结构及功能。

2. 熟悉　腺上皮和腺的概念；外分泌腺的结构和分类；浆液细胞和黏液细胞的结构和功能。

3. 了解　上皮的再生。

技能要求：

能够在光学显微镜下辨认各类被覆上皮细胞，识别被覆上皮和腺上皮的结构特点。

素质要求：

通过上皮之间的连接，培养团队协作的理念。

⇒ **案例引导**

案例　患者，男，45 岁。因食欲减退、恶心、嗳气、烧心，上腹持续性胀满或隐痛，消瘦、乏力一年余入院就诊。体格检查：患者消瘦、虚弱、贫血。辅助检查：胃镜检查为萎缩性胃炎。胃黏膜活检、病理报告为不完全性大肠型肠化生。诊断：慢性萎缩性胃炎合并肠型肠化生。

讨论　1. 胃上皮和大肠上皮属于什么组织？

　　　　2. 两者的上皮起源于哪个胚层？

　　　　3. 大肠上皮细胞与胃黏膜上皮细胞的区别是什么？

上皮组织（epithelial tissue），简称上皮（epithelium），由许多排列紧密、形态规则的上皮细胞和少量的细胞外基质组成。上皮组织具有极性（polarity），即上皮细胞的不同表面在结构和功能上具有明显的差别，常分化出特殊的结构以适应其功能。其朝向体表或器官腔面的一侧，称游离面；与游离面相对的另一侧，称基底面，借基膜与结缔组织相连；上皮细胞之间的连接面，称侧面。大部分上皮组织内无血管，其所需的营养物质由结缔组织内的毛细血管经基膜渗透而来。上皮组织内有丰富的感觉神经末梢分布。

上皮组织具有保护、吸收、分泌和排泄等功能。上皮组织的分布部位不同，其功能存在差异。如分布在体表的上皮以保护功能为主，分布在消化道的上皮除保护功能外，还具有吸收和分泌作用。上皮组织主要分为被覆上皮（covering epithelium）和腺上皮（glandular epithelium）两大类。另外，有些部位的上皮细胞特化为具有感受某些物理性和化学性刺激的感觉上皮，具有收缩能力的肌上皮等。

一、被覆上皮 📱微课

被覆上皮主要分布在身体表面或衬贴在体腔和有腔器官的腔面。根据上皮细胞的层数和在垂直切面上表层细胞的形状进行分类（表 2 – 1）。

表 2 - 1　被覆上皮的类型和主要分布

上皮类型	主要分布
单层上皮	
单层扁平上皮	内皮：心脏、血管和淋巴管的腔面
	间皮：胸膜、腹膜和心包膜的表面
	其他：肺泡上皮和肾小囊壁层的上皮等
单层立方上皮	肾小管和甲状腺滤泡上皮等
单层柱状上皮	胃、肠、胆囊和子宫等的腔面
假复层纤毛柱状上皮	呼吸管道等的腔面
复层上皮	
复层扁平上皮	未角化的：口腔、食管和阴道等腔面
	角化的：皮肤的表皮
复层柱状上皮	眼睑结膜和男性尿道腔面等
变移上皮	肾盏、肾盂、输尿管和膀胱等的腔面

1. 单层扁平上皮（simple squamous epithelium）　又称单层鳞状上皮，很薄，由一层扁平细胞组成。从表面观察，细胞呈多边形或不规则形，细胞边缘呈锯齿状或波浪状，相邻细胞互相嵌合；细胞核呈椭圆形，位于细胞中央。从垂直切面观察，细胞扁，胞核扁圆形；胞质很少，仅胞核的部位略厚（图2 - 1）。衬贴于心脏、血管或淋巴管腔面的单层扁平上皮，称内皮（endothelium），其游离面光滑，有利于血液和淋巴液流动；衬贴于胸膜、腹膜及心包膜表面的，称间皮（mesothelium），其表面光滑，利于内脏运动；分布在肾小囊壁层和肺泡等处的也属于单层扁平上皮。

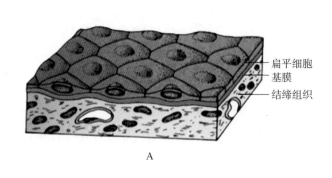
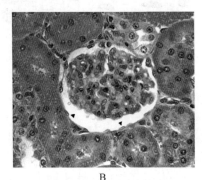

A

B

▲：单层扁平细胞的细胞核

图 2 - 1　单层扁平上皮

A. 模式图；B. 单层扁平上皮光镜像（肾小囊壁层，高倍）

2. 单层立方上皮（simple cuboidal epithelium）　由一层近似立方形的细胞组成（图2 - 2）。从表面观察，细胞呈多边形；从垂直切面观察，细胞正方形，细胞核圆形，位于细胞中央。单层立方上皮主要构成肾小管、甲状腺滤泡，具有吸收和分泌功能。

3. 单层柱状上皮（simple columnar epithelium）　主要由一层柱状细胞构成。从表面观察，细胞呈多边形；从垂直切面观察，细胞呈柱状，核椭圆形，靠近细胞的基底部，其长轴与细胞长轴一致。其主要分布在胃、肠、子宫、肾集合管、胆囊和输卵管等器官的腔面，具有吸收或分泌功能。分布于肠管腔面的单层柱状上皮细胞之间还有杯状细胞（goblet cell）。杯状细胞形似高脚酒杯，顶部膨大，底部狭窄；细胞核深染，呈半月形或三角形位于细胞基底部；顶部胞质内充满分泌颗粒。颗粒含黏蛋白（一种糖蛋白），故称黏原颗粒（mucinogen granule），呈 PAS 反应阳性。小肠柱状上皮细胞游离面在电镜下可见排列整齐的微绒毛，构成光镜下的纹状缘（striated border），具有扩大吸收面积的作用（图2 - 3）。分布在子宫和输卵管等器官腔面的单层柱状上皮，细胞游离面具有纤毛。

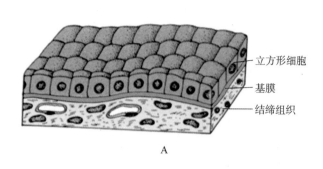
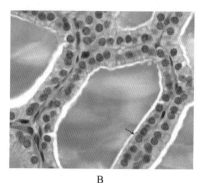

→：立方形的滤泡上皮细胞

图2-2　单层立方上皮

A. 模式图；B. 单层立方上皮光镜像（甲状腺，高倍）

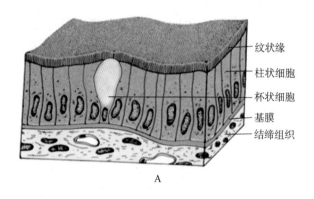
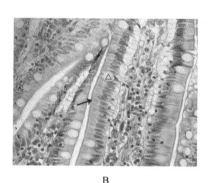

→：柱状细胞；△：杯状细胞

图2-3　单层柱状上皮

A. 模式图；B. 单层柱状上皮光镜像（小肠，高倍）

4. 假复层纤毛柱状上皮（pseudostratified ciliated columnar epithelium）　由柱状细胞、梭形细胞、锥体形细胞和杯状细胞组成。这些细胞形态各异，高低不等，但细胞的基底部均附着在基膜上。由于这些细胞的胞核位置不在同一水平面上，在垂直切面观察形似复层上皮，柱状细胞数量最多，其游离面具有纤毛，故得名（图2-4）。假复层纤毛柱状上皮主要分布在呼吸管道的腔面，具有分泌、运输、修复等功能。

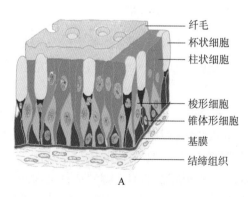
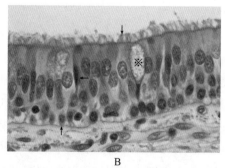

↓：纤毛柱状细胞；※：杯状细胞；
↑：锥体形细胞；←：梭形细胞

图2-4　假复层纤毛柱状上皮

A. 模式图；B. 假复层纤毛柱状上皮光镜像（人气管，高倍）

5. 复层扁平上皮（stratified squamous epithelium） 由多层细胞组成，因表层细胞呈扁平鳞片状，又称复层鳞状上皮。从垂直切面观察，细胞形态不一。最底层的一层基底层细胞附于基膜，呈立方形或矮柱状，细胞较幼稚，具有旺盛的分裂能力，HE 染色呈嗜碱性。中间数层为多边形的细胞，其浅层细胞呈梭形。表层为几层扁平细胞。新生的细胞逐渐向浅层移动，最表层的扁平细胞不断退化、脱落。上皮与深部结缔组织的连接处凹凸不平，扩大了两者的接触面积，既保证上皮组织的营养供应，又使连接更加牢固（图 2-5）。

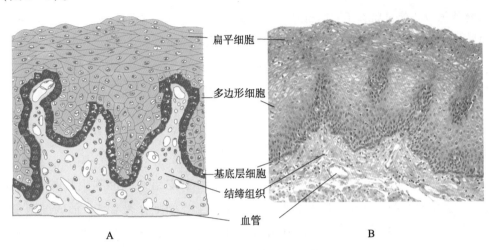

扁平细胞

多边形细胞

基底层细胞

结缔组织

血管

A
B

图 2-5 复层扁平上皮

A. 模式图；B. 未角化复层扁平上皮光镜像（食管，高倍）

复层扁平上皮根据表层细胞是否角质化，分为两类。一类为角化的复层扁平上皮，位于皮肤的表皮。其浅层细胞的细胞核消失，胞质中充满角蛋白，细胞干硬，并不断脱落，称角质层。另一类为未角化的复层扁平上皮，衬贴在口腔和食管等腔面。其浅层细胞有核，含角蛋白少。复层扁平上皮具有耐摩擦和阻止异物侵入等作用，具有很强的再生修复能力。

6. 复层柱状上皮（stratified columnar epithelium） 从垂直切面观，细胞为多层，浅层为一层排列较整齐的柱状细胞，深层为一层或几层多边形细胞。此种上皮主要分布于眼睑结膜和衬贴在男性尿道等处。

7. 变移上皮（transitional epithelium） 分布于排尿管道内表面，其特点是细胞形状和层数可随器官的收缩与扩张状态而变化，故又称移行上皮。垂直切面观，由基底细胞、中间层细胞和表层细胞构成。在膀胱空虚时，上皮变厚，细胞层数增多，表层细胞呈大立方形。一个表层细胞可覆盖几个中间层细胞，称盖细胞。膀胱扩张时，上皮变薄，细胞层数减少，表层细胞呈扁梭形（图 2-6）。

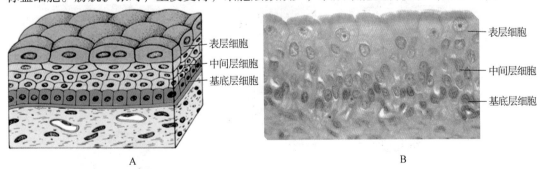

表层细胞

中间层细胞

基底层细胞

表层细胞

中间层细胞

基底层细胞

A
B

图 2-6 膀胱变移上皮

A. 模式图；B. 光镜像（空虚态）

⊕ 知识链接

上皮化生

上皮化生（epithelial metaplasia）是指在病理情况下，已分化成熟的上皮组织在形态、排列和功能上发生变异，转变成另一种上皮组织并可逆转的适应现象。化生在一定程度上对人体可能是有益的，如长期吸烟或慢性气管炎患者，气管的假复层纤毛柱状上皮可变为复层扁平上皮，能增强黏膜的抵抗力，使黏膜在不利的情况下仍能生存；但气管上皮化生时，丧失了纤毛，削弱了呼吸道的防御功能，使之易受感染。当化生的上皮未能分化成熟，产生不典型增生时，可有发生恶变的可能。如肠上皮化生是指胃黏膜上皮细胞被肠型上皮细胞所代替，即胃黏膜中出现类似小肠或大肠黏膜的上皮细胞。胃黏膜的肠上皮化生与胃癌的发生密切相关。

二、腺上皮和腺

腺上皮（glandular epithelium）是一类具有分泌功能的上皮组织。由腺上皮构成的器官称为腺（gland）。腺的发生主要起源于胚胎时期的被覆上皮。这些上皮细胞分裂增殖，形成细胞索，长入深部的结缔组织，分化成腺。有的腺其分泌物经导管排至体表或器官腔内，称外分泌腺（exocrine gland），如汗腺、食管腺、胃腺等。有的腺在分化过程中导管退化消失，成为无管腺，分泌物释放后入血管和淋巴管，随血液和淋巴液运送至全身各处发挥作用，称内分泌腺（endocrine gland），其分泌物称为激素，如甲状腺、肾上腺等（图2-7）。本章仅介绍外分泌腺的一般结构和功能，内分泌腺的结构见"第十一章 内分泌系统"。

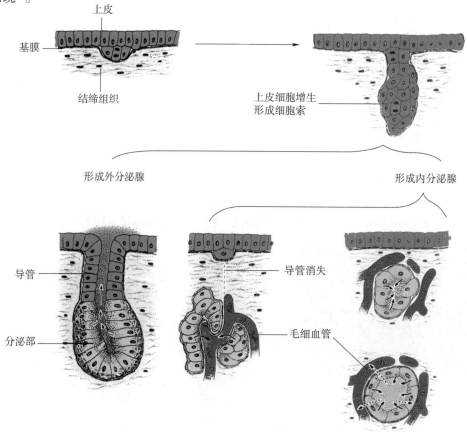

图 2-7 腺发生模式图

（一）外分泌腺的结构和分类

外分泌腺一般由分泌部和导管两部分组成。根据导管有无分支，可分为单腺（simple gland）和复腺（compound gland）。根据分泌部的形状为管状、泡状或管泡状，可分为单管状腺、单泡状腺、复管状腺、复泡状腺和复管泡状腺等（图2-8）。

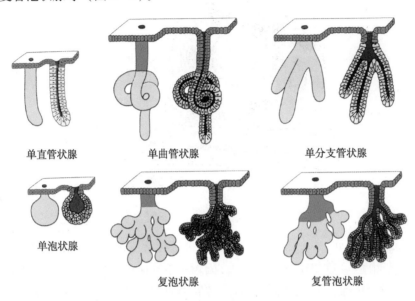

单直管状腺　　　　　单曲管状腺　　　　　单分支管状腺

单泡状腺　　　　　复泡状腺　　　　　复管泡状腺

图2-8　外分泌腺的形态分类模式图

1. 分泌部　由一层腺上皮细胞组成，中央有腔。呈泡状和管泡状的分泌部又称为腺泡（acinus）。根据腺细胞分泌物的性质的不同，可分为浆液细胞或黏液细胞（见后述）。这两种腺细胞分别组成浆液性腺泡和黏液性腺泡。由浆液细胞和黏液细胞共同组成的腺泡，称混合性腺泡。有些腺体的分泌部与基膜间存在一种胞体扁平、有突起的细胞，称肌上皮细胞（myoepithelial cell）。此细胞胞质内含微丝，有收缩功能，其收缩有助于腺泡分泌物送入导管。

2. 导管　直接与分泌部通连，由单层或复层上皮构成，可将分泌物排至体表或器官腔内。腺的导管还有吸收水和电解质及排泌作用。

（二）外分泌腺细胞结构和功能

浆液细胞的分泌物为较稀薄的液体，主要为各种不同的蛋白酶。黏液细胞的分泌物为糖蛋白，与水结合成黏性液体，称黏液（mucus）。有些细胞的分泌物为脂类，如皮脂腺。下面仅叙述分泌蛋白质的浆液细胞和分泌黏蛋白的黏液细胞的结构和功能。

1. 浆液细胞（serous cell）　多呈锥体形或矮柱状，核圆形，位于细胞中央或近基底部。HE染色的标本中，细胞基底部胞质呈强嗜碱性；顶部胞质含有较多嗜酸性的分泌颗粒，称酶原颗粒。电镜下观察，细胞基底部有大量平行排列的粗面内质网，并有许多线粒体位于内质网扁囊之间，细胞核上方有发达的高尔基复合体和数量不等的分泌颗粒。

细胞分泌过程经历以下几个步骤：①细胞摄入所需的氨基酸等原料；②氨基酸结合到粗面内质网的核糖体上合成蛋白质，进入内质网腔内；③内质网以出芽方式形成小泡，将蛋白质输送到高尔基复合体；④蛋白质在高尔基复合体内加工和浓缩，形成膜包裹的分泌颗粒；⑤分泌颗粒聚集在细胞顶部。当分泌物释放时，分泌颗粒的膜与顶部细胞膜融合，以出胞方式，将分泌物释放到细胞外。整个分泌过程所需的能量由线粒体产生的ATP供给。浆液细胞的分泌物为较稀薄的液体，其中含有不同的酶，如各种消化酶等（图2-9）。

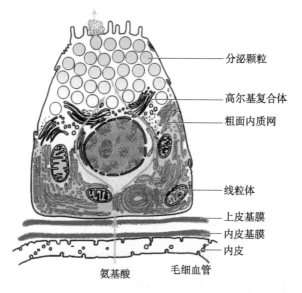

图2-9　胰腺浆液细胞分泌过程示意图

2. 黏液细胞（mucous cell）　光镜下，该细胞大多呈柱状或锥体形，细胞顶部的胞质内含许多较大的黏原颗粒，呈 PAS 阳性；在 HE 染色切片中，因颗粒不易保存，黏原颗粒所在部位着色很浅，呈泡沫状或空泡状。细胞核常较扁，位于细胞基底部，核周围的胞质显弱嗜碱性。电镜下观察，细胞基底部有一定量的粗面内质网和游离核糖体，发达的高尔基复合体位于核上方。顶部胞质含许多黏原颗粒。分泌物形成黏液，覆盖在上皮游离面，起滑润和保护上皮的作用。杯状细胞是散在于上皮中的典型的黏液分泌细胞。另外，分泌黏液的细胞也组成大小不等的腺。不同的腺，其分泌糖蛋白的化学组成有差别，腺细胞的结构也有所不同。

三、上皮细胞的特化结构

上皮细胞为了与功能及所处的内外环境相适应，分化形成游离面、基底面和侧面三类功能结构不同的面，并形成了与其功能相适应的特化结构。这些结构也可见于其他组织的细胞，如肌细胞、结缔组织细胞和神经胶质细胞等。

1. 上皮细胞的游离面

（1）微绒毛（microvillus）　是上皮细胞游离面的细胞膜和细胞质伸出的微细指状突起。其长度因细胞种类或细胞生理状态的不同而有很大差别。光镜下，小肠吸收细胞和肾近端小管上皮细胞的游离面可见纹状缘和刷状缘（brush border），电镜下均为整齐而又密集排列的微绒毛。微绒毛直径约 0.1μm，微绒毛的胞质中可见许多纵行的微丝。微丝上端附着于微绒毛顶部，下端与细胞质顶部的终末网（terminal web）相连。终末网位于细胞顶部，是与细胞游离面平行的许多细丝交织成的密网，其固着于细胞侧面的中间连接处。微丝收缩可使微绒毛伸长或缩短。微绒毛可显著增大细胞的表面积，有利于细胞的吸收功能（图2-10）。

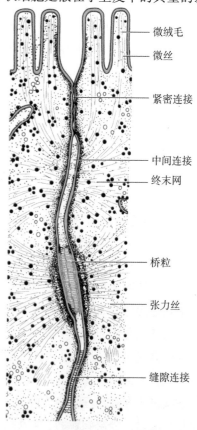

图2-10　单层柱状上皮的微绒毛与细胞连接结构模式图

（2）纤毛（cilium）　是上皮细胞游离面的细胞膜和细胞质伸出的较粗而长的突起。纤毛一般长 5～10μm，直径 0.2～0.5μm，电镜观察可见纤毛内细胞质中有纵向排列的微管。微管的排列有一定的规律，中央为 2 条单独的微管，周围为 9 组二联微管（即 9 + 2 结构）。微管与纤毛的摆动有关。纤毛的二联微管的一侧伸出两条短小的动力蛋白臂（图 2 - 11）。动力蛋白（dynein）具有 ATP 酶活性。纤毛的运动可能是动力蛋白分解 ATP 后，动力蛋白臂附着于相邻的二联微管，使微管之间产生位移或滑动所致。

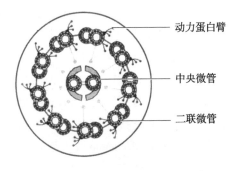

图 2 - 11　纤毛横切面结构模式图

纤毛基部有一个致密颗粒，称基体（basal body），可控制和调节纤毛的活动。纤毛具有节律性定向摆动的能力，许多纤毛的协调摆动像风吹麦浪一样，把黏附在上皮表面的分泌物和颗粒状物质向一定方向推送。

某些上皮细胞的游离面伸出的细长突起，虽然类似纤毛，但不能运动，其结构与微绒毛结构相同，称静纤毛。典型的静纤毛分布于附睾的上皮。内耳、味觉器官及听觉器官的毛细胞也有静纤毛。

2. 上皮细胞的侧面　上皮细胞侧面分化形成的特殊结构为细胞连接（cell junction），仅在电镜下才能观察到，常呈点状、斑状和带状结构。上皮细胞间隙很窄，相邻细胞间以钙黏蛋白互相结合，有较强的细胞黏着作用。一般以柱状上皮细胞间的连接最为典型，细胞连接可分为紧密连接、中间连接、桥粒和缝隙连接。

（1）紧密连接（tight junction）　又称闭锁小带（zonula occludens），位于细胞的侧面顶端。电镜下可见此处相邻细胞膜形成约 2～4 个点状融合，融合处细胞间隙消失，非融合处有极窄的细胞间隙（图 2 - 10）。观察紧密连接的最佳方法是冷冻蚀刻复型法，可劈开细胞膜的双层脂质，暴露膜内的颗粒状蛋白质，然后在透射电镜下观察。可见在紧密连接处的膜内，蛋白颗粒排列成 2～4 条嵴线，它们又交错形成网格，带状环绕细胞侧面顶端。相邻的细胞连接面上，这种网格互相吻合，蛋白颗粒与蛋白颗粒对接，封闭细胞间隙。紧密连接可阻挡物质穿过细胞间隙，具有屏障作用和机械连接作用。

（2）中间连接（intermediate junction）　又称黏着小带（zonula adherens），多位于紧密连接下方，环绕上皮细胞顶部。此处细胞膜内有跨膜的细胞黏附分子，称钙黏蛋白。相邻细胞之间有 15～20nm 的间隙，内有由钙黏蛋白的胞外结构域形成的低电子密度的丝状物连接相邻细胞的细胞膜。钙黏蛋白的胞内结构域和锚定蛋白结合，在细胞质面形成薄层致密物，来自细胞质的微丝附着在此处形成终末网（图 2 - 10）。这种连接也见于心肌细胞间的闰盘。中间连接除有黏着作用外，还有保持细胞形状和传递细胞收缩力的作用。

（3）桥粒（desmosome）　又称黏着斑（macula adherens）。这种连接呈斑块状，大小不等，位于中间连接的深部。连接区域的细胞间隙宽 20～30nm，其中有低密度的丝状物，间隙中央有一条与细胞膜相平行且致密的中间线，此线由丝状物质交织而成。细胞膜的胞质面有较厚的致密物质构成的附着板，胞质中有许多直径 10nm 的张力细丝附着于板上，常折成袢状返回胞质，起固定和支持作用（图 2 - 10）。桥粒是一种很牢固的细胞连接，像铆钉般连接细胞，在易受摩擦的皮肤、食管等部位的复层扁平上皮中尤其发达。

（4）缝隙连接（gap junction）　又称通讯连接（communication junction），位于柱状上皮深部，呈大小不等的斑块状。连接处相邻细胞间隙仅为 2～3nm，内有许多间隔大致相等的连接点（图 2 - 10）。冷冻蚀刻复型等方法的研究证明，相邻两细胞的胞膜中有许多分布规律的柱状颗粒，称连接小体（connexon），直径 7～9nm，由 6 个跨膜的镶嵌蛋白亚单位组成，中央有直径约 2nm 的管腔。相邻两细胞膜中的连接小体彼此相接，管腔通连，成为细胞间直接交通的管道（图2-12）。在钙离子和其他因素的作用下，管道可开放或闭合，可供细胞相互交换某些小分子物质和离子，借此传递化学信息，调节细胞的分化和增殖。此种连接的电阻低，在心肌细胞之间、平滑肌细胞、骨细胞之间和神经细胞之间可传递电冲动。

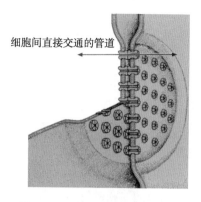

图2-12　缝隙连接结构模式图

以上四种细胞连接方式中，两种或两种以上同时存在，称连接复合体（junctional complex）。细胞连接的存在和数量常随器官发育阶段和功能状态的不同及病理变化而改变。例如，在生精过程中，随着精原细胞的分化，支持细胞间的紧密连接可开放和重建。

3. 上皮细胞的基底面

（1）基膜（basement membrane）　是上皮细胞基底面与深部结缔组织之间共同形成的薄膜。由于很薄，在HE染色切片上一般不能分辨；但假复层纤毛柱状上皮和复层扁平上皮的基膜较厚，可见呈粉红色。用镀银染色，基膜呈黑色。在电镜下，基膜由靠近上皮的基板（basal lamina）和与结缔组织相连的网板（reticular lamina）构成。在毛细血管内皮、肌细胞和某些神经胶质细胞的周围，基膜仅由基板构成。

基板由上皮细胞分泌产生，厚50~100nm，可分为两层，电子密度低的，紧贴上皮细胞基底面的一薄层为透明层（lamina lucida），其下面电子密度高的一均质层为致密层（lamina densa）。构成基板的主要成分有层粘连蛋白（laminin）、Ⅳ型胶原蛋白和硫酸肝素蛋白聚糖等。层粘连蛋白是一种大分子糖蛋白，具有与上皮细胞和与Ⅳ型胶原蛋白、硫酸肝素蛋白聚糖等细胞外基质成分相结合的部位，在细胞与细胞外基质的连接中起媒介作用，促进细胞黏着在基膜上并铺展开。网板是由结缔组织内成纤维细胞分泌产生的，主要由网状纤维和基质构成，有时可有少许胶原纤维。

基膜在功能上除具有支持、连接和固着作用外，还是半透膜，有利于上皮细胞与深部结缔组织进行物质交换。基膜还能引导上皮细胞移动，影响细胞的增殖和分化。

（2）半桥粒（hemidesmosome）　位于上皮细胞基底面，为桥粒结构的一半。其主要作用是将上皮细胞固着在基膜上（图2-13）。

（3）质膜内褶（plasma membrane infolding）　是上皮细胞基底面的细胞膜折向胞质所形成的结构，常见于肾小管等处。电镜下可见质膜内褶与细胞基底面垂直，内褶间含有与其平行的长椭圆形线粒体，形成光镜下的基底纵纹（图2-14）。其主要作用是扩大细胞基底部的表面积，有利于水和电解质的迅速转运。

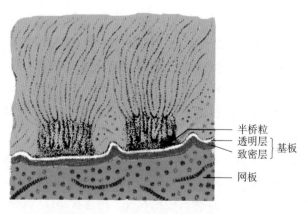

图2-13　半桥粒和基膜结构模式图

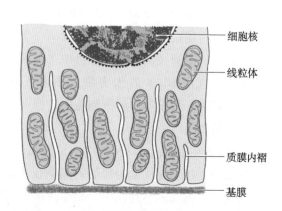

图2-14　上皮细胞基底面质膜内褶结构模式图

四、上皮组织的更新和再生

在生理状态下，上皮细胞不断地衰老、死亡和脱落，不断地由上皮中的未分化细胞（干细胞）增殖补充，这是生理性的更新。皮肤的复层扁平上皮和胃肠的单层柱状上皮的更新尤为明显，如胃肠的上皮 2～5 天更新一次。

上皮细胞还具有较强的再生和修复能力，如炎症或创伤等原因造成上皮损伤后，其周围或深层的上皮细胞可增生，移向损伤表面，形成新的上皮，恢复原有上皮细胞的形态结构。上皮组织的更新和再生受诸多因素和因子的影响。

目标检测

答案解析

一、选择题

（一）A 型题

1. 被覆上皮的分类依据是（　）
   - A. 上皮的厚度
   - B. 上皮的功能
   - C. 细胞的层数和表层细胞的形态
   - D. 上皮分布的部位
   - E. 上皮内有无血管

2. 内皮分布于（　）
   - A. 胸膜
   - B. 肾小囊壁层
   - C. 肺泡
   - D. 心包膜
   - E. 淋巴管

3. 假复层纤毛柱状上皮分布于（　）
   - A. 附睾的输出小管
   - B. 子宫
   - C. 气管和支气管
   - D. 胆囊
   - E. 输卵管

4. 角化的复层扁平上皮分布于（　）
   - A. 阴道
   - B. 皮肤表皮
   - C. 食管
   - D. 口腔
   - E. 皮肤真皮

5. 下列器官中，衬有变移上皮的是（　）
   - A. 胆囊　　B. 食管　　C. 胃　　D. 膀胱　　E. 气管

6. 有纹状缘的单层柱状上皮分布于（　）
   - A. 胃
   - B. 大肠
   - C. 子宫
   - D. 肾的近端小管
   - E. 小肠

7. 微绒毛胞质内纵行排列的结构是（　）
   - A. 微管
   - B. 微丝
   - C. 中间丝
   - D. 线粒体
   - E. 高尔基复合体

8. 纤毛胞质内纵行排列的结构是（　）
   - A. 微管
   - B. 微丝
   - C. 中间丝
   - D. 线粒体
   - E. 高尔基复合体

9. 能阻止物质穿过细胞间隙的是（　）
   - A. 紧密连接
   - B. 中间连接
   - C. 桥粒
   - D. 缝隙连接
   - E. 质膜内褶

10. 能传递化学信息和电冲动的是 （   ）

    A. 紧密连接   B. 中间连接   C. 桥粒

    D. 缝隙连接   E. 质膜内褶

（二）X 型题

11. 上皮组织的特点是 （   ）

    A. 细胞排列紧密，细胞外间质很少   B. 上皮细胞有极性

    C. 分布有丰富的毛细血管   D. 分布有丰富的感觉神经末梢

    E. 具有保护、吸收、分泌和排泄等功能

12. 下列关于变移上皮的说法中，正确的是 （   ）

    A. 表层上皮细胞大，称盖细胞   B. 表层细胞形态随所在器官功能状态而变化

    C. 分布于泌尿管道   D. 表层细胞也可角化

    E. 属于复层上皮

13. 桥粒的结构特点包括 （   ）

    A. 呈斑状   B. 大小不等

    C. 细胞间有由细丝交织成的中间线   D. 细胞膜的细胞质侧有桥粒斑

    E. 为最牢固的连接方式

14. 浆液细胞的特点有 （   ）

    A. 有丰富的粗面内质网   B. 胞质内常有分泌颗粒

    C. HE 染色中，分泌颗粒呈嗜酸性   D. 有丰富的滑面内质网

    E. 核圆形，居基底部

15. 下列有关基膜的描述中，正确的是 （   ）

    A. 在 HE 染色切片上一般不能分辨

    B. 靠近结缔组织的是基板，靠近上皮的部分为网板

    C. 基板包括透明层和致密层

    D. 具有支持、连接和固着作用

    E. 是半透膜，有利于上皮细胞与深部结缔组织进行物质交换

二、简答题

1. 简述被覆上皮的分类、分布和功能。

2. 试述微绒毛与纤毛的形态结构及功能的异同。

3. 试述上皮细胞侧面细胞连接的分类和功能。

（李　玲）

书网融合……

本章小结　　　　　　微课　　　　　　题库

第三章　固有结缔组织

PPT

📖 学习目标

知识要求：

1. 掌握　结缔组织分类；成纤维细胞、巨噬细胞、肥大细胞及浆细胞的光镜、电镜结构及其功能；胶原纤维、弹性纤维及网状纤维的形态结构、功能及主要分布部位。

2. 熟悉　脂肪细胞、未分化间充质细胞的光镜结构及功能；基质的组成、特性，分子筛的概念及功能。

3. 了解　纤维和基质的形成过程；疏松结缔组织的分布；致密结缔组织、脂肪组织和网状组织的基本结构及功能。

技能要求：

辨认和描述 4 类固有结缔组织的光镜结构；能在光镜下区分成纤维细胞、巨噬细胞、肥大细胞、浆细胞及 3 类纤维。

素质要求：

通过对疏松结缔组织中 6 种细胞功能的学习，强化自身的使命担当和职业素养。

⇨ 案例引导

案例　患儿，男，6 岁。因近来气候变化出现咳嗽，咳白色黏痰、发热、憋喘入院治疗。体格检查：患者体温 37.8℃，口唇稍有发绀，肺部听诊有广泛哮鸣音。辅助检查：白细胞 8.5×10^9/L，中性粒细胞 70%。诊断与治疗：患儿诊断为过敏性哮喘，给予支气管扩张剂雾化吸入，憋喘症状缓解，听诊两肺哮鸣音明显减少。

讨论　1. 患儿出现哮喘的诱因是什么？为什么给予支气管扩张剂后症状缓解？

2. 过敏反应的机制是什么？过敏反应相关细胞的结构特点和功能是什么？

结缔组织（connective tissue）由细胞和大量的细胞外基质构成。结缔组织形式多样，在体内分布广泛，其细胞外基质包括纤维、基质和组织液。纤维呈细丝状，构成支持、连接的主要成分；基质呈均质状，由特异性的大分子蛋白质构成；组织液是游离于细胞与纤维之间的细胞外液。细胞种类多，散在分布于细胞外基质中，无极性。结缔组织的主要功能为连接、支持、营养、保护、防御和修复等。

广义的结缔组织包括固有结缔组织、软骨组织、骨组织和血液。狭义的结缔组织，即一般所称的结缔组织，是指固有结缔组织，包括疏松结缔组织、致密结缔组织、网状组织和脂肪组织。不同结缔组织的细胞成分及细胞外基质的构成不同。结缔组织均由胚胎时期的间充质（mesenchyme）分化而来。间充质由间充质细胞（mesenchymal cell）和大量无定形的基质组成。间充质细胞呈星状多突形，相邻细胞以突起连结形成三维立体细胞网；细胞之间有缝隙连接；细胞核大、染色浅，核仁明显；细胞质弱嗜碱性（图 3-1）。间充质细胞是一种低分化的细胞，在胚胎发育过程中可分化成各种结缔组织细胞、血管内皮细胞和肌细胞等。

一、疏松结缔组织

疏松结缔组织（loose connective tissue）又称为蜂窝组织（areolar tissue），其结构特点是细胞种类较多，细胞外基质多，纤维种类多，量较少，排列疏松（图3-2）。疏松结缔组织在体内分布广泛，具有支持、连接、营养、修复和防御等功能。

（一）细胞 [e]微课

疏松结缔组织内有成纤维细胞、巨噬细胞、浆细胞、肥大细胞、脂肪细胞、未分化的间充质细胞和少量来自血液的各种白细胞。各类细胞的数量和分布状态随存在的部位和功能状态的不同而异。

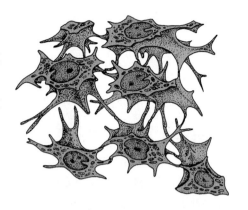

图3-1　间充质立体模式图

1. 成纤维细胞（fibroblast）　是疏松结缔组织中最主要的细胞。功能活跃时，细胞较大，呈扁平状，多突起，常贴附于胶原纤维上，不易观察，细胞核卵圆形、较大、着色浅，核仁明显，细胞质呈弱嗜碱性（图3-2）。电镜下，细胞表面可见少量细而短的微绒毛，胞质内有丰富的粗面内质网、游离核糖体及发达的高尔基复合体，表明细胞具有活跃的合成和分泌蛋白质的功能。成纤维细胞能够合成和分泌胶原蛋白、弹性蛋白和蛋白聚糖，形成结缔组织中的胶原纤维、弹性纤维、网状纤维和基质成分。

当成纤维细胞的功能处于不活跃状态时，称纤维细胞（fibrocyte）。细胞体积较小，胞质呈弱嗜酸性。在创伤修复时，纤维细胞可转变为功能活跃的成纤维细胞，产生纤维和基质，修复创伤，促进伤口愈合。二者的电镜结构模式见图3-3。

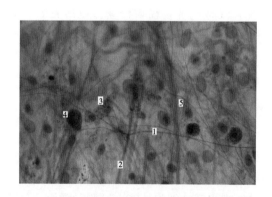

图3-2　疏松结缔组织铺片（鼠活体注射台盼蓝、
醛复红等染色，高倍）

1. 弹性纤维；2. 胶原纤维；3. 巨噬细胞；
4. 肥大细胞；5. 成纤维细胞

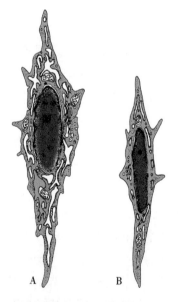

图3-3　成纤维细胞和纤维细胞电镜结构模式图
A. 成纤维细胞；B. 纤维细胞

2. 巨噬细胞（macrophage）　又称组织细胞（histiocyte），是体内广泛存在的具有强大吞噬功能的细胞。形态多样，随功能状态的不同而改变。静止状态呈圆形或椭圆形；功能活跃时，常伸出较长的伪足而形态不规则。胞质丰富，多为嗜酸性，可有异物颗粒和小泡。细胞核较小，卵圆形或肾形，染色深。电镜下，细胞表面有许多皱褶、小泡和微绒毛，胞质内含有大量的初级溶酶体、次级溶酶体、吞噬体、吞饮小泡、残余体；近细胞膜处的细胞质内有微丝和微管等（图3-4）。

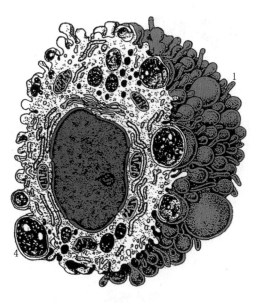

图 3 – 4　巨噬细胞电镜结构模式图

1. 微绒毛；2. 初级溶酶体；3. 次级溶酶体；4. 吞噬体；5. 残余体

巨噬细胞由血液内单核细胞穿出血管进入周围组织后分化形成。单核细胞进入结缔组织后，体积增大，细胞质内溶酶体增多，吞噬能力增强，逐渐分化为巨噬细胞。巨噬细胞一般可以存活 2 个月或更长。巨噬细胞的主要功能如下。

（1）变形运动和趋化性　巨噬细胞有很强的变形运动能力。细菌的代谢产物和炎症组织的变性蛋白等均为趋化因子，能刺激巨噬细胞做变形运动，向着产生趋化因子的区域做定向运动。

（2）吞噬作用　巨噬细胞的胞膜上有多种膜受体，如抗体 Fc 受体、C3 受体等。它借助膜受体识别相应的抗原，如细菌、病毒、体内衰老变性的细胞及异物等，将之黏附在细胞表面，然后伸出伪足将它们包围吞噬到细胞内成为吞噬体。吞噬体与初级溶酶体融合，形成次级溶酶体，进行细胞内消化，不能被消化分解的物质积存在细胞内，即为残余体（图 3 – 5）。巨噬细胞也有很活跃的吞饮作用，所形成的吞饮小泡被消化、降解的过程基本上与吞噬体相同。当异物过大时，巨噬细胞可以相互融合形成多核的异物巨细胞，以吞噬较大异物。

（3）抗原呈递作用　巨噬细胞能识别、捕捉侵入机体的病原微生物等抗原物质。被巨噬细胞捕捉的抗原物质经加工处理后，与主要组织相容性复合物（multiple histocompatibility complex，MHC）Ⅱ 类分子结合，形成抗原 – MHCⅡ 类分子复合物，储存在其细胞表面，并呈递给淋巴细胞，激活淋巴细胞，启动免疫应答（图 3 – 6）。

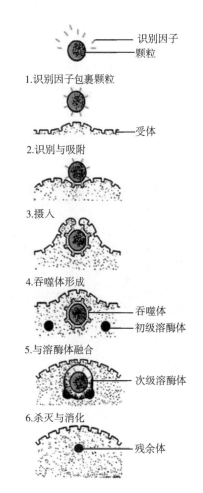

识别因子
颗粒

1. 识别因子包裹颗粒

受体

2. 识别与吸附

3. 摄入

4. 吞噬体形成

吞噬体
初级溶酶体

5. 与溶酶体融合

次级溶酶体

6. 杀灭与消化

残余体

图 3 – 5　巨噬细胞特异性吞噬过程示意图

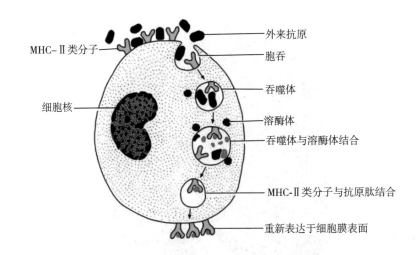

图 3-6　巨噬细胞处理抗原过程示意图

（4）分泌功能　巨噬细胞能释放溶酶体中的水解酶，以分解细胞外物质；同时还能合成和释放多种生物活性物质，如溶菌酶、干扰素、肿瘤坏死因子、白细胞介素、补体和多种细胞因子等，具有防御和调节免疫等功能。巨噬细胞的表型在慢性炎症中可以转变为肿瘤相关巨噬细胞（M2），对肿瘤免疫起抑制作用。

3. 浆细胞（plasma cell）　在一般结缔组织内较少见；在病原菌或异物蛋白易入侵的部位，如消化道、呼吸道黏膜的固有层结缔组织内多见。光镜下，细胞呈圆形或卵圆形，大小不等。胞质丰富，嗜碱性，近细胞核处有一浅染区域；核圆形，较小，常偏于细胞一侧，染色质致密呈块状，常在核膜下排列呈辐射状，核仁明显（图 3-7）。电镜下，胞质内有丰富的平行排列的粗面内质网、游离核糖体，核周有中心体和发达的高尔基复合体等，构成光镜下的核周浅染区（图 3-8）。此结构表明浆细胞具有旺盛的合成蛋白质的功能。

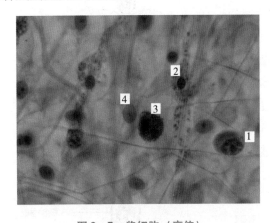

图 3-7　浆细胞（高倍）
1. 浆细胞；2. 巨噬细胞；3. 肥大细胞；4. 成纤维细胞

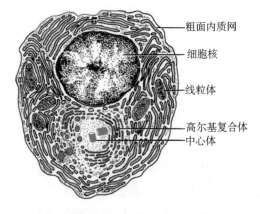

图 3-8　浆细胞电镜结构模式图

浆细胞是由 B 淋巴细胞在抗原刺激下分化发育形成。具有合成和分泌免疫球蛋白（immunoglobulin, Ig），即抗体（antibody）的功能，参与机体的体液免疫反应。浆细胞的寿命较短，一般 10 ~ 30 天。

4. 肥大细胞（mast cell）　来源于骨髓的造血祖细胞，经血流迁移到全身结缔组织内。细胞较大，直径 20 ~ 30μm，呈圆形或卵圆形，细胞核小呈圆形，胞质内充满粗大、具有异染性的嗜碱性颗粒（图 3-2）。电镜下，细胞表面有微绒毛和颗粒状隆起；胞质颗粒大小不一，呈圆形或卵圆形，表面有单位膜包裹（图 3-9）。多位于小血管周围，在与外界接触的部位如真皮以及消化道、呼吸道黏膜的结缔组织中分布较多。

肥大细胞的主要功能是参与免疫应答、防御、抗凝血等。肥大细胞的颗粒内含组胺、嗜酸性粒细胞趋化因子、肝素等。当机体受抗原刺激时，B 淋巴细胞分化形成浆细胞，浆细胞产生抗体（IgE），IgE 与肥大细胞膜上的 IgE 受体结合，附着于肥大细胞膜的表面。当抗体再次接触同样抗原时，少量的抗原便可与肥大细胞胞膜上的 IgE 铰链结合，引起肥大细胞脱颗粒；同时，肥大细胞在胞质内合成和释放白三烯。肥大细胞释放的组胺和白三烯可引起毛细血管扩张及通透性增加，有利于大量的白细胞、血浆成分从血管进入炎症区，对机体起防御作用。病理情况下，其

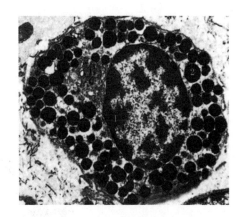

图 3－9 肥大细胞电镜像

1. 细胞核；2. 颗粒

可造成血液中液体成分渗出，致使局部皮肤水肿，称荨麻疹；在呼吸道致使支气管黏膜水肿及平滑肌痉挛，造成通气不畅，呼吸困难，以致引起支气管哮喘。以上病症统称为过敏性反应（allergic reaction）。肝素有抗凝血作用。嗜酸性粒细胞趋化因子可引导嗜酸性粒细胞定向聚集到过敏反应的部位，从而减轻过敏反应。

肥大细胞在释放其颗粒内含物时，颗粒合并，形成脱颗粒管道，并开口于细胞表面。白三烯因不在颗粒内储存，其释放较组胺等迟缓。

5. 脂肪细胞（fat cell） 常单个或成群分布，细胞较大，呈球形或卵圆形，相互挤压时呈多边形。胞质内充满脂滴，胞核及其他成分均被挤到细胞的周边。HE 染色时，脂滴被脂溶剂（如二甲苯）溶解，使细胞呈空泡状。脂肪细胞是由未分化的间充质细胞分化形成，具有合成和贮存脂肪、参与脂质代谢的功能。

6. 未分化的间充质细胞（undifferentiated mesenchymal cell） 多分布在小血管周围，是一种分化程度较低的干细胞，形似纤维细胞。它们保持着分化潜能，在炎症与创伤修复等情况下，可以分化为成纤维细胞、脂肪细胞、新生血管壁的内皮细胞和平滑肌细胞等。

7. 白细胞 血液中的白细胞如嗜酸性粒细胞、淋巴细胞和中性粒细胞等受趋化因子吸引，以变形运动穿过毛细血管和微静脉，迁移至结缔组织中，行使防御功能。

（二）纤维

结缔组织的纤维（fiber）分为三种类型：胶原纤维、弹性纤维和网状纤维。

1. 胶原纤维（collagenous fiber） 数量最多，新鲜时呈白色，有光泽，故又称白纤维。HE 染色呈粉红色，直径 1～20μm，波浪形走行，并交织成网。胶原纤维由直径 20～200nm 的胶原原纤维（collagenous fibril）黏合而成。电镜下，胶原原纤维具有明暗交替的周期性横纹，横纹周期约 64nm（图 3－10）。胶原原纤维由 I 型和 III 型胶原蛋白构成。胶原蛋白主要由成纤维细胞分泌。分泌到细胞外的胶原蛋白再聚合成胶原原纤维，进而聚合成胶原纤维。胶原纤维韧性大，抗拉力强。

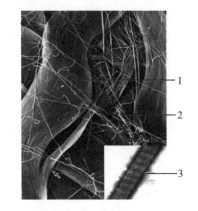

图 3－10 胶原纤维电镜像

1. 胶原纤维；2. 弹性纤维；3. 胶原原纤维

2. 弹性纤维（elastic fiber） 新鲜时呈黄色，又称黄纤维。在 HE 染色标本中，着色与胶原纤维相似，与胶原纤维不易区分。用醛复红或地衣红能将弹性纤维染成紫色或棕褐色。弹性纤维较细，直径 0.2～1.0μm，折光性强，有分支，交织成网（图 3－2）。

电镜下，该纤维表面覆盖更细的微原纤维（microfibril），其直径为 10nm，主要由原纤维蛋白（fibrillin）构成，对弹性纤维起支持作用；核心由电子密度较低、均质状无定型的弹性蛋白（elastin）构成，弹性蛋白分子以共价键广泛交联成网，能任意卷曲，使弹性纤维具有弹性，可以被拉长至原长的 1.5 倍，除去外力后能迅速复原（图 3 – 11）。

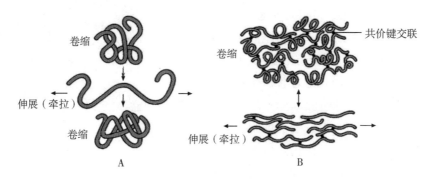

图 3 – 11　仲缩状态下弹性蛋白的构型变化

A. 单个分子；B. 共价交联的多分子聚合体

疏松结缔组织由于有胶原纤维和弹性纤维交织在一起，其既有韧性，又有弹性，故可使器官、组织的形态和位置既有相对的固定性，又具一定的可变性。

3. 网状纤维（reticular fiber）　HE 染色不易着色，镀银染色呈黑色，故又称嗜银纤维（argyrophil fiber）。网状纤维是一种较细的纤维，直径 0.2～1.0μm，短而分支多，互相交织成网。网状纤维由Ⅲ型胶原蛋白构成，电镜下亦显示有 64nm 的周期性横纹。纤维表面由于有较多的酸性蛋白聚糖而呈嗜银性，且 PAS 染色阳性。疏松结缔组织中网状纤维较少，大多分布在结缔组织与上皮组织、神经组织的交界处，肌细胞、脂肪细胞周围以及造血器官等部位。

除了成纤维细胞生成网状纤维外，血管和消化管道的平滑肌细胞也可以生成网状纤维和胶原纤维。

（三）基质

基质（ground substance）是由生物大分子形成的无定形胶状物，充填于细胞和纤维之间，其化学成分主要为蛋白聚糖和糖蛋白。

1. 蛋白聚糖（proteoglycan）　是由蛋白质与多糖结合成的大分子复合物，是基质的主要成分。其中的多糖成分主要是透明质酸（hyaluronic acid），其次是硫酸软骨素 A、C（chondroitin sulfate A,C）、硫酸角质素（keratan sulfate）和硫酸乙酰肝素（heparan sulfate）等，总称为糖胺聚糖（glycosaminogly-can，GAG）。透明质酸是一种曲折盘绕的长链大分子，拉直可长达 2.5μm，由它构成蛋白聚糖复合物的主干，其他糖胺聚糖则以核心蛋白为核心构成蛋白聚糖亚单位，后者再通过结合蛋白（link protein）结合在透明质酸长链分子上（图 3 – 12）。糖胺聚糖分子中存在众多阴离子，故能结合大量水。大量蛋白聚糖的聚合体形成有许多微孔隙的分子筛。分子筛具有屏障作用，允许小于其孔径的水和溶于水的营养物、激素、气体分子、离子、代谢产物等通过，便于血液与细胞之间进行物质交换；而大于其孔径的物质如细菌、大分子物质等不能通过，使其成为限制细菌扩散的防御屏障。溶血性链球菌和癌细胞能产生透明质酸酶，破坏分子筛的屏障作用，使感染和肿瘤蔓延扩散。

2. 糖蛋白（glycoprotein）　主要有纤维粘连蛋白（fibronectin，FN）、层粘连蛋白（laminin）和软骨粘连蛋白（chondronectin）等。这类大分子的表面具有与多种细胞、胶原及蛋白聚糖相结合的位点，是将此三种成分有机连接的介质；此外，对细胞的分化与迁移也具有一定的作用，并参与基质分子筛的构成。

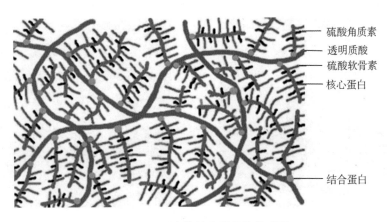

图 3 - 12 蛋白聚糖分子结构模式图

硫酸角质素
透明质酸
硫酸软骨素
核心蛋白
结合蛋白

⊕ 知识链接

主动脉也会自发破裂吗?

——马方综合征

马方综合征（Marfan syndrome）为一种常染色体显性遗传的结缔组织疾病，为位于 15q21.11 的编码原纤维蛋白的 *FBN1* 基因缺陷引起。发病无性别倾向，患病特征为四肢、手指、脚趾细长不匀称，身高明显超出常人，伴有心血管系统异常，特别是合并心脏瓣膜异常和主动脉瘤。该病同时可能影响眼、肺等其他器官。主动脉瘤所致的主动脉破裂是患者死亡的主要原因。一般认为，其发病是由于弹性蛋白和微原纤维肽链之间的横向联合受损，即赖氨酰氧化酶缺陷，此外还与酸性黏多糖沉积、唾液酸增多、透明质酸堆积、硫酸软骨素形成不良或过度破坏有关。大多数患者有家族史，但同时又有 25%～30% 的患者系自身突变导致，自发突变率约为 1/20000。

（四）组织液

组织液（tissue fluid）是从毛细血管动脉端渗入基质的液体。正常状态下，组织液经毛细血管静脉端或毛细淋巴管回流入血液或淋巴。组织液的不断更新，有利于血液中的氧和营养物质不断地经结缔组织输送给各种组织的细胞，并将细胞的代谢产物和二氧化碳运走，成为细胞赖以生存的液态环境。在病理情况下，基质中的组织液可增多或减少，临床上称水肿或脱水。

二、致密结缔组织

致密结缔组织（dense connective tissue）是一种以纤维为主要成分，而细胞和基质较少的结缔组织。绝大多数的致密结缔组织是以大量胶原纤维为主，少数以弹性纤维为主。纤维粗大而且排列紧密，故支持、连接和保护的作用较强。根据纤维的性质和排列方式，致密结缔组织可分为以下三种。

1. **规则致密结缔组织（dense regular connective tissue）** 分布在肌腱（图 3 - 13）、腱膜等处，其细胞外基质主要含大量粗大、平行排列的胶原纤维束，纤维间借少量基质相连。纤维束间有成纤维细胞，又称腱细胞，沿纤维的长轴排列。

2. **不规则致密结缔组织（dense irregular connective tissue）** 主要分布在皮肤的真皮、巩膜和内脏器官的被膜等处，其细胞外基质主要含大量粗大、排列不规则的胶原纤维束，纤维束交织成致密的板层结构，仅有少量成纤维细胞和基质（图 3 - 14）。

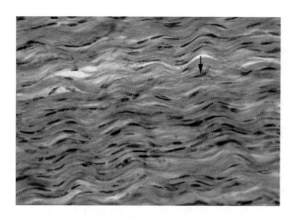

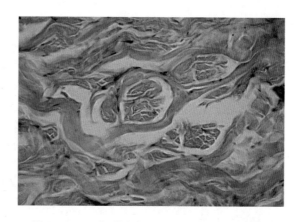

图 3 – 13　规则致密结缔组织（肌腱纵切，高倍）　　　　图 3 – 14　不规则致密结缔组织（真皮，高倍）

↓：腱细胞

3. 弹性组织（elastic tissue）　　是以弹性纤维为主的致密结缔组织。在项韧带和黄韧带等处的弹性组织中，大量粗大的弹性纤维常平行排列成束，以适应脊柱运动；而分布在大动脉等处的弹性组织（弹性膜），则是由弹性蛋白形成有孔的膜状结构，以缓冲血流的冲击力和压力。

三、脂肪组织

脂肪组织（adipose tissue）由大量脂肪细胞聚集而成，并被少量疏松结缔组织分隔成许多小叶。根据脂肪细胞结构和功能的不同，脂肪组织可分为两种。

1. 黄色脂肪组织（yellow adipose tissue）
即一般所说的脂肪组织，呈黄色（有些哺乳动物为白色）。该组织中的脂肪细胞为圆形或卵圆形，直径 25～200μm，常密集而呈多边形（图3 – 15）。细胞质内有一个大、无膜包裹的脂滴，将细胞质中的其他成分和扁圆形的细胞核推向细胞一侧（图3 – 15），故称单泡脂肪细胞（unilocular adipocyte）。HE 染色时，脂滴被溶解，使脂肪细胞呈空泡状。黄色脂肪组织主要分布在皮下组织、网膜、肠系膜和黄骨髓等处。黄色脂肪组织约占人体重的 10%，具有储存脂肪、维持体温、缓

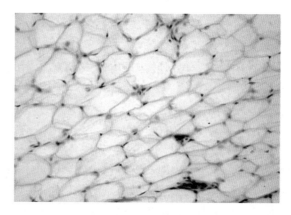

图 3 – 15　黄色脂肪组织（高倍）

冲、保护和填充等作用。脂肪氧化分解时能产生大量能量，因此，脂肪组织为体内最大的"能量库"。

2. 棕色脂肪组织（brown adipose tissue）　　呈棕色，组织中有丰富的血管和无髓神经纤维，脂肪细胞较黄色脂肪细胞小，细胞核圆形，在细胞偏心位置，细胞内有许多较小的脂滴和线粒体，故称多泡脂肪细胞（multilocular adipocyte）。细胞内大量的线粒体与此种组织呈棕色有关。棕色脂肪组织在新生儿体内含量较多，占体重的 2%～5%，主要存在于肩胛区、腋窝和颈部等处，出生一年后开始减少；在成人体内很少，在肾周围呈岛状分布。棕色脂肪组织的主要功能是，在寒冷的刺激下，脂肪细胞内的脂类分解、氧化，产生大量的热量，以帮助维持体温。

⊕ 知识链接

肥胖症

肥胖症（obesity）为摄入的能量超出消耗所引起，主要体现在脂肪细胞数量增多、体积增大。体积增大是细胞内的脂滴堆积的结果。因此，单纯性肥胖分为增生性肥胖和肥大性肥胖两类。增生性肥胖的脂肪细胞不仅体积变大，而且脂肪细胞的数目也有所增多；肥大性肥胖的脂肪细胞则只有体积变大，而数目变化不大。幼年起病型肥胖都是增生性肥胖，而且患儿的脂肪细胞数目一生都难以减少。青春期起病的肥胖多为增生肥大性肥胖，他们的脂肪细胞数量多，体积又大，也就是说，他们的脂肪细胞既长数又长个，减肥的困难程度介于幼儿和成人之间。而成年起病的肥胖以肥大性肥胖为主，理论上讲，减肥相对比较容易。内脏脂肪过多与胰岛素抵抗、血脂异常及心血管疾病等密切相关。

四、网状组织

网状组织（reticular tissue）主要由网状细胞（reticulocyte）、网状纤维和基质构成。网状细胞为星状多突起的细胞，细胞质较多，弱嗜碱性；细胞核大，圆形或卵圆形，染色淡，核仁明显。相邻的网状细胞以突起彼此连接成网，并附着于网状纤维上（图 3 - 16）。网状细胞具有产生网状纤维的功能。网状纤维细而多分支，交织成网架。网状组织分布在骨髓、淋巴结、脾和淋巴组织等处，形成血细胞和淋巴细胞发育的微环境。

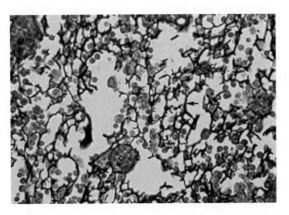

图 3 - 16　网状组织（淋巴结）镀银染色（高倍）
←: 网状纤维

目标检测

答案解析

一、选择题

（一）A 型题

1. 下列关于结缔组织结构特点的说法中，正确的是（　　）

　　A. 细胞多　　　　　　　B. 细胞外基质少　　　　　　C. 有游离面与基底面

　　D. 有纤维　　　　　　　E. 细胞有极性

2. 间充质的组织结构包括 （　　）

　　A. T 淋巴细胞　　　　　　　B. 浆细胞　　　　　　　　C. 中性粒细胞

　　D. 间充质细胞　　　　　　　E. 巨噬细胞

3. 下列细胞中，能产生基质的是 （　　）

　　A. 浆细胞　　　　　　　　　B. 成纤维细胞　　　　　　C. 上皮细胞

　　D. 肥大细胞　　　　　　　　E. 巨噬细胞

4. 巨噬细胞由血液中的 （　　） 分化而来

　　A. 淋巴细胞　　　　　　　　B. 中性粒细胞　　　　　　C. 嗜碱性粒细胞

　　D. 单核细胞　　　　　　　　E. 嗜酸性粒细胞

5. 下列五组细胞中，功能和结构相似的是 （　　）

　　A. 嗜酸性粒细胞和嗜碱性粒细胞　　　　　B. 嗜酸性粒细胞和中性粒细胞

　　C. 浆细胞和 B 淋巴细胞　　　　　　　　D. 嗜碱性粒细胞和中性粒细胞

　　E. 肥大细胞和巨噬细胞

6. 下列纤维中，被称为白纤维的是 （　　）

　　A. 弹性纤维　　　　　　　　B. 胶原纤维　　　　　　　C. 神经纤维

　　D. 网状纤维　　　　　　　　E. 肌纤维

7. 弹性组织的细胞外基质以 （　　） 为主

　　A. 弹性纤维　　　　　　　　B. 胶原纤维　　　　　　　C. 神经纤维

　　D. 网状纤维　　　　　　　　E. 肌纤维

8. 纤维成分发达而基质、细胞较少的组织是 （　　）

　　A. 疏松结缔组织　　　　　　B. 脂肪组织　　　　　　　C. 致密结缔组织

　　D. 网状组织　　　　　　　　E. 软骨组织

9. 能引导嗜酸性粒细胞定向聚集到过敏反应部位的是 （　　）

　　A. 组胺　　　　　　　　　　B. 肝素　　　　　　　　　C. 白三烯

　　D. 嗜酸性粒细胞趋化因子　　E. 肿瘤坏死因子

10. 下列不含有网状组织的是 （　　）

　　A. 骨髓　　　　　　　　　　B. 淋巴结　　　　　　　　C. 脾

　　D. 肌腱　　　　　　　　　　E. 淋巴组织

（二）X 型题

11. 固有结缔组织包括 （　　）

　　A. 疏松结缔组织　　　　　　B. 脂肪组织　　　　　　　C. 致密结缔组织

　　D. 网状组织　　　　　　　　E. 骨组织

12. 下列说法中，符合棕色脂肪组织特点的有 （　　）

　　A. 新生儿较多　　　　　　　B. 可分布于肩胛区、腋窝和颈部

　　C. 成人较多　　　　　　　　D. 能产生大量的热能

　　E. 帮助维持体温

13. 分子筛的构成包括 （　　）

　　A. 硫酸软骨素 C　　　　　　B. 硫酸软骨素 A　　　　　C. 透明质酸

　　D. 硫酸角质素　　　　　　　E. 硫酸乙酰肝素

14. 下列属于脂肪组织构成成分的有（　　）
    A. 疏松结缔组织　　　　　B. 胶原纤维　　　　　C. 神经纤维
    D. 脂肪细胞　　　　　　　E. 肌纤维

15. 疏松结缔组织中的细胞包括（　　）
    A. 浆细胞　　　　　　　　B. 肥大细胞　　　　　C. 少量白细胞
    D. 巨噬细胞　　　　　　　E. 成纤维细胞

二、简答题

1. 简述疏松结缔组织的组织学结构。

2. 简述疏松结缔组织中肥大细胞的形态及功能。

3. 简述分子筛的组成、结构及意义。

（段妍君）

书网融合……

本章小结　　　　　　微课　　　　　　题库

第四章 软骨和骨

学习目标

知识要求：

1. 掌握 软骨组织的结构；软骨的分类和分布；骨组织的结构；长骨骨干的结构。

2. 熟悉 透明软骨的结构和特性；长骨骨骺和骨膜的结构。

3. 了解 弹性软骨和纤维软骨的结构和特性；软骨的生长方式；骨的发生和生长。

技能要求：

能够在光学显微镜下辨认不同类型的软骨组织，骨祖细胞、成骨细胞、骨细胞和破骨细胞，长骨骨密质的结构。

素质要求：

通过理解骨单位骨板的同心圆排列方式，树立团结就是力量的意识。

案例引导

案例 患者，男，20岁。打篮球时不慎摔倒，左膝部着地，即感左膝剧烈疼痛，活动受限，无法行走而入院治疗。体格检查：左膝关节明显肿胀、疼痛，膝关节活动困难，不能自动伸直。辅助检查：X线拍片显示髌骨内可见横断透亮的骨折线，确诊为髌骨骨折。诊断与治疗：髌骨骨折。予以左侧髌骨切开复位，并行张力带钢丝固定术，术后给予消肿、抗感染、石膏托外固定等治疗。

讨论 1. 骨折后，什么细胞参与了骨折愈合？

2. 为什么给予髌骨切开复位并内外固定等治疗？术后患者需要注意什么？

一、软骨 ^{微课}

软骨（cartilage）由软骨组织及其周围的软骨膜构成。

（一）软骨组织

软骨组织（cartilage tissue）主要由软骨基质维和软骨细胞构成。

1. 软骨基质（cartilage matrix） 呈固态，是软骨细胞分泌的细胞外基质，由凝胶状的基质和纤维组成。

基质的化学组成与疏松结缔组织的基质相似，但糖胺聚糖以硫酸软骨素含量最高；也以透明质酸分子为主干，形成分子筛结构；在 HE 染色时呈嗜碱性。基质内的小腔称为软骨陷窝（cartilage lacuna），软骨细胞即位于此陷窝中。软骨陷窝周围的基质呈强嗜碱性，称软骨囊（cartilage capsule），此处硫酸软骨素含量高，胶原原纤维少或无。软骨组织内无血管，但基质富含水分，渗透性好，因而软骨膜内血管中的营养物质可通过渗透进入软骨组织。

纤维（fiber）埋于基质中，使软骨具有韧性和弹性。纤维的种类和含量因软骨类型而异。

2. 软骨细胞（chondrocyte） 位于软骨陷窝中。软骨组织周边部的软骨细胞幼稚，单个分布，体积小，呈扁圆形；越靠近软骨中心，软骨细胞越成熟，体积渐大，呈椭圆形或圆形，成群分布（多为2~8个聚集），它们由同一个幼稚软骨细胞分裂而来，故称同源细胞群（isogenous group）。成熟软骨细胞的核为圆形或卵圆形，染色浅，可见1~2个核仁，细胞质呈弱嗜碱性（图4-1）。电镜下，成熟软骨细胞胞质内有大量的粗面内质网和发达的高尔基复合体，还有少量的线粒体及一些糖原颗粒和脂滴（图4-2）。软骨细胞合成和分泌软骨组织的纤维和基质。

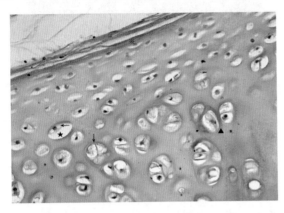

图4-1　透明软骨（气管软骨，高倍）

▲：软骨囊；↓：同源细胞群；★：软骨陷窝；

←：软骨细胞；※：软骨膜

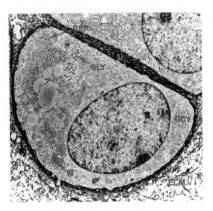

图4-2　软骨细胞电镜像

N：细胞核；RER：粗面内质网；GLY：糖原；CCY：软骨细胞；

M：线粒体；L：脂滴；ECM：细胞外基质

（二）软骨膜

除关节软骨外，软骨表面均被覆薄层致密结缔组织，即软骨膜（perichondrium）。软骨膜可分为内层和外层，外层纤维多，较致密，主要起保护作用；内层细胞和血管多，较疏松，其中的梭形骨祖细胞可增殖分化为软骨细胞，使软骨生长。

（三）软骨的分类

根据软骨组织所含纤维的不同，将软骨分为三种：透明软骨、纤维软骨和弹性软骨（表4-1）。

表4-1　软骨的分类及分布

分类	纤维	分布
透明软骨	胶原原纤维	关节软骨、肋软骨、气管和支气管等处
纤维软骨	胶原纤维	关节盘、椎间盘和耻骨联合等处
弹性软骨	弹性纤维	耳廓和会厌等处

1. 透明软骨（hyaline cartilage）　因在新鲜时呈半透明状而得名，分布较广，包括肋软骨、关节软骨及呼吸道软骨等。透明软骨内的纤维是胶原原纤维，由Ⅱ型胶原蛋白组成。胶原原纤维很细，直径为10~20nm，周期性横纹不明显，其折光率与基质相似，因而在光镜下与基质不易区分。基质内含大量水分，这是透明软骨呈半透明状的重要原因之一（图4-1）。透明软骨具有较强的抗压性，并有一定的弹性和韧性。

2. 纤维软骨（fibrocartilage）　新鲜时呈不透明的乳白色，分布于椎间盘、关节盘及耻骨联合等处。其结构特点是基质内有大量平行或交叉排列的胶原纤维束，由Ⅰ型胶原蛋白组成。基质较少，软骨细胞较少、体积小，常成行分布于纤维束之间（图4-3）。纤维软骨韧性很强，主要起连结和保护作用。

3. 弹性软骨（elastic cartilage）　新鲜时呈不透明的黄色，分布于耳廓、咽喉及会厌等处。其结构特点是基质内有大量交织成网的弹性纤维（图4-4），故具有较强的弹性。

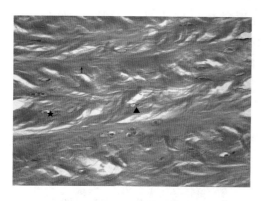

图4-3 纤维软骨（高倍）

↑：胶原纤维束；★：软骨细胞；▲：软骨囊

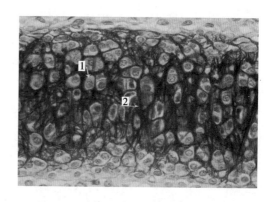

图4-4 弹性软骨（特殊染色，高倍）

1. 软骨细胞（↓）；2. 弹性纤维（→）

（四）软骨的生长方式

1. 外加生长（appositional growth） 软骨膜内层的骨祖细胞增殖分化，向软骨组织表面添加新的软骨细胞，后者合成和分泌纤维和基质，使软骨从表面向外扩大。

2. 间质生长（interstitial growth） 软骨组织内的软骨细胞分裂增殖，并合成和分泌纤维和基质，使软骨从内部生长扩大。

⊕ 知识链接

骨关节炎

　　骨关节炎是所有类型的关节炎中最常见的一种形式，是以关节软骨退行性病变和继发性骨质增生为特征的慢性不可逆性关节疾病，在世界范围内影响着数以百万的人群。随着年龄的增长，当位于骨末端起缓冲作用的保护性软骨损伤后，就会造成骨关节炎的发生。骨关节炎早期，软骨组织开始磨损时，由于软骨内无神经，患者感觉不到疼痛。而一旦感觉到疼痛，则已经发展为骨关节炎晚期，说明局部区域的保护性软骨已完全破损，且已损伤到骨（骨的神经丰富）。软骨内无血管，一旦发生损伤，极难修复。由于软骨基质的主要成分为透明质酸和硫酸软骨素，可通过适量注射透明质酸钠或硫酸软骨素达到润滑关节、缓解疼痛和延缓软骨退变的目的。

二、骨

　　骨主要由骨组织、骨髓和骨膜等构成，具有运动、保护和支持作用，骨髓是血细胞发生的部位。此外，骨组织是人体重要的钙、磷贮存库，体内99%的钙和85%的磷贮存于骨内。

（一）骨组织

　　骨组织（osseous tissue）是人体最坚硬的组织之一，由大量钙化的细胞外基质和多种细胞组成。钙化的细胞外基质称为骨基质。细胞包括骨祖细胞、成骨细胞、骨细胞和破骨细胞。骨细胞数量最多，分散在骨基质内，其余3种细胞位于骨组织边缘（图4-5）。

　　1. 骨基质（bone matrix） 简称骨质，即钙化的细胞外基质，包括有机质和无机质。有机质由大量胶原纤维和少量无定形基质组成。其中，胶原纤维主要由 I 型胶原蛋白组成，分子间有较大的空隙，占有机质的90%。无定形基质呈凝胶状，主要成分是中性和弱酸性糖胺聚糖，还含有多种糖蛋白，如骨钙蛋白、骨粘连蛋白和骨桥蛋白。无机质又称为骨盐（bone mineral），占骨重量的65%，主要为羟基磷灰石结晶（hydroxyapatite crystal），其分子式为 $Ca_{10}(PO_4)_6(OH)_2$，属不溶性的中性盐，呈细针状，长 10~20nm，沿胶原纤维长轴排列。

最初形成的细胞外基质无骨盐沉积，称类骨质（osteoid），类骨质钙化后称为骨质。骨基质中的胶原纤维成层排列，并与骨盐紧密结合，构成板层状的骨板（bone lamella）。同层骨板内的纤维相互平行，相邻两层骨板的纤维相互垂直或成一定角度，这种排列方式犹如多层木质胶合板，可以有效增强骨的强度。在骨板内和骨板间有大量容纳骨细胞胞体的小窝，称骨陷窝（bone lacuna），以及容纳骨细胞突起的小管，称骨小管（bone canaliculus）。

在长骨骨干以及长骨骨骺外侧面、短骨、扁骨和不规则骨的表面，骨板层数多、排列规则，所有骨板结合紧密，构成骨密质（compact bone）。在长骨骨骺、短骨、扁骨和不规则骨的内部，数层不规则的骨板形

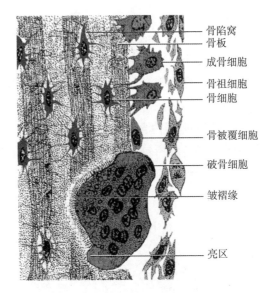

图 4-5　骨组织的各种细胞模式图

成大量针状或片状骨小梁（bone trabecula），它们交织成多孔立体网格样结构，网孔大小不一、肉眼可见，构成骨松质（spongy bone）。

2. 骨组织的细胞　构成骨组织的细胞包括骨祖细胞、成骨细胞、骨细胞和破骨细胞 4 类。

（1）骨祖细胞（osteoprogenitor cell）　位于骨组织和骨膜的交界处，细胞较小，呈梭形，细胞核椭圆形，胞质少，呈弱嗜碱性，含少量核糖体和线粒体。骨祖细胞是骨组织的干细胞，当骨组织生长、改建及骨折修复时，骨祖细胞能分裂分化为成骨细胞。

（2）成骨细胞（osteoblast）　位于骨组织表面，成年前较多，成年后较少。成骨细胞常呈单层排列，胞体较大，立方形或矮柱状，表面伸出许多细小突起，并与邻近的成骨细胞或骨细胞的突起形成缝隙连接。成骨细胞的核较大，呈圆形，可见明显的核仁。胞质嗜碱性。电镜下，胞质内可见丰富的粗面内质网和发达的高尔基复合体（图 4-6）。成骨细胞的功能是合成和分泌胶原纤维和基质，并以顶浆分泌方式向类骨质中释放基质小泡（matrix vesicle）。基质小泡直径约 0.1um，有膜包被，小泡膜上有碱性磷酸酶、ATP 酶等，小泡内含有钙结合蛋白及细小的骨盐结晶。基质小泡是类骨质钙化的重要结构。当成骨细胞被其分泌的

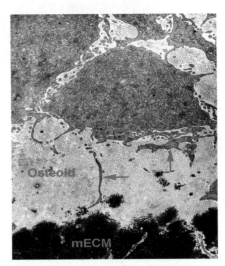

图 4-6　成骨细胞电镜像

OBL：成骨细胞；mECM：钙化的细胞外基质；
Osteoid：类骨质；箭头：成骨细胞的突起

类骨质包埋并有钙盐沉积时，便成为骨细胞。成骨细胞并非一直处于活跃状态，当骨组织的成骨功能相对静止时，成骨细胞突起逐渐减少甚至消失，细胞变扁平，紧贴在骨组织表面，称骨被覆细胞（bone lining cell）；当成骨功能重新活跃时，骨被覆细胞可逆转为成骨细胞。

（3）骨细胞（osteocyte）　单个分散于骨板内或骨板间，胞体较小呈扁椭圆形，位于骨陷窝内，胞体伸出许多细长突起，位于骨小管内，相邻骨细胞的突起形成缝隙连接，因而骨小管也彼此通连。骨陷窝和骨小管内的组织液可营养骨细胞，同时运走代谢产物。骨细胞对骨质的更新与维持具有重要作用，骨陷窝周围的薄层骨质钙化程度较低，当机体需要时，骨细胞可溶解此层骨质使钙释放，进入骨陷窝的

组织液中，从而参与调节血钙的平衡。

（4）破骨细胞（osteoclast） 数量较少，位于骨组织表面的小凹陷内。破骨细胞是一种多核巨细胞，一般认为它由多个单核细胞融合形成。细胞直径约100μm，含核6~50个。光镜下，细胞质嗜酸性，功能活跃的破骨细胞在骨质侧有纹状缘。电镜下，纹状缘由许多不规则的微绒毛构成，又称皱褶缘（ruffled border）。在皱褶缘周围有一道环形的胞质区，此区富含微丝而无其他细胞器，电子密度低，称亮区（clear zone）。皱褶缘的胞质内含大量溶酶体和吞饮泡（图4-7）。亮区紧贴骨组织表面，构成一堵环行胞质"围墙"包围皱褶缘，使所包围区内的水解酶及柠檬酸、乳酸等有机酸的浓度升高，溶解骨质，溶解产物经皱褶缘吸收。破骨细胞的主要功能是溶解和吸收骨质，参与骨组织的重建和维持血钙的平衡。

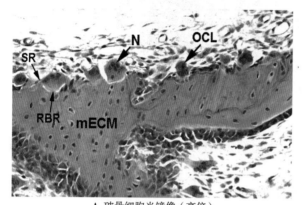

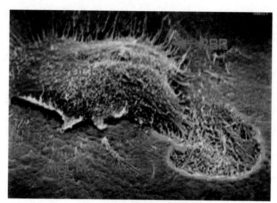

A. 破骨细胞光镜像（高倍）
N：细胞核；OCL：破骨细胞；mECM：钙化的细胞外基质；
RBR：皱褶缘；C区：亮区；绿色虚线勾勒骨组织表面凹陷处

B. 破骨细胞电镜像
OCL：破骨细胞；mECM：钙化的细胞外基质；
RBR：皱褶缘；绿色虚线勾勒骨组织表面凹陷处

图4-7 破骨细胞光镜像和电镜像

⊕ **知识链接**

骨质疏松

　　骨质疏松（osteoporosis）是多种原因引起的一组全身骨代谢障碍疾病。病理表现为骨组织显微结构受损，骨盐成分和骨基质等的比例不断减少，骨质变薄，骨小梁数量减少，骨脆性增加和骨折危险度升高。钙的缺乏是公认的导致骨质疏松的因素之一，降钙素以及维生素D的不足也很重要。然而随着医学的发展，人们对骨质疏松症的研究不断深入，越来越多的科学研究证实，人体的正常环境是弱碱性，即体液的pH值维持在7.35~7.45之间，可是由于饮食、生活习惯、周围环境、情绪等的影响，人的体液在很多时候都会趋于酸性，尤其是在人体摄入大量高蛋白、高糖分等的食物时。为了维持体液的酸碱平衡，身体就会动用体内的碱性物质来中和这些酸性物质。而体内含量最多的碱性物质就是钙盐，它们大量存在于骨骼中。在大量进食酸性食物时，身体就会自然地消耗骨骼中的钙盐来中和血液中的酸性物质，以维持酸碱平衡。因此，酸性体质是钙盐流失、骨质疏松的重要原因。由此可见，通过改善酸性体质的途径预防骨质疏松尤为重要。

（二）长骨的结构

　　长骨由骨干和骨骺两部分构成，表面被覆骨膜或关节软骨。骨干内部的骨髓腔和骨骺内部的骨松质网眼内有骨髓。

　　1. 骨干 主要由骨密质构成。骨密质在骨干内形成环骨板、骨单位和间骨板（图4-8）。

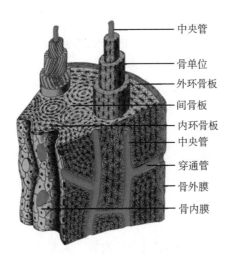

中央管
骨单位
外环骨板
间骨板
内环骨板
中央管
穿通管
骨外膜
骨内膜

图 4-8　长骨骨干立体结构模式图

（1）环骨板（circumferential lamella）　是环绕骨干内、外表面排列的骨板，分别称为内环骨板和外环骨板。外环骨板较厚，由数层至数十层骨板组成，较整齐地环绕骨干排列。内环骨板较薄，由数层排列不甚规则的骨板组成。来自骨膜的血管、神经横穿内、外环骨板，称穿通管（perforating canal），又称福尔克曼管（Volkmann's canal）。

（2）骨单位（osteon）　又称哈弗斯系统（Haversian system），是内、外环骨板之间的纵行圆筒状结构，数量多，是长骨的主要支持结构。骨单位长 0.6 ~ 2.5mm，直径 30 ~ 70μm，其中轴为纵行的管道，称中央管（central canal），又称哈弗斯管（Haversian canal），内含血管、神经和组织液；周围是 4 ~ 20 层呈同心圆排列的骨单位骨板，又称哈弗斯骨板（Haversian lamella）。各个骨单位表面都有一层含骨盐较多而胶原纤维很少的骨基质，厚约 2μm，在骨单位横断面上呈折光较强的轮廓线，称黏合线（cement line）。骨单位最外层骨板内的骨小管均在黏合线处返折，不与相邻骨单位的骨小管相通；同一骨单位内的骨小管互相通连，最内层的骨小管开口于中央管，形成血管系统与骨细胞间物质交换的通路（图 4-9）。

（3）间骨板（interstitial lamella）　存在于骨单位之间或骨单位与环骨板之间，是骨生长和改建过程中原有的骨单位或环骨板被吸收时的残留部分（图 4-9）。

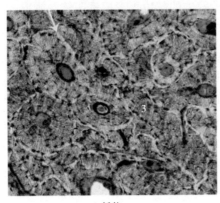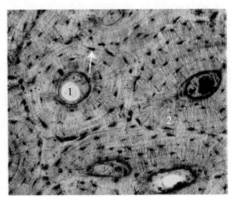

A.低倍　　　　　　　　　　　　　　　B.高倍

图 4-9　长骨横切片光镜像（硫堇染色）
1. 中央管；2. 骨小管；3. 间骨板；↓：黏合线；↑：骨陷窝

2. 骨骺　主要由骨松质构成，其表面有薄层骨密质。骨骺的关节面上有关节软骨覆盖。骨松质内的小腔隙与骨干内的骨髓腔相通。

3. 骨膜　除关节面以外，骨的内、外表面均覆盖有结缔组织膜，分别称为骨内膜和骨外膜，通常所说的骨膜指骨外膜。①骨外膜（periosteum）：较厚，分为内、外两层。外层较厚，由致密结缔组织构成，含粗大密集的胶原纤维，其中有些纤维穿入骨质，称穿通纤维（perforating fiber），将骨外膜固定于骨；内层较薄，组织疏松，纤维少，含骨祖细胞、骨被覆细胞、血管、神经等。②骨内膜（endosteum）：很薄，衬覆于骨髓腔面、穿通管和中央管的内表面以及骨小梁的表面，由一层扁平的骨祖细胞和少量结缔组织构成。骨膜的主要作用是营养骨组织，并为骨的生长和修复提供成骨细胞。

4. 骨髓　见第五章。

三、骨的发生和生长

骨发生于胚胎时期的间充质，出生以后继续生长发育，直至成年期才停止加长和增粗，但骨的内部改建终生进行，改建速度随年龄增长而逐渐减缓。

（一）骨的发生

骨的发生有两种形式，即膜内成骨和软骨内成骨。

1. 膜内成骨（intramembranous ossification）先由间充质形成骨的膜性雏形，再在此雏形内发生骨化过程。额骨、顶骨、枕骨、颞骨、锁骨等以此种方式发生。其具体过程是：在将要成骨的部位，间充质首先分化为原始结缔组织膜，然后间充质细胞分化为骨祖细胞，继而分化为成骨细胞；成骨细胞分泌类骨质，自身被包埋在其中而成为骨细胞，类骨质钙化成为骨基质。最早形成骨组织的部位称为骨化中心（ossification center）（图4-10）。成骨过程由骨化中心向四周发展，最初形成初级骨小梁，骨小梁逐渐增粗并连接成网，形成初级骨松质，其外侧部分逐步改建为密质骨，周围的间充质分化为骨膜，以便骨进一步生长和改建。

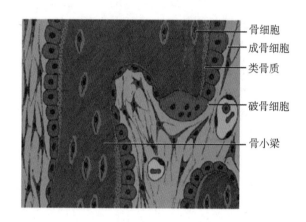

骨细胞
成骨细胞
类骨质
破骨细胞
骨小梁

图4-10　膜内成骨模式图

2. 软骨内成骨（endochondral ossification）　在骨发生的部位先形成透明软骨雏形，然后软骨组织逐渐由骨组织替代。人体的大多数骨，如四肢骨、躯干骨和部分颅底骨等，都以此种方式发生的。此种发生方式较为复杂，现以长骨的发生为例简述如下。

（1）软骨雏形的形成　在将要形成长骨的部位，间充质细胞密集并分化为骨祖细胞，继而分化为成软骨细胞；成软骨细胞分泌软骨基质，自身被包埋在其中而成为软骨细胞，周围的间充质分化为软骨膜，从而逐渐形成一块外形与将要形成的长骨相似的透明软骨，称软骨雏形（cartilage model）。

（2）骨领形成　在软骨雏形的中段，软骨膜内层的骨祖细胞增殖分化为成骨细胞，并在软骨膜下形成一层围绕软骨雏形中段的领圈状薄层原始骨组织，称骨领（bone collar）。骨领形成后，其表面的软骨膜即改称骨外膜。骨领不断增长加厚，向两端延伸。

（3）初级骨化中心和骨髓腔的形成　骨领形成后，软骨雏形中央的软骨细胞停止分裂，体积增大，其周围的软骨基质钙化，软骨细胞退化凋亡；同时，骨膜中的血管连同间充质、破骨细胞、骨祖细胞等穿越骨领进入退化的软骨区，破骨细胞溶解、吸收钙化的软骨基质，形成许多与软骨雏形长轴一致的不规则的隧道，称初级骨髓腔；由骨祖细胞分化而来的成骨细胞贴附于残存的钙化软骨基质表面形成骨，形成以钙化软骨基质为中轴、表面附以骨组织的条索状结构，称过渡型骨小梁。开始出现过渡型骨小梁的部位称为初级骨化中心（primary ossification center）。过渡型骨小梁不久就被破骨细胞溶解吸收，初级骨髓腔融合成为一个较大的骨髓腔。随之，造血干细胞进入并增殖分化，形成骨髓。

（4）次级骨化中心的出现与骨骺的形成　次级骨化中心（secondary ossification center）出现在骨干两端的软骨中央。出现时间因骨而异，大多在出生后数月或数年。其形成过程与初级骨化中心相似，但骨化是从中央向四周呈辐射状地进行，最终骨组织取代软骨组织，形成骨骺。骨骺的关节面上终身保留薄层软骨，即关节软骨。骨骺与骨干之间也保留一定厚度的软骨组织，称骺板（epiphyseal plate）或生长板（growth plate），是长骨继续增长的基础（图4-11）。

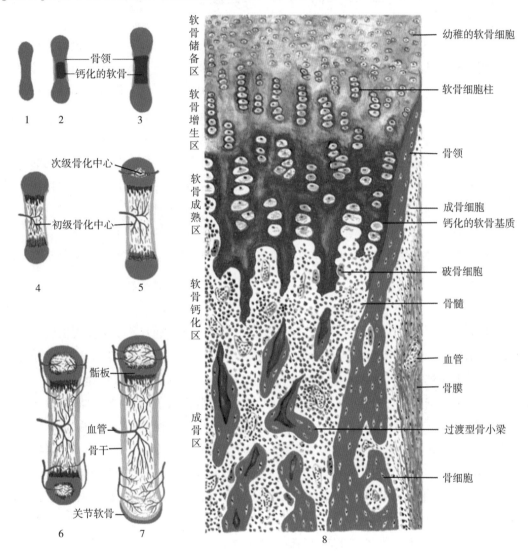

图4-11　软骨内成骨过程和长骨发生、生长模式图
1. 软骨雏形；2~7. 软骨内成骨及长骨生长；8. 骺板成骨

（二）长骨的生长

在骨的生长和改建过程中，骨不断生长，表现为骨加长和骨增粗两方面。

1. 骨加长　骨的加长是通过骺板的不断生长和不断骨化而实现的。这种替换过程与初级骨化中心的形成过程类似，但变化的顺序性和区域性更明显。从骨骺端到骨干骨髓腔之间，骺板依次分为5个区（图4-11）。

（1）软骨储备区（zone of reserve cartilage）　软骨细胞较小，呈圆形或椭圆形，分散存在；软骨基质弱嗜碱性。

（2）软骨增生区（zone of proliferating cartilage）　软骨细胞增殖活跃，并分裂形成单行排列的同源细胞群，形成一串串并列、纵行的软骨细胞柱。软骨细胞为扁平形。

（3）软骨成熟区（zone of maturing cartilage）　软骨细胞明显增大变圆，仍呈柱状排列，但软骨细胞柱之间的软骨基质明显变薄。

（4）软骨钙化区（zone of calcifing cartilage）　软骨细胞变大、变圆，并逐渐凋亡，胞质呈空泡状，核固缩。软骨基质钙化，呈强嗜碱性。

（5）成骨区（zone of ossification）　钙化的软骨基质表面形成骨组织，构成条索状的过渡型骨小梁；最终，钙化的软骨基质和过渡型骨小梁不断被破骨细胞破坏而吸收，骨髓腔从而向长骨两端扩展。

以上各区的变化是连续进行的，而且软骨的增生、退化及成骨在速率上保持平衡，这就保证了在骨干长度增长的同时，骺板保持一定的厚度。17～20岁时，骺板停止生长并逐渐由骨组织取代，长骨停止增长，这时，在骨干与骨骺间留有一条骺板的痕迹线，称骺线（epiphyseal line）。

2. 骨增粗　骨的增粗是由骨外膜内层的成骨细胞不断在骨干表面添加骨组织而实现的。而在骨干内表面，骨组织不断被破骨细胞吸收，使骨髓腔横向扩大。骨干外表面的新骨形成速度略快于骨干内部的吸收速度，这样骨干的骨密质逐渐增厚。到30岁左右，长骨不再增粗。

在骨的生长发育过程中，骨进行着一系列的改建过程，外形和内部结构不断变化。并且，骨内部的改建持续终身，从而使骨与整个机体的发育和生理功能相适应，也使得骨组织具有十分明显的年龄性变化。

（三）影响骨生长的因素

影响骨生长的因素很多，内因如遗传基因和激素的作用等，外因如营养及维生素供应等。

1. 激素　生长激素和甲状腺激素可明显促进骺板软骨的生长。成年前，若生长激素分泌减少可导致侏儒症，甲状腺素分泌不足可致呆小症；若生长激素分泌过多，则骺板生长加速，导致巨人症。甲状旁腺素直接作用于成骨细胞，促进成骨细胞分泌巨噬细胞集落刺激因子（M-CSF）和表达一种细胞表面蛋白RANKL。而M-CSF可刺激单核细胞分化为巨噬细胞和表达一种细胞表面蛋白RANK。RANKL和RANK相互作用，可促进巨噬细胞分化为破骨细胞，从而增强溶骨作用，升高血钙。而降钙素直接作用于破骨细胞，抑制骨盐溶解，使血钙降低。此外，雌激素可与成骨细胞胞膜上的雌激素受体结合，使之功能活跃，从而增强成骨作用；糖皮质激素能抑制成骨作用。绝经期女性雌激素不足可引起骨质疏松症。

2. 维生素　维生素A可以协调成骨细胞和破骨细胞的活动，从而影响骨的生长速度：维生素A严重缺乏时骺板生长缓慢，骨生长迟缓甚至停止；过多则使破骨细胞过度活跃而易发生骨折。维生素C与成骨细胞合成纤维和基质密切相关，严重缺乏时骨的胶原纤维合成减少，易发生骨折且骨折愈合缓慢。维生素D促进肠道吸收钙和磷，并促进骨的钙化，儿童缺乏可引起佝偻病，成年人缺乏可致骨软化症。

3. 其他生物活性物质　近年来，一些生物活性物质被发现在骨的生长与改建中起重要作用。如成骨细胞分泌的转化生长因子β可刺激成骨细胞的成骨活动，抑制破骨细胞的溶骨活动；此外，还有前列腺素、白介素-1和白介素-6、表皮生长因子和肽刺激因子等。

答案解析

目标检测

一、选择题

（一）A 型题

1. 下列组织中，新鲜时呈半透明状且含有大量Ⅱ型胶原蛋白的是（　　）

    A. 弹性软骨　　　　　　　　B. 透明软骨　　　　　　　　C. 纤维软骨

    D. 长骨　　　　　　　　　　E. 扁骨

2. 下列组分中，不属于软骨基质的是（　　）

    A. 胶原纤维或弹性纤维　　　B. 糖胺聚糖（如硫酸软骨素）

    C. 水　　　　　　　　　　　D. 类骨质

    E. 软骨粘连蛋白

3. 下列组织中，覆盖关节面的是（　　）

    A. 弹性软骨　　　　　　　　B. 透明软骨　　　　　　　　C. 纤维软骨

    D. 骺软骨　　　　　　　　　E. 致密结缔组织

4. 下列组织中，含有硫酸软骨素、羟基磷灰石且具有血管和神经支配特征的是（　　）

    A. 上皮　　　　　　　　　　B. 疏松结缔组织　　　　　　C. 致密结缔组织

    D. 骨　　　　　　　　　　　E. 软骨

5. 下列蛋白中，存在于骨基质中的是（　　）

    A. F-肌动蛋白　　　　　　　B. G-肌动蛋白　　　　　　　C. α-微管蛋白

    D. 骨粘连蛋白　　　　　　　E. 细胞角蛋白

6. 下列细胞中，合成和释放溶酶体酶的是（　　）

    A. 成纤维细胞　　　　　　　B. 骨细胞　　　　　　　　　C. 成软骨细胞

    D. 破骨细胞　　　　　　　　E. 成骨细胞

7. 下列组织中，表现为大量平行排列的Ⅰ型胶原蛋白且基质含量少的是（　　）

    A. 弹性软骨　　　　　　　　B. 透明软骨　　　　　　　　C. 纤维软骨

    D. 编织骨　　　　　　　　　E. 板层骨

8. 下列细胞中，通过缝隙连接广泛交流的是（　　）

    A. 成软骨细胞　　　　　　　B. 软骨细胞　　　　　　　　C. 骨细胞

    D. 破骨细胞　　　　　　　　E. 骨祖细胞

9. 下列细胞中，分泌类骨质和基质小泡的是（　　）

    A. 成软骨细胞　　　　　　　B. 软骨细胞　　　　　　　　C. 成骨细胞

    D. 破骨细胞　　　　　　　　E. 骨祖细胞

（二）X 型题

10. 下列细胞中，进行有丝分裂的是（　　）

    A. 成骨细胞　　　　　　　　B. 破骨细胞　　　　　　　　C. 骨祖细胞

    D. 成软骨细胞　　　　　　　E. 软骨细胞

11. 下列组织中，纤维由Ⅰ型胶原蛋白构成的是（　　）

    A. 透明软骨　　　　　　B. 纤维软骨　　　　　　C. 弹性软骨

    D. 编织骨　　　　　　　E. 板层骨

12. 骨加长过程中，位于骨骺端到骨髓腔之间的区域是（　　）

    A. 软骨储备区　　　　　B. 软骨增生区　　　　　C. 软骨成熟区

    D. 软骨钙化区　　　　　E. 成骨区

13. 下列细胞中，分布在骨组织表面的是（　　）

    A. 骨祖细胞　　　　　　B. 成骨细胞　　　　　　C. 骨细胞

    D. 破骨细胞　　　　　　E. 骨被覆细胞

14. 下列区域中，有纤维软骨分布的是（　　）

    A. 椎间盘　　　　　　　B. 会厌　　　　　　　　C. 关节盘

    D. 耻骨联合　　　　　　E. 肋软骨

二、简答题

1. 简述透明软骨的结构。

2. 简述长骨骨干的结构。

3. 比较骨组织中几种细胞的分布、形态、结构和功能。

（罗　娜）

书网融合……

    本章小结　　　　　　　微课　　　　　　　题库

第五章　血　液

PPT

📖 学习目标

知识要求：

1. 掌握　红细胞的正常值、形态结构和功能；网织红细胞的结构特点、正常值及意义；白细胞的正常值、分类及各种白细胞的光镜结构和功能；血小板的正常值、光镜结构和功能。

2. 熟悉　血液的组成；白细胞和血小板的电镜结构。

3. 了解　骨髓的结构；造血干细胞和造血祖细胞的形态特征；血细胞发生过程的形态演变。

技能要求：

能够熟练使用油镜；能够在光学显微镜下辨别各类血细胞。

素质要求：

通过学习不同种类白细胞的功能，培养团队协作、护佑人体健康的理念。

⇨ 案例引导

案例　患者，女，35 岁。头晕，乏力 4 个月，伴皮肤青紫 1 周入院。体格检查：贫血貌，睑结膜苍白，全身皮肤散在出血点，肝、脾、淋巴结不大。体温 37℃，脉搏 90 次/分，呼吸 20 次/分，血压 100/70mmHg。辅助检查：白细胞 2.6×10^9/L，中性粒细胞 45%，淋巴细胞 50%，血小板 26×10^9/L，血红蛋白 56g/L，网织红细胞 0.008%。诊断：再生障碍性贫血。

讨论　1. 红细胞、白细胞、血小板的正常值分别是多少？

2. 何谓再生障碍性贫血？血象检查有什么特点？

3. 该病典型的临床症状和体征有哪些？护理再障病人应注意哪些方面？

血液（blood）是呈液态的结缔组织，在心血管系统内不断流动。正常人的血量为体重的 7%～8%，故体重 60kg 的成年人血量为 4200～4800ml。血液由血浆和血细胞组成。从血管取少量血液，加入适量抗凝剂（如肝素或枸橼酸钠），经自然沉降或离心沉淀后，血液可分为三层：上层为淡黄色的血浆，下层为红细胞，中间的薄层为白细胞和血小板。

血浆（plasma）相当于细胞外基质，约占血液容积的 55%，其中 90% 是水，其余为血浆蛋白（白蛋白、球蛋白、纤维蛋白原）、脂蛋白、脂滴、无机盐、酶、激素、维生素和各种代谢产物。血液流出血管后，溶解状态的纤维蛋白原转变为细丝状的纤维蛋白，将血细胞和大分子血浆蛋白包裹起来，形成凝固的血块，并析出淡黄色的清亮液体，称血清（serum）。血清与血浆的主要区别在于血清不含纤维蛋白原。

血细胞又称为血液的有形成分，约占血液容积的 45%，包括红细胞、白细胞和血小板。血细胞的形态结构，通常采用外周血制作成血涂片，经 Wright 或 Giemsa 染色法染色后，在光镜下进行观察（（图 5 - 1，图 5 - 2）。血细胞分类和计数的正常值见表 5 - 1。

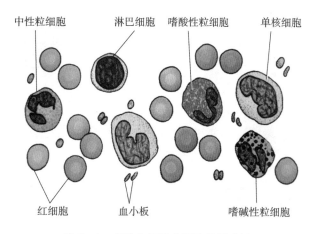

图 5-1 各种血细胞光镜结构模式图

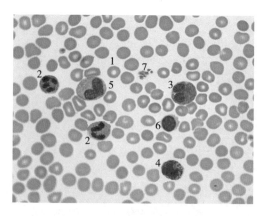

图 5-2 血细胞光镜像（Wright 染色，高倍）

1. 红细胞；2. 中性粒细胞；3. 嗜酸性粒细胞；4. 嗜碱性粒细胞；
5. 单核细胞；6. 淋巴细胞；7. 血小板

表 5-1 血液有形成分的分类和计数的正常值

血细胞	正常值
红细胞	男：$(4.0 \sim 5.5) \times 10^{12}/L$
	女：$(3.5 \sim 5.0) \times 10^{12}/L$
白细胞	$(4.0 \sim 10) \times 10^{9}/L$
中性粒细胞	$50\% \sim 70\%$
嗜酸性粒细胞	$0.5\% \sim 3\%$
嗜碱性粒细胞	$0\% \sim 1\%$
单核细胞	$3\% \sim 8\%$
淋巴细胞	$20\% \sim 30\%$
血小板	$(100 \sim 300) \times 10^{9}/L$

血液保持一定的比重（1.050～1.060）、pH（7.3～7.4）、渗透压（313mosm）、黏滞性和化学成分，在维持机体内环境的稳态中发挥重要作用。机体血液成分与性质的变化可诱发多种疾病，反之，多种疾病也可导致血液成分或性质发生特征性的变化。血细胞的形态、数量、比例和血红蛋白含量的测定称为血象。患病时，血象常有显著变化，故检查血象对了解机体身体状况和诊断疾病具有重要意义。

一、红细胞 微课

红细胞（erythrocyte, red blood cell）呈双凹圆盘状（图5-3），直径 7～8μm，中央较薄，约1μm，周缘较厚，约2μm。因此，在血涂片中，红细胞中央染色较浅，周缘染色较深（图5-2）。红细胞的这种形态可使其具有较大的表面积，最大限度地进行气体交换。

红细胞的形状有一定的可塑性，当红细胞通过小于自身直径的毛细血管时可改变形状，然后再恢复成圆盘状。红细胞正常形态的维持需 ATP 供给能量，由于红细胞缺乏线粒体，ATP 由葡萄糖无氧酵解产生；一旦缺乏ATP 供能，则导致细胞膜结构改变，细胞的形态也由圆盘状变成棘球形或球形。这些变形的红细胞在经过脾脏、

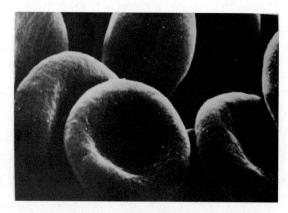

图 5-3 红细胞扫描电镜像

肝脏和骨髓时，易被巨噬细胞捕捉并吞噬。

成熟的红细胞无细胞核，也无细胞器，细胞质内充满血红蛋白（hemoglobin，Hb）。血红蛋白约占红细胞重量的 33%。血红蛋白具有结合与运输 O_2 和 CO_2 的功能。血红蛋白与 O_2 和 CO_2 的结合是可逆性的，当血液流经肺时，肺内的 O_2 分压高，CO_2 分压低，血红蛋白即释放 CO_2 而与 O_2 结合；当血液流经其他器官组织时，由于 CO_2 分压高而 O_2 分压低，红细胞则释放 O_2 并与 CO_2 结合。由于血红蛋白的这种特殊性质，红细胞能供给全身组织和细胞所需的 O_2，并带走所产生的部分 CO_2。CO 与血红蛋白的亲和力比 O_2 与血红蛋白的亲和力大得多，且结合后不易分离。当煤气中毒时，血红蛋白与大量 CO 结合，阻碍了其与 O_2 的结合，导致组织缺氧，严重时可引起死亡。

红细胞的渗透压与血浆相等，相当于 0.9% 的 NaCl 溶液，使出入红细胞的水分维持平衡。当血浆渗透压降低时，过量水分进入细胞，红细胞膨胀成球形，甚至发生破裂，血红蛋白逸出，称溶血（hemolysis），溶血后残留的红细胞膜囊称为血影（ghost）；反之，若血浆渗透压升高，可使红细胞内的水分析出过多，导致红细胞皱缩。凡能损害红细胞膜的因素，如脂溶剂、蛇毒、溶血性细菌等均能引起溶血。

红细胞的细胞膜，除了维持红细胞的正常形态外，还含有特异性的血型抗原，与临床关系最密切的是 ABO 血型系统和 Rh 血型系统。

正常成年人血液中红细胞数的平均值，男性为 $(4.0 \sim 5.5) \times 10^{12}/L$，女性为 $(3.5 \sim 5.0) \times 10^{12}/L$。正常成年人血液中血红蛋白含量，男性为 120 ~ 150g/L，女性为 110 ~ 140g/L。红细胞的数目及血红蛋白的含量有生理性改变，如婴儿高于成年人，运动时多于安静状态，高原地区居民大都高于平原地区居民。红细胞形态和数目的改变以及血红蛋白质和量的改变超出正常范围，则为病理现象。

红细胞的平均寿命约 120 天。衰老的红细胞在经过脾脏和肝脏时，被巨噬细胞清除。与此同时，每天有大量新生红细胞从骨髓进入血液。外周血中除了大量成熟红细胞外，还有少量未完全成熟的红细胞，称网织红细胞（reticulocyte）。其数量在成年人约为红细胞总数的 0.5% ~ 1.5%，新生儿较多，这一比例可达 3% ~ 6%。用煌焦油蓝染色，可见细胞质内有蓝色的细网或颗粒，为细胞内残留的核糖体（图 5 - 4）。这表明网织红细胞仍有合成血红蛋白的功能。红细胞完全成熟时，核糖体消失，血红蛋白的含量即不再增加。骨髓造血功能障碍的病人，网织红细胞计数降低；贫血患者如果造血功能改善，网织红细胞计数增加，说明治疗有效。因此，网织红细胞的计数有一定的临床意义，它是贫血等某些血液病的诊断、疗效判断和预后估计的指标之一。

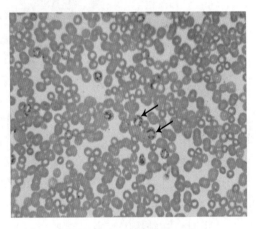

图 5 - 4　网织红细胞光镜像
（Wright 染色 + 煌焦油蓝复染，高倍）
←：网织红细胞

二、白细胞

白细胞（leukocyte，white blood cell）为无色、有核、有细胞器的球形细胞，体积比红细胞大，能做变形运动，均能离开血管进入结缔组织或淋巴组织，发挥防御和免疫功能。成年人白细胞的正常值一般为 $(4.0 \sim 10.0) \times 10^9/L$，男女无明显差别，婴幼儿稍高于成年人。在感染或其他病理状态下，白细胞总数及各种白细胞的百分比值均可发生改变。光镜下，根据白细胞胞质内有无特殊颗粒，可将其分为有粒白细胞和无粒白细胞两类。有粒白细胞又根据颗粒的嗜色性，分为中性粒细胞、嗜酸性粒细胞和嗜碱性粒细胞。无粒白细胞包括单核细胞和淋巴细胞两种（图 5 - 1，图 5 - 2）。

1. 中性粒细胞（neutrophilic granulocyte，neutrophil） 数量最多，占白细胞总数的50% ~70%。直径10~12μm，核呈杆状或分叶状，分叶核一般为2~5叶，叶间有细丝相连，正常人以2~3叶者居多（图5-5）。若1~2叶核的细胞增多，称核左移，常出现在机体受细菌严重感染时；若4~5叶核的细胞增多，称核右移。一般核分叶越多，表明细胞越近衰老。中性粒细胞的细胞质染成粉红色，含有许多细小、分布均匀的淡紫色及淡红色颗粒。颗粒可分为嗜天青颗粒和特殊颗粒两种。嗜天青颗粒约占颗粒总数的20%，体积较大，呈淡紫色，电镜下，可见其为一种溶酶体，含有酸性磷酸酶和过氧化物酶等，能消化分解吞噬的异物。特殊颗粒约占颗粒总数的80%，体积较小，呈淡红色，内含碱性磷酸酶、吞噬素、溶菌酶等。吞噬素具有杀菌作用，溶菌酶能溶解细菌表面的糖蛋白。

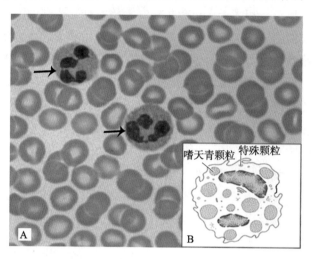

图5-5 中性粒细胞
A. 油镜图（Wright 染色）；B. 电镜模式图
→：中性粒细胞

中性粒细胞具有活跃的变形运动和吞噬功能。中性粒细胞对细菌产物及受感染组织释放的某些化学物质具有趋化性，能以变形运动穿出血管壁，聚集到细菌侵犯部位，吞噬细菌，形成吞噬小体。吞噬小体先后与特殊颗粒及溶酶体融合，细菌即被各种水解酶、氧化酶、溶菌酶及其他具有杀菌作用的成分杀死并分解消化。因此，机体受到某些细菌感染而发生炎症时，除白细胞总数增高外，中性粒细胞的比例也显著增高。中性粒细胞杀死细菌后，自身也常坏死，成为脓细胞。中性粒细胞从骨髓进入血液，约停留6~7小时，在结缔组织中存活2~3天。

2. 嗜酸性粒细胞（eosinophilic granulocyte，eosinophil） 占白细胞总数的0.5% ~3%。直径10~15μm，核分为2~3叶，以2叶常见，细胞质内充满粗大、均匀、染成橘红色的嗜酸性颗粒（图5-1）。电镜下，颗粒多呈椭圆形，有膜包被，内含颗粒状基质和方形或长方形结晶体（图5-6）。颗粒含有酸性磷酸酶、芳基硫酸酯酶、过氧化物酶、组胺酶和阳离子蛋白等，因此，它是一种特殊的溶酶体。

嗜酸性粒细胞也能做变形运动，并具有趋化性。它能吞噬抗原抗体复合物，释放组胺酶灭活组胺，从而减弱过敏反应。其还可释放阳离子蛋白，参与杀灭寄生虫。因此，嗜酸性粒细胞具有抗过敏和抗寄生虫的作用。在患过敏性疾病或寄生虫病时，血液中嗜酸性粒细胞增多。嗜酸性粒细胞在血液中一般停留6~8小时，在组织中可存活8~12天。

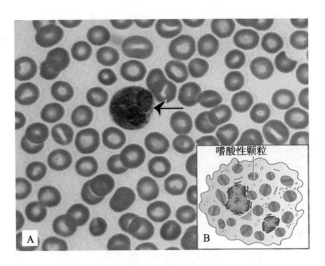

图 5 - 6 嗜酸性粒细胞

A. 油镜图（Wright 染色）；B. 电镜模式图

←：嗜酸性粒细胞

3. 嗜碱性粒细胞（basophilic granulocyte，basophil） 数量最少，占白细胞总数的 0% ~ 1%。直径 10 ~ 12μm。核呈 S 形或不规则形，偶见分叶，着色较浅，常被颗粒掩盖。细胞质内含有大小不等、分布不均、染成蓝紫色的嗜碱性颗粒（图 5 - 7）。电镜下，嗜碱性颗粒内充满细小微粒，呈均匀状或螺纹状分布。颗粒内含有肝素和组胺，而白三烯则存在于细胞质内，它的释放较前者缓慢。肝素具有抗凝血作用，组胺和白三烯参与过敏反应。嗜碱性粒细胞在组织中可存活 10 ~ 15 天。

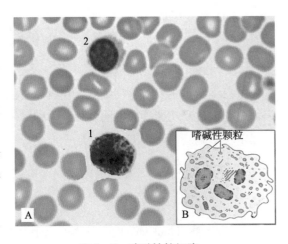

图 5 - 7 嗜碱性粒细胞

A. 油镜图（Wright 染色）；B. 电镜模式图

1. 嗜碱性粒细胞；2. 淋巴细胞

嗜碱性粒细胞与肥大细胞在分布、颗粒大小与结构、胞核形态等方面均有所不同。但两种细胞都含有肝素、组胺和白三烯等成分，故嗜碱性粒细胞的功能与肥大细胞相似，但两者的关系尚待研究。

4. 单核细胞（monocyte） 占白细胞总数的 3% ~ 8%。它是白细胞中体积最大的细胞，直径 14 ~ 20μm。核呈肾形、马蹄形或不规则形，染色质颗粒细而松散，故着色较浅（图 5 - 8）。细胞质丰富，呈灰蓝色，内含许多细小的淡紫色嗜天青颗粒，为特化的溶酶体，内含过氧化物酶、酸性磷酸酶、非特异性酯酶和溶菌酶。

单核细胞具有变形运动、趋化性和一定的吞噬功能，但在血液循环中功能不活跃。它在血流中停留 1 ~ 2 天后穿出血管壁进入组织和体腔，分化为巨噬细胞等具有吞噬功能的细胞。

5. 淋巴细胞（lymphocyte） 占白细胞总数的 20% ~ 30%。直径 6 ~ 8μm 的为小淋巴细胞，9 ~ 12μm 的为中淋巴细胞，13 ~ 20μm 的为大淋巴细胞。血液中的

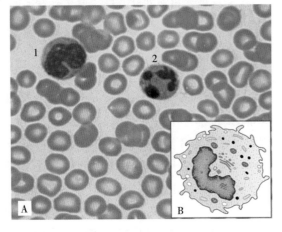

图 5 - 8 单核细胞

A. 油镜图（Wright 染色）；B. 电镜模式图

1. 单核细胞；2. 中性粒细胞

淋巴细胞大部分为小淋巴细胞，核为圆形，一侧常有浅凹，染色质浓密呈块状，着色深。细胞质很少，在核周形成一窄带，嗜碱性，染成蔚蓝色，含少量嗜天青颗粒（图 5 - 9）。中淋巴细胞和大淋巴细胞的核椭圆形，染色质较疏松，故着色较浅，细胞质较多，细胞质内也可见少量嗜天青颗粒。

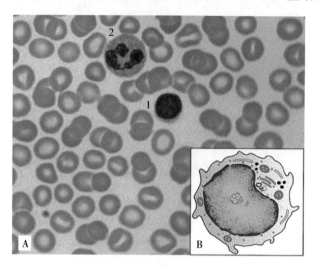

图 5 - 9 淋巴细胞
A. 油镜图（Wright 染色）；B. 电镜模式图
1. 淋巴细胞；2. 中性粒细胞

淋巴细胞是主要的免疫细胞，在机体防御疾病的过程中发挥关键作用。根据淋巴细胞的发育部位、表面分子表达和功能等的不同，可分为胸腺依赖淋巴细胞（T 细胞）、骨髓依赖淋巴细胞（B 细胞）和自然杀伤细胞（NK 细胞）三种类型（详见免疫系统）。

⊕ 知识链接

白血病

白血病（leukemia）是一类造血干细胞恶性克隆性疾病。其克隆的白血病细胞因失去进一步分化成熟的能力而滞留在细胞发育的各个阶段，在骨髓和其他造血组织中白血病细胞大量增殖聚集，并浸润其他组织和器官，从而使正常造血功能受抑制。临床上出现进行性贫血，持续发热或反复感染，出血及肝、脾、淋巴结肿大和骨骼疼痛等表现。

三、血小板

血小板（blood platelet）是骨髓中巨核细胞脱落的细胞质小块，故无细胞核，但有细胞器，表面有完整的细胞膜。血小板呈双凸圆盘状，直径 2 ~ 4μm；当受到机械或化学刺激时，则伸出突起，呈不规则形。在血涂片上，血小板常聚集成群（图 5 - 10）。血小板中央部分含蓝紫色的颗粒，称颗粒区（granulomere）；周边部呈均质浅蓝色，称透明区（hyalomere）。

血小板在止血和凝血过程中起重要作用。当血管受损或破裂时，血小板被激活，发生黏附、聚集和释放反应，形成血栓，封堵破损的血管；同时，血小板释放颗粒内含物，使血浆内的凝血酶原变为凝血酶，后者催化纤维蛋白原变成细丝状的纤维蛋白，将血细胞网罗其间，形成血块而止血。血小板还有保护血管内皮、参与内皮修复、防止动脉粥样硬化的作用。血小板寿命为 7 ~ 14 天。血液中的血小板数低于 $100 \times 10^9/L$ 为血小板减少，低于 $50 \times 10^9/L$ 则有出血危险。

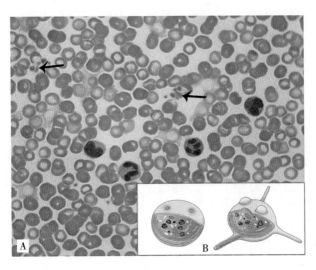

图 5 - 10　血小板

A. 高倍镜（Wright 染色）；B. 电镜模式图

←：血小板

四、骨髓和血细胞的发生

体内各种血细胞都有一定的寿命，每天都有一定数量的血细胞衰老凋亡，同时，机体造血器官又有相同数量的血细胞生成并进入血流，使外周血中血细胞的数量和质量保持动态平衡。一旦失去这种平衡，便可能发生血液性疾病，如再生障碍性贫血、白血病等。

人的血细胞是在胚胎第 3 周于卵黄囊壁的血岛生成；第 6 周，从卵黄囊迁入肝脏的造血干细胞开始造血；第 4 个月，脾脏内造血干细胞增殖分化产生各种血细胞；从胚胎后期至出生后，骨髓成为主要的造血器官。

（一）骨髓的结构

骨髓位于骨髓腔内，占体重的 4% ~ 6%，是人体主要的造血器官。骨髓分为红骨髓（red bone marrow）和黄骨髓（yellow bone marrow）。胎儿及婴幼儿时期的骨髓都是红骨髓，大约从 5 岁开始，长骨干的骨髓腔内出现脂肪组织，并随年龄增长而增多，即为黄骨髓。成年人的红骨髓和黄骨髓的比例约为 1：1。红骨髓具有活跃的造血功能，主要分布在扁骨、不规则骨和长骨骺端的骨松质中。黄骨髓内仅有少量的幼稚血细胞，故仍保持着造血潜能，当机体需要时可转变为红骨髓进行造血。红骨髓主要由造血组织和血窦构成（图 5 - 11）。

1. 造血组织　主要由网状组织和造血细胞组成。网状细胞和网状纤维构成造血组织的支架，网孔中充满各种不同发育阶段的血细胞、少量造血干细胞、巨噬细胞、脂肪细胞和未分化的间充质细胞等。造血细胞赖以生长发育的内环境，即造血诱导微环境（hemopoietic inductive microenvironment，HIM）由网状组织、微血管及巨噬细胞等共同组成，调节造血细胞的增殖与分化。

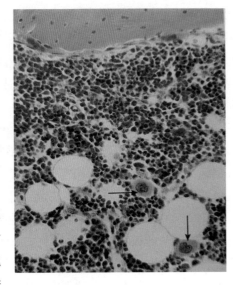

图 5 - 11　骨髓光镜像

箭头：巨核细胞

2. 血窦 形状不规则，管腔大小不一，窦壁衬贴有孔内皮，基膜不完整，血窦之间充满造血组织。血窦壁周围和血窦腔内的单核细胞和巨噬细胞有吞噬清除血流中的异物、细菌和衰老死亡血细胞的功能。

（二）造血干细胞和造血祖细胞

血细胞发生是造血干细胞在一定的微环境和某些因素的调节下，先增殖分化为各类血细胞的祖细胞，然后祖细胞定向增殖、分化直至成为各种成熟血细胞的过程。

1. 造血干细胞（hemopoietic stem cell） 是生成各种血细胞的原始细胞，又称多能干细胞（multipotential stem cell）。造血干细胞起源于人胚卵黄囊壁的血岛；当胚体建立血液循环后，造血干细胞经血流迁入胚胎肝脏。第 3～6 个月的胎儿肝脏是主要的造血器官，含较多的造血干细胞。出生后，造血干细胞主要存在于红骨髓，约占骨髓有核细胞的 0.5%，其次是脾脏和淋巴结。

造血干细胞的生物学特性如下。①有多向分化能力：在一些因素的作用下能分化形成不同的造血祖细胞（定向干细胞），如红细胞系祖细胞、粒细胞系祖细胞、巨核细胞系祖细胞等。②高度自我复制能力：经有丝分裂后，其子代细胞基本上保持亲代细胞的所有特征，这种自我更新能力维持终身。③造血干细胞的不均一性：造血干细胞并不是单一的细胞群体，而是由不同发育等级的干细胞组成。

2. 造血祖细胞（hematopoietic progenitor cell） 是由造血干细胞分化而来的几种定向的干细胞，故也称定向干细胞（committed stem cell）。它们进而再分别分化为形态可辨认的各种幼稚血细胞。在不同的集落刺激因子（colony stimulating factor，CSF）的作用下，可分别出现不同的血细胞集落，目前已确认的造血祖细胞有：①红系造血祖细胞，在红细胞生成素（erythropoietin，EPO）的作用下，形成红细胞集落，可分化为红细胞；②粒细胞－单核细胞系造血祖细胞，在 CSF 的作用下，可形成粒细胞－单核细胞集落生成单位，可分化为粒细胞或单核细胞；③巨核细胞系祖细胞，需在血小板生成素的作用下形成巨核细胞集落，可分化形成巨核细胞，最终形成血小板。

（三）血细胞发生过程的形态演变

血细胞的发生是一个连续发展的过程，各种血细胞的发育大致可分为三个阶段：原始阶段、幼稚阶段（又分早、中、晚三期）和成熟阶段。骨髓涂片检查是血液病诊断的重要依据。

血细胞发生过程中，形态变化的一般规律如下。①胞体由大变小，但巨核细胞的发生则由小变大。②胞核由大变小，红细胞的核最后消失，粒细胞的核由圆形逐渐变成杆状乃至分叶状，巨核细胞的核由小变大呈分叶状；核内染色质由细疏逐渐变粗密，核的着色由浅变深，核仁由明显渐至消失。③细胞质的量由少逐渐增多，细胞质嗜碱性逐渐减弱，但单核细胞和淋巴细胞仍保持嗜碱性；细胞质内的特殊结构如红细胞中的血红蛋白、粒细胞中的特殊颗粒均由无到有，并逐渐增多。④细胞分裂能力从有到无，但淋巴细胞仍有很强的潜在分裂能力。

血细胞的发生过程示意见图 5-12。

1. 红细胞发生 历经原红细胞、早幼红细胞、中幼红细胞、晚幼红细胞，后者脱去胞核成为网织红细胞，最终成为成熟红细胞。从原红细胞发育至晚幼红细胞需 3～4 天。巨噬细胞可吞噬晚幼红细胞脱出的胞核和其他代谢产物，并为红细胞的发育提供铁质等营养物。

2. 粒细胞发生 历经原粒细胞、早幼粒细胞、中幼粒细胞、晚幼粒细胞，进而分化为成熟的杆状核粒细胞和分叶核粒细胞。从原粒细胞增生发育到晚幼粒细胞需 4～5 天。晚幼粒细胞不再具有分裂能力。骨髓内的杆状核粒细胞和分叶核粒细胞的贮存量很大，在骨髓停留 4～5 天后释放入血。

3. 单核细胞发生 单核细胞和中性粒细胞有着共同的造血祖细胞。造血干细胞增殖分化，经过原单核细胞和幼单核细胞，形成单核细胞。单核细胞离开血管进入组织，发育成为巨噬细胞。单核细胞在骨髓中的储存量不及粒细胞那样多，当机体出现炎症或免疫功能活跃时，幼单核细胞能迅速分裂增殖，以提供大量的单核巨噬细胞。

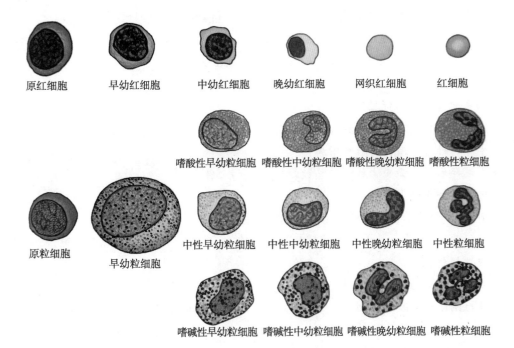

原红细胞　　早幼红细胞　　中幼红细胞　　晚幼红细胞　　网织红细胞　　红细胞

嗜酸性早幼粒细胞　嗜酸性中幼粒细胞　嗜酸性晚幼粒细胞　嗜酸性粒细胞

原粒细胞　　早幼粒细胞　　中性早幼粒细胞　中性中幼粒细胞　中性晚幼粒细胞　中性粒细胞

嗜碱性早幼粒细胞　嗜碱性中幼粒细胞　嗜碱性晚幼粒细胞　嗜碱性粒细胞

图 5 - 12　血细胞发生示意图

4. 淋巴细胞系的发生　淋巴细胞系的造血干细胞起源于骨髓。一部分淋巴细胞系的造血干细胞经血流进入胸腺皮质，分化为 T 细胞；一部分在骨髓内增殖发育为 B 细胞和 NK 细胞。

5. 巨核细胞 - 血小板系的发生　骨髓内的巨核细胞系祖细胞经原巨核细胞、幼巨核细胞发育为巨核细胞，巨核细胞的细胞质块脱落成为血小板。每个巨核细胞可生成约 2000 个血小板。

⊕ 知识链接

造血干细胞移植

造血干细胞（HSC）是在成体内保持动态平衡状态的多能干细胞，如果失衡，则会引发多种疾病，尤其是血液系统疾病。造血干细胞移植（hematopoietic stem cell transplantation，HSCT）是指将来源于骨髓、外周血及脐带血等的干细胞移植到受体体内用于治疗某些血液系统疾病，如白血病、再生障碍性贫血及淋巴瘤等；亦用于非血液系统疾病的治疗，如肺癌、系统性红斑狼疮等。

目标检测

答案解析

一、选择题

（一）A 型题

1. 抽出外周血加入抗凝剂离心后，血液可分为三层，从上至下依次为（　　）

　　A. 血清，红细胞，白细胞和血小板　　　　B. 血清，白细胞和血小板，红细胞

　　C. 血浆，白细胞和血小板，红细胞　　　　D. 血浆，红细胞，白细胞和血小板

　　E. 白细胞和血小板，血浆，红细胞

2. 贫血与红细胞数量关系密切。正常成年女性血液中红细胞的含量是 （　）

　　A. $(3.5 \sim 5.0) \times 10^{12}/L$　　　B. $(3.5 \sim 4.5) \times 10^{12}/L$　　　C. $(3.5 \sim 5.0) \times 10^{12}/ml$

　　D. $(3.5 \sim 5.5) \times 10^{12}/L$　　　E. $(4.0 \sim 5.5) \times 10^{12}/ml$

3. 下列关于网织红细胞的描述中，错误的是 （　）

　　A. 是尚未完全成熟的红细胞

　　B. 用煌焦油蓝染色可与成熟红细胞相区别

　　C. 再生障碍性贫血时，其数量增加

　　D. 正常成年人外周血中占红细胞总数的 $0.5\% \sim 1.5\%$

　　E. 仍可以合成血红蛋白

4. 急性细菌性阑尾炎时，数量明显增多的白细胞是 （　）

　　A. 单核细胞　　　　　　　B. 嗜碱性粒细胞　　　　　　　C. 淋巴细胞

　　D. 嗜酸性粒细胞　　　　　E. 中性粒细胞

5. 血液中数量最多和最少的白细胞分别是 （　）

　　A. 中性粒细胞和嗜酸性粒细胞　　　　B. 淋巴细胞和嗜碱性粒细胞

　　C. 中性粒细胞和嗜碱性粒细胞　　　　D. 淋巴细胞和单核细胞

　　E. 中性粒细胞和单核细胞

6. 白细胞可分为有粒白细胞和无粒白细胞，区分的依据是胞质内 （　）

　　A. 有无嗜酸性颗粒　　　　B. 有无特殊颗粒　　　　　　　C. 有无嗜天青颗粒

　　D. 有无中性颗粒　　　　　E. 以上都不对

7. 下列关于嗜酸性粒细胞的描述中，错误的是 （　）

　　A. 胞质内有粗大的嗜酸性颗粒　　　　B. 有趋化性

　　C. 可减轻过敏反应　　　　　　　　　D. 过敏性疾病时数量减少

　　E. 寄生虫感染时数量增加

8. 下列细胞中，能分化为巨噬细胞的是 （　）

　　A. 单核细胞　　　　　　　B. 浆细胞　　　　　　　　　　C. 中性粒细胞

　　D. 肥大细胞　　　　　　　E. 淋巴细胞

9. 下列关于血小板的描述中，错误的是 （　）

　　A. 是巨核细胞脱落的胞质碎片　　　　B. 呈双凹圆盘状

　　C. 呈双凸圆盘状　　　　　　　　　　D. 含细胞器

　　E. 正常值为 $(100 \sim 300) \times 10^9/L$

10. 胚胎时期，造血干细胞起源于 （　）

　　A. 骨髓　　　　　　　　　B. 脾脏　　　　　　　　　　　C. 卵黄囊壁的血岛

　　D. 肝脏　　　　　　　　　E. 心脏

（二）X 型题

11. 下列关于成熟红细胞形态结构的描述中，正确的有 （　）

　　A. 直径约 $7 \sim 8\mu m$　　　B. 呈双凹圆盘状　　　　　　C. 胞质内充满血红蛋白

　　D. 细胞器较少　　　　　　E. 无细胞核

12. 下列关于嗜酸性粒细胞的描述中，正确的有 （　）

　　A. 占白细胞总数的 $0.5\% \sim 3\%$　　　　B. 核一般为两叶

　　C. 具有趋化性　　　　　　　　　　　　D. 可转化为巨噬细胞

　　E. 能释放组胺

13. 下列细胞中，参与过敏反应的是（　　）

　　A. 肥大细胞　　　　　　　B. 单核细胞　　　　　　　C. 中性粒细胞

　　D. 红细胞　　　　　　　　E. 嗜碱性粒细胞

14. 血小板的特点有（　　）

　　A. 呈双凹圆盘状　　　　　B. 呈双凸圆盘状　　　　　C. 无核，无细胞器

　　D. 无核，有细胞器　　　　E. 有血小板颗粒

15. 造血干细胞的特征有（　　）

　　A. 有很强的增殖能力　　　B. 有多向分化能力　　　　C. 不均一性

　　D. 有自我复制能力　　　　E. 是生成各种血细胞的原始细胞

二、简答题

1. 红细胞的正常值是多少？形态结构有哪些特点？功能是什么？

2. 白细胞如何分类？各种白细胞的形态结构特点和功能是什么？

3. 各种血细胞发生的一般形态学演化规律是什么？

（张连双）

书网融合……

　　本章小结　　　　　　　微课　　　　　　　题库

第六章　肌组织

PPT

学习目标

知识要求：

1. 掌握　骨骼肌、心肌和平滑肌的光镜结构；骨骼肌纤维的电镜结构。

2. 熟悉　肌组织的组成、分类、分布及功能；心肌纤维的电镜结构。

3. 了解　骨骼肌纤维的收缩原理；平滑肌纤维的电镜结构。

技能要求：

光镜下区别三种肌组织，并能辨别三类肌纤维的形态、结构。

素质要求：

通过了解骨骼肌纤维的收缩原理，培养团队协作精神。

案例引导

案例　患者，男，28岁。因"双侧眼睑下垂、四肢乏力1年伴加重1天"入院。体格检查：双侧上眼睑明显下垂，口唇及指甲有发绀，出现呼吸三凹征。辅助检查：血气分析示 PaO_2 45mmHg，$PaCO_2$ 60mmHg。采用新斯的明试验及胸部CT检查后诊断为重症肌无力，给予药物和对症治疗。

　　讨论　1. 重症肌无力主要累及哪种肌组织？其肌纤维的形态学特点有哪些？

　　　　　　2. 神经冲动如何传递给该种肌纤维而引起肌肉收缩？重症肌无力的发病机制如何？

　　　　　　3. 重症肌无力的主要临床表现有哪些？护理要点是什么？

　　肌组织（muscular tissue）主要由肌细胞组成，肌细胞间有少量结缔组织、血管、淋巴管和神经。肌细胞形态细而长，又称肌纤维（muscle fiber）。肌细胞的细胞膜称为肌膜（sarcolemma），细胞质称为肌质或肌浆（sarcoplasm）。肌质内含有大量肌丝（myofilament），它是肌纤维收缩和舒张的物质基础。根据肌纤维形态结构与功能的差异，可将肌组织分为骨骼肌、心肌和平滑肌三种类型。骨骼肌和心肌可见明暗相间的横纹，均属横纹肌。骨骼肌的舒缩受躯体神经支配，属随意肌；心肌和平滑肌的活动受自主神经支配，为不随意肌。

一、骨骼肌

　　骨骼肌（skeletal muscle）大多借肌腱附着于骨骼上，也分布于眼和口的周围及舌、食管壁。整块肌肉外面有致密结缔组织包裹形成肌外膜（epimysium）；肌外膜的结缔组织向内伸入，将肌组织分隔为许多肌束，包绕在每一肌束外面的结缔组织称为肌束膜（perimysium）；肌束由若干条肌纤维平行排列形成，每条肌纤维周围包有少量结缔组织，称肌内膜（endomysium）（图6-1）。结缔组织内有血管和神经，对骨骼肌起支持、连接、营养和功能调节的作用。骨骼肌中还有少量附着在肌纤维表面的肌卫星细胞，其具有干细胞特性。

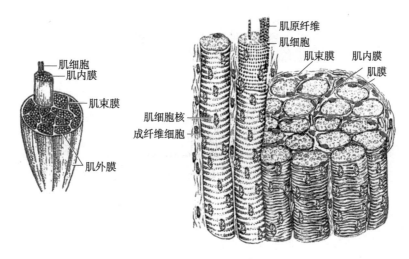

图 6-1 骨骼肌结构模式图

（一）骨骼肌纤维的光镜结构

骨骼肌纤维呈长圆柱形，直径 10~100μm，长度一般为 1~40mm。肌膜外贴附有基膜。骨骼肌纤维为多核细胞，一条肌纤维含有几十个甚至几百个细胞核，核呈扁椭圆形，染色较浅，位于肌膜下方。肌质内含有大量与细胞长轴平行排列的肌原纤维（myofibril），呈细丝状，直径 1~2μm，横切面上呈点状（图 6-2）。每条肌原纤维上都有周期性的横纹，即明带（light band）和暗带（dark band）相间排列。各条肌原纤维的明带和暗带均准确地对应排列在同一平面上，因而使得骨骼肌纤维也呈现明显的周期性横纹（图 6-3）。明带又称 I 带，暗带又称 A 带。明带中央有一条深色的细线，称 Z 线；暗带中部有浅色窄带，称 H 带，H 带中央还有一条深色的 M 线。相邻两条 Z 线之间的一段肌原纤维称为肌节（sarcomere），由 1/2 I 带 + A 带 + 1/2 I 带组成，是骨骼肌纤维结构和功能的基本单位（图 6-4）。

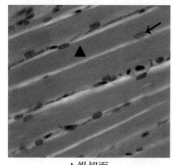

A.纵切面

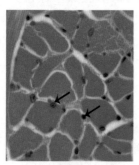

B.横切面

图 6-2 骨骼肌纵、横切面光镜像（油镜）

▲：骨骼肌纤维；←：骨骼肌细胞核

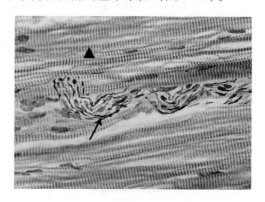

图 6-3 骨骼肌光镜像（Giemsa 染色，油镜）

▲：骨骼肌纤维；↑：神经纤维

（二）骨骼肌纤维的超微结构 📱微课

1. 肌原纤维 由粗、细两种肌丝构成，两种肌丝有规律地平行排列在肌原纤维内。粗肌丝长约 1.5μm，直径 15nm，位于 A 带，中央固定于 M 线，两端游离。细肌丝长约 1μm，直径 5nm，一端固定于 Z 线，另一端游离，插入粗肌丝之间，止于 H 带外缘。因此，I 带只有细肌丝，H 带只有粗肌丝，而 H 带两侧的 A 带既有粗肌丝又有细肌丝。在横切面上，每根粗肌丝周围排列有 6 根细肌丝排列，每根细肌丝周围有 3 根粗肌丝排列（图 6-4）。

粗肌丝的分子结构：每条粗肌丝由大量肌球蛋白（myosin）分子平行排列、集合成束而成（图

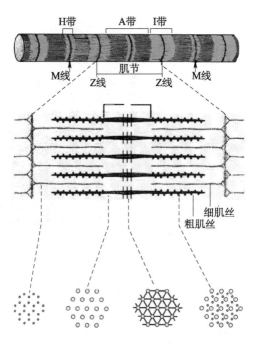

图 6-4　骨骼肌肌原纤维电镜结构模式图

6-5）。肌球蛋白分子形如豆芽，分为头部和杆部，在头、杆部的连接点及杆上有两处类似关节的结构，可以屈动。肌球蛋白分子的杆部朝向 M 线，头部则朝向 Z 线，并突出于粗肌丝表面，形成电镜下可见的横桥（cross bridge）。肌球蛋白头部具有 ATP 酶活性，并能与 ATP 结合。当横桥与细肌丝的肌动蛋白接触时，ATP 酶被激活，分解 ATP 释放出能量，使横桥发生屈伸运动。

细肌丝的分子结构：细肌丝由肌动蛋白（actin）、原肌球蛋白（tropomyosin）和肌钙蛋白（troponin）三种分子组成。肌动蛋白由两列球形肌动蛋白单体连接成串珠状，并缠绕成双股螺旋链。每个肌动蛋白单体上都有一个能与肌球蛋白头部结合的位点，但该位点在肌纤维处于非收缩状态时被原肌球蛋白掩盖。原肌球蛋白由两条多肽链相互缠绕形成的双股螺旋链组成，首尾相连，嵌于肌动蛋白双股螺旋链的浅沟内。肌钙蛋白由 TnC、TnT 和 TnI 3 个球形的亚单位组成（图 6-5）。其中，TnC 亚单位可与 Ca^{2+} 结合而引起肌钙蛋白构象改变。

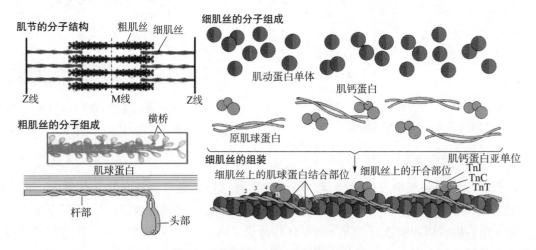

图 6-5　粗、细肌丝分子结构模式图

2. 横小管（transverse tubule）　又称 T 小管，由肌膜向肌浆内凹陷形成，其走向与肌纤维长轴垂直。在人和哺乳动物，横小管位于 A 带与 I 带的交界处；在两栖类和鸟类，横小管位于 Z 线周围。同一水平的横小管分支并相互吻合，环绕在每条肌原纤维周围（图6-6）。横小管的功能是将肌膜的兴奋迅速传导至肌纤维内部，使肌节同步收缩。

⊕ 知识链接

重症肌无力

重症肌无力（myasthenia gravis, MG）是一种骨骼肌神经肌肉接头处传递介质发生障碍的获得性自身免疫性疾病，多为患者体内存在乙酰胆碱受体抗体所致。临床特征为受累骨骼肌无力或易疲劳，且活动后加重，常以眼外肌无力为首发症状，但可进行性发展，逐渐累及全身肌群。患者经休息和胆碱酯酶抑制剂治疗后，症状可得到缓解。通常，肌无力症状表现为"晨轻暮重"的波动现象；严重重症肌无力患者可累及呼吸肌，出现肌无力危象，可危及生命。调节人体乙酰胆碱受体使之数目增多以及抑制乙酰胆碱受体抗体的产生，是治疗本病的关键。

3. 肌质网（sarcoplasmic reticulum） 又称肌浆网，是肌纤维内特化的滑面内质网，位于横小管之间，环绕在每条肌原纤维周围，形成连续的管状系统，故又称纵小管（longitudinal tubule）。位于横小管两侧的肌质网扩大成扁囊状，称终池（terminal cisterna）。每条横小管与其两侧的终池组成三联体（triad）（图6-6），此部位将兴奋从肌膜传递至肌质网膜。肌质网膜上有钙泵和钙通道，钙泵能逆浓度差把肌质中的 Ca^{2+} 泵入肌质网内贮存，使肌质网中的 Ca^{2+} 浓度为肌质中的数千倍。当横小管膜的电兴奋传递至肌质网膜后，钙通道开放，肌质网内贮存的 Ca^{2+} 进入肌质，使肌质内的 Ca^{2+} 浓度升高。肌纤维舒张时，肌质网膜上的钙泵可将肌质内的 Ca^{2+} 再泵回肌质网内并与钙螯合蛋白结合，从而降低肌质内 Ca^{2+} 浓度。故肌质网的功能是调节肌质内 Ca^{2+} 浓度。

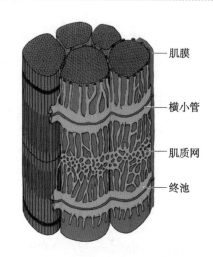

肌膜

横小管

肌质网

终池

图6-6 骨骼肌纤维电镜结构模式图

此外，肌原纤维之间有大量线粒体、糖原和少量脂滴。线粒体产生ATP，为肌肉收缩提供能量，糖原和脂肪是肌细胞内储备的能源。肌质内还有可与氧结合的肌红蛋白，可为线粒体产生能量提供所需的氧。

（三）骨骼肌纤维的收缩机制

目前认为，骨骼肌纤维的收缩机制是肌丝之间的滑动，即肌丝滑动学说。其主要过程如下：①运动神经末梢将神经冲动传递给肌膜；②肌膜的兴奋经横小管传向终池；③肌质网膜上的钙通道开放，肌质网内贮存的 Ca^{2+} 迅速释放入肌质；④肌钙蛋白TnC亚单位与 Ca^{2+} 结合，引起肌钙蛋白构象改变，进而使原肌球蛋白位置也随之改变；⑤原来被掩盖的肌动蛋白位点暴露，迅速与肌球蛋白头部接触；⑥肌球蛋白头部（横桥）ATP酶被激活，分解ATP并释放能量；⑦肌球蛋白头部发生屈动，将肌动蛋白拉向M线；⑧细肌丝滑入粗肌丝之间，I带和H带变窄，肌节缩短，肌纤维收缩，但A带长度不变（图6-7）；⑨收缩结束后，肌质内的 Ca^{2+} 被泵回肌质网内贮存，肌质内 Ca^{2+} 浓度降低，肌钙蛋白恢复原来的构象，原肌球蛋白恢复原位，又掩盖肌动蛋白上的结合位点，肌球蛋白头部与肌动蛋白分离，肌肉松弛。

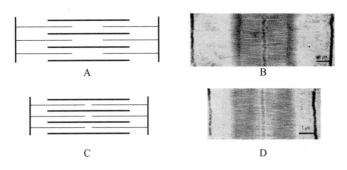

图 6-7　骨骼肌纤维收缩、舒张肌节变化图
左图：示意图；右图：电镜像
A 和 B：舒张；C 和 D：收缩

⊕ 知识链接

骨骼肌类型与运动

人体的各种随意运动都是通过骨骼肌的收缩来完成的，而骨骼肌的收缩能力与肌纤维类型有着密切关系。骨骼肌纤维可分为红肌纤维、白肌纤维和中间型纤维三种类型。红肌纤维又称为慢肌纤维，细胞内富含肌红蛋白，收缩缓慢而持久，抗疲劳能力强，适合力量小、时间长的有氧运动项目，如竞走、长跑、马拉松等。白肌纤维又称为快肌纤维，收缩快，但持续时间短，易疲劳，其能量来源主要依靠糖酵解，适合快速、爆发性强的无氧运动项目，如短跑、举重、拳击等。中间型纤维的结构和功能特点介于前两者之间。

二、心肌

心肌（cardiac muscle）分布于心脏和邻近心脏的大血管壁上，其收缩具有自动节律性，属不随意肌。心肌纤维一般无再生能力，损伤的心肌纤维由结缔组织替代。

1. 心肌纤维的光镜结构　心肌纤维呈短柱状，长 $80 \sim 150 \mu m$，直径 $10 \sim 20 \mu m$，有分支并相互连接成网。细胞核呈卵圆形，$1 \sim 2$ 个，位于细胞中央。心肌纤维的肌浆较丰富，核周肌浆内可见脂褐素，脂褐素为溶酶体的残余体，随年龄增长而增多。心肌纤维也有周期性横纹，但不如骨骼肌明显。心肌纤维最显著的特点是心肌纤维连接处有闰盘（intercalated disk），在 HE 染色标本中呈着色较深并与肌纤维长轴垂直的粗线（图 6-8，图 6-9）。

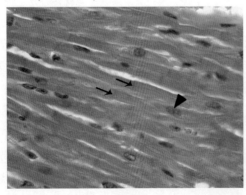

A.纵切面

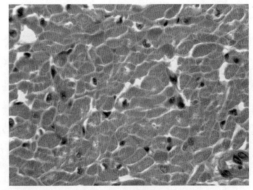

B.横切面

图 6-8　心肌纵、横切面光镜像（油镜）
→：闰盘；▲：心肌细胞核

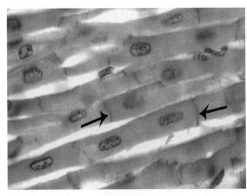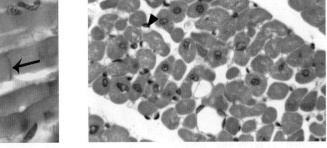

A.纵切面　　　　　　　　　　　　　　B.横切面

图 6 – 9　心肌光镜像（碘酸钠 – 苏木精染色，油镜）

箭头：闰盘；▲：毛细血管

2. 心肌纤维的超微结构　心肌纤维的电镜结构与骨骼肌纤维相似，与其相比较有以下特点。①粗、细肌丝被肌质网和线粒体分隔成粗、细不等的肌丝束，故心肌纤维的肌原纤维不如骨骼肌规则、明显，以致横纹也不如骨骼肌明显。②横小管较粗，位于 Z 线水平。③肌质网稀疏，纵小管不发达，终池少而小，横小管多与一侧的终池相贴形成二联体（diad）（图 6 – 10）。因此，心肌纤维的肌质网储存 Ca^{2+} 的能力低，收缩前尚需从细胞外摄取 Ca^{2+}。④闰盘位于 Z 线水平，由相邻心肌纤维的突起相互嵌合而成，呈阶梯状（图 6 – 11）。其横向连接部分有中间连接和桥粒，使心肌纤维间的连接牢固；纵向连接部分有缝隙连接，便于细胞间信息传导，使心肌纤维同步收缩和舒张。⑤心房肌纤维细胞质内含有分泌颗粒，可分泌心房钠尿肽，具有排钠、利尿等内分泌功能。此外，心肌纤维的肌浆还含有丰富的线粒体、糖原和脂滴以及少量的脂褐素等。

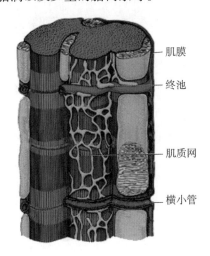

肌膜

终池

肌质网

横小管

图 6 – 10　心肌纤维电镜结构模式图

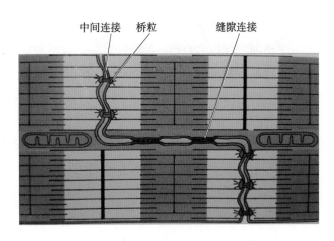

中间连接　桥粒　　　缝隙连接

图 6 – 11　心肌闰盘电镜结构模式图

三、平滑肌

平滑肌（smooth muscle）广泛分布于内脏器官和血管壁。平滑肌收缩较缓慢而持久，属不随意肌。

1. 平滑肌纤维的光镜结构　平滑肌纤维呈长梭形，多呈紧密、交错排列，即肌纤维较细的两端常与相邻细胞中部的较粗部分相互交错。无横纹。细胞核一个，呈杆状或椭圆形，位于细胞中央。平滑肌横切面呈大小不等的圆形断面，大的断面中央可见细胞核的横切面（图 6 – 12）。平滑肌收缩时，核可呈扭曲状。平滑肌纤维长度不等，一般长 $200\mu m$，短的只有 $20\mu m$，如小血管壁上的平滑肌纤维；长的可达 $500\mu m$，如妊娠末期的子宫平滑肌纤维。细胞最粗处直径介于 $5\sim20\mu m$ 之间。

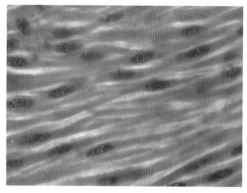

A.纵切面

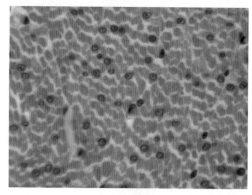

B.横切面

图 6－12　平滑肌纵、横切面光镜像（油镜）

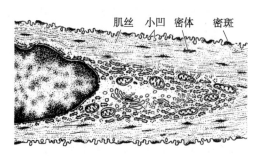

肌丝　小凹　密体　密斑

图 6－13　平滑肌纤维电镜结构模式图

2. 平滑肌纤维的超微结构　平滑肌纤维的肌膜向肌浆内凹陷形成数量众多的小凹（caveola），相当于横纹肌的横小管。肌浆网不发达，呈稀疏的小管状，位于邻近小凹的肌膜下。细胞核两端的肌浆为细胞器较集中的区域，含线粒体、高尔基复合体、粗面内质网、游离核糖体，也含有糖原及脂滴。平滑肌纤维内没有肌原纤维，不形成明显的肌节。平滑肌的细胞骨架系统较发达，由密斑（dense patch）、密体（dense body）和中间丝（intermediate filament）组成。密斑和密体都是电子密度高的小体，密斑位于肌膜内面，密体位于肌浆内，二者之间有中间丝相连（图 6－13）。

平滑肌纤维也含有粗、细两种肌丝，但不形成肌原纤维。细肌丝一端附着在密斑或密体，另一端游离。粗肌丝均匀地分布在细肌丝之间。若干条粗肌丝和细肌丝聚集形成肌丝单位，又称收缩单位。平滑肌的收缩是通过肌丝单位的粗、细肌丝之间的滑动完成的，由于细肌丝附着的密斑或密体呈螺旋状分布，且粗肌丝上相邻两行横桥的屈动方向相反，平滑肌收缩时呈扭曲状。相邻平滑肌纤维之间有缝隙连接，便于细胞间信息传递，使众多平滑肌纤维收缩时成为功能整体。

目标检测

答案解析

一、选择题

（一）A 型题

1. 保证心肌纤维收缩和舒张同步化的主要结构基础是（　　）

　　A. 横小管　　　　　　　　B. 肌浆网　　　　　　　　C. 中间连接

　　D. 缝隙连接　　　　　　　E. 桥粒

2. 骨骼肌纤维的基本结构和功能单位是（　　）

    A. 肌节　　　　　　　　　　B. 粗肌丝　　　　　　　　　　C. 细肌丝

    D. 肌动蛋白　　　　　　　　E. 肌球蛋白

3. 下列关于平滑肌纤维的描述中，错误的是（　　）

    A. 细胞呈长梭形　　　　　　B.1 个核，位于细胞中央　　　　C. 胞质含有肌原纤维

    D. 胞质含有粗、细肌丝　　　E. 细胞间有缝隙连接

4. 骨骼肌纤维内的终池是指（　　）

    A. 横小管的膨大部　　　　　　　　　　　　B. 细胞核附近的高尔基复合体

    C. 相邻两条横小管之间的肌质网　　　　　　D. 横小管两侧扩大呈扁囊状的肌质网

    E. 肌质网之间的小间隙

5. 下列关于心肌纤维的描述中，错误的是（　　）

    A. 短圆柱状，有分支，有横纹　　　　　　　B. 一般有 1 个细胞核，位于细胞中央

    C. 细胞间有闰盘　　　　　　　　　　　　　D. 横小管位于明带与暗带交界处

    E. 终池少而小，多见二联体

6. 横小管是（　　）

    A. 由滑面内质网特化形成　　　　　　　　　B. 由高尔基复合体特化形成

    C. 由肌浆网特化形成　　　　　　　　　　　D. 由肌内膜向肌质内凹陷形成

    E. 由肌膜向肌质内凹陷形成

7. 下列关于肌丝的描述中，错误的是（　　）

    A. 有粗肌丝和细肌丝两种　　　　　　　　　B. 粗肌丝位于 A 带内

    C.I 带内仅有细肌丝　　　　　　　　　　　 D. 粗肌丝是由肌动蛋白聚集而成

    E. H 带内仅有粗肌丝

8. 肌质网是肌纤维中特化的（　　）

    A. 滑面内质网　　　　　　　B. 粗面内质网　　　　　　　　C. 核糖体

    D. 高尔基复合体　　　　　　E. 线粒体

9. 下列关于肌节的描述中，正确的是（　　）

    A. 为相邻两条 Z 线之间的一段肌原纤维　　 B. 为相邻两条 Z 线之间的一段肌纤维

    C. 为相邻两条 M 线之间的一段肌纤维　　　 D. 由 1/2 A 带 +I 带 +1/2 A 带组成

    E. 为相邻两条 M 线之间的一段肌原纤维

10. 下列分子中，具有横桥结合位点的是（　　）

    A. 肌红蛋白分子　　　　　　B. 肌球蛋白分子　　　　　　　C. 肌动蛋白分子

    D. 原肌球蛋白分子　　　　　E. 肌钙蛋白分子

（二）X 型题

11. 骨骼肌纤维的三联体包括（　　）

    A. 横小管　　　　　　　　　B. 纵小管　　　　　　　　　　C. 终池

    D. 肌质网　　　　　　　　　E. 闰盘

12. 下列关于骨骼肌收缩时肌节变化的说法中，正确的是（　　）

    A. 粗、细肌丝变短　　　　　B. 肌节变短　　　　　　　　　C.H 带变短

    D. I 带变短　　　　　　　　E. A 带变短

13. 心肌闰盘的细胞连接有（　　）

　　A. 紧密连接　　　　　　　B. 中间连接　　　　　　　　C. 桥粒

　　D. 缝隙连接　　　　　　　E. 半桥粒

14. 下列关于骨骼肌纤维的描述中，确的是（　　）

　　A. 细胞呈长圆柱形　　　　　　　　　B. 胞核多个，位于肌膜下方

　　C. 有明显的周期性横纹　　　　　　　D. 肌质内含有大量肌原纤维

　　E. 肌纤维通过分支互相连接成网

15. 组成细肌丝的蛋白是（　　）

　　A. 肌球蛋白　　　　　　　B. 肌动蛋白　　　　　　　　C. 原肌球蛋白

　　D. 肌钙蛋白　　　　　　　E. 胶原蛋白

二、简答题

1. 骨骼肌、心肌、平滑肌三种肌纤维在光镜下如何分辨？

2. 骨骼肌收缩、舒张的结构和功能单位是什么？其分子结构基础如何？

3. 心肌的电镜结构与骨骼肌相比，有哪些相似和不同之处？

4. 闰盘在光镜、电镜下的结构特点如何？它的功能是什么？

（谢远杰）

书网融合……

本章小结　　　　　　　微课　　　　　　　题库

第七章　神经组织

PPT

📖 学习目标

知识要求：

1. 掌握　神经元的光镜和电镜结构；神经元的分类；突触的概念、分类；化学突触的超微结构和功能。

2. 熟悉　神经纤维的分类；有髓神经纤维的光镜、电镜结构特点。

3. 了解　神经胶质细胞的分类、分布和功能；神经的光镜结构；无髓神经纤维的光镜、电镜结构特点；神经末梢的分类和主要功能。

技能要求：

能在光学显微镜下辨识神经元、有髓神经纤维、神经末梢等结构。

素质要求：

通过将神经组织的知识与案例相结合，培养科学精神和医学素养。

⇒ 案例引导

案例　霍金是英国著名的物理学家和宇宙学家，被称为"宇宙之王"，从小就拥有异乎常人的头脑，17 岁就考上了剑桥大学，对探究宇宙万物的奥妙情有独钟。然而，他在 21 岁时被确诊为肌肉萎缩性脊髓侧索硬化症。这种病使他的身体越来越不听使唤，只剩下心脏、肺和大脑还能运转，而且病情逐渐恶化到连说话都需要电脑语音合成器协助才能完成的地步。但这些都无法阻止霍金对自然科学研究的热情，他以黑洞的研究成名于物理学界。

讨论　1. 霍金所患疾病是哪种神经元受损？

　　　2. 受损神经元发生了什么病理变化？

神经组织（nerve tissue）由神经细胞（nerve cell）和神经胶质细胞（neuroglial cell）组成。神经细胞高度分化，是神经组织的结构和功能单位，也称神经元（neuron），人体内约有 10^{12} 个。神经元具有接受刺激、整合信息和传导冲动的功能。神经元之间以突触彼此联系，形成复杂的神经网络，把接收的信息加以分析或贮存，并可传递给肌细胞、腺细胞等效应细胞。有些神经元还有内分泌功能。神经胶质细胞的数量为神经元的 10~50 倍，对神经元起支持、保护、营养、绝缘等作用，构成神经元生长和功能活动的微环境。

一、神经元 📱微课

神经元的形态和大小不一，都可分为胞体和突起两部分。胞体由细胞膜、细胞质和细胞核组成，突起包括树突（dendrite）和轴突（axon）（图 7-1）。

（一）神经元的形态结构

1. 胞体　在中枢神经系统位于大小脑的皮质、脑干和脊髓的灰质，在周围神经系统位于神经节内；为神经元的营养和代谢中心。神经元胞体大小相差悬殊，直径 5~150μm；形态呈球形、锥体形、梨形和星形等。

（1）**细胞膜**　是可兴奋膜（excitable membrane），具有不同的受体和离子通道，是神经元接受刺激、产生动作电位和传导神经冲动的部位。

（2）**细胞核**　位于胞体中央，大而圆，常染色质多，故着色浅，核仁大而明显。

（3）**细胞质**　位于核周围，又称核周质，光镜下可见大量的尼氏体（Nissl body）和神经原纤维（neurofibril）（图7-2）。

尼氏体也称为嗜染质（chromophilic substance），光镜下，在大的神经元，如运动神经元，呈粗大的斑块状（图7-2A）；在小的神经元，如感觉神经元，呈细粒状。电镜下，尼氏体由大量平行排列的粗面内质网和游离的核糖体组成（图7-3），表明神经元具有旺盛的合成蛋白质的功能，包括更新细胞器所需的结构蛋白、合成神经递质（neurotransmitter）所需的酶类以及肽类的神经调质（neuromodulator）。尼氏体的形态结构可作为判定神经元功能的一种标志，在不同功能状态下，尼氏体的数量和形态有差异。

神经原纤维在银染切片中呈棕黑色细丝，交织成网，并伸入树突和轴突（图7-2B）。电镜下，神经原纤维由神经丝（neurofilament）和微管聚集而成。神经丝是一种细长管状的中间丝。它们构成了神经元的细胞骨架（cytoskeleton），微管还参与物质运输。

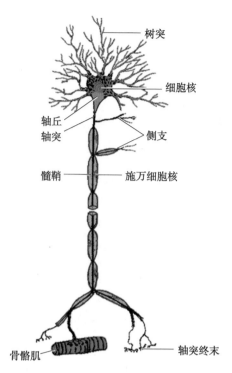

图7-1　运动神经元模式图

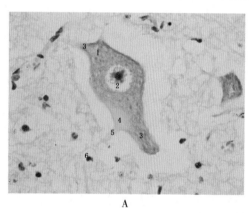

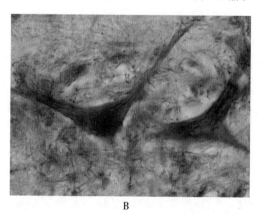

A　　　　　　　　　　　　　　　　B

图7-2　神经元结构光镜像
A. HE 染色；B. 镀银染色（高倍）
1. 尼氏体；2. 细胞核；3. 树突；4. 轴丘；5. 轴突；6. 神经胶质细胞的胞核

胞质内还有线粒体、高尔基复合体、溶酶体等细胞器，也含有随年龄增高而增多的呈棕黄色颗粒状的脂褐素。

2. 突起

（1）**树突**　每个神经元有一个或多个树突，呈树枝样分支，分支上有短小的棘状突起，称树突棘（dendritic spine）。树突内部结构与核周胞质相似。树突具有接受刺激并将神经冲动传向胞体的功能。树突的分支和树突棘扩大了神经元接受刺激的表面积。

（2）**轴突**　每个神经元只有一个轴突，由胞体发出，较细。轴突长短不一，短者数微米，长者达

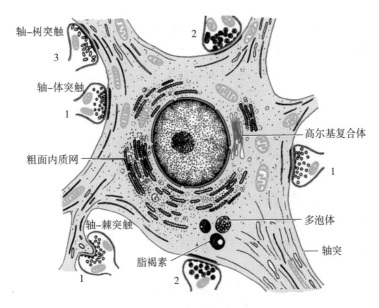

图 7-3 神经元及其突触超微结构模式图

1. 突触小体内圆形清亮型小泡含乙酰胆碱；2. 突触小体内颗粒型小泡含单胺类；

3. 突触小体内扁平清亮型小泡含氨基酸类

1m 以上。光镜下，胞体发出轴突的部位为一圆锥形，称轴丘（axon hillock），该区无尼氏体，故染色淡。轴突表面光滑，粗细较均匀，可有侧支呈直角分出。轴突末端有较多分支，形成轴突终末（图 7-1，图 7-2A）。轴突表面的胞膜称为轴膜（axolemma），内含的胞质称为轴质（axoplasm）。轴质内含丰富的神经原纤维、线粒体、滑面内质网和一些小泡等。轴突内无尼氏体，故不能合成蛋白质。

轴丘处的轴膜较厚，是神经元产生神经冲动的起始部位，神经冲动的传导在轴膜上进行。轴突的主要功能是将神经冲动从细胞体传导至轴突终末。

轴突内的物质转运称为轴突运输（axonal transport），由细胞体向轴突终末的运输称为顺向轴突运输（anterograde axonal transport），反之称为逆向轴突运输（retrograde axonal transport）。胞体内新合成的微丝、微管和神经丝缓慢地移向轴突终末，为慢速轴突运输。轴膜更新所需的蛋白质、含神经递质或神经调质的小泡以及合成递质所需的酶等，由胞体快速运向轴突终末，称快速顺向轴突运输。轴突终末的代谢产物或轴突终末摄取的物质（蛋白质、小分子物质或神经营养因子等）由轴突终末快速运向胞体，称快速逆向轴突运输。某些病毒和毒素（如狂犬病毒、脊髓灰质炎病毒和破伤风毒素等）也可经逆向运输侵入神经元胞体。微管在轴突运输中起重要作用。

⊕ 知识链接

"糖丸"爷爷与脊髓灰质炎

脊髓灰质炎（poliomyelitis），俗称"小儿麻痹症"，是脊髓灰质炎病毒所致的急性传染病，多发生于 6 个月至 5 岁的儿童。若病毒侵入中枢神经系统，则引起神经元坏死，如果运动神经元受损严重，会导致肌肉瘫痪，病情严重者可死亡，即使活下来，也可能发生手脚和四肢变形，终身残疾。1957—1960 年，以顾方舟为代表的医学科学家和医务工作者日夜奋战，完成了该病的流行病学调查、疫苗研制及疫苗的动物实验。为了验证疫苗的安全性，顾方舟及其团队率先自己服用疫苗并让自己的孩子也口服疫苗。1960—1961 年，北京、上海等 11 座城市的 450 万名儿童开始服用活疫苗，防疫率达 93%，中国脊髓灰质炎疫苗正式宣告成功。疫苗是液体的，味道苦，顾方舟受到糖果的启发，研制成上亿中国儿童都吃过的"糖丸"。1978 年，这颗糖丸正式列入计划免疫，每个孩子都能吃到。1994 年，中国发现最后一例脊髓灰质炎病例。2000 年，WHO 宣布中国彻底消灭了野生脊髓灰质炎病毒，成为无脊髓灰质炎国家。小小糖丸，一座"方舟"，载着孩子们渡过病毒的劫难。

（二）神经元的分类

1. 根据突起的多少 可将神经元分为三类（图 7-4）。

（1）假单极神经元（pseudounipolar neuron） 从胞体发出一个突起，距胞体不远处呈"T"形分成两支。一支进入中枢神经系统，称中枢突（central process）；另一支分布到外周的其他组织和器官，称周围突（peripheral process）。中枢突传出神经冲动，为轴突；周围突接受刺激，在功能上为树突，但在形态结构上如轴突。

（2）双极神经元（bipolar neuron） 由胞体两端发出两个突起，一个是树突，另一个是轴突。

（3）多极神经元（multipolar neuron） 为体内数量最多的神经元，有一个轴突和多个树突。

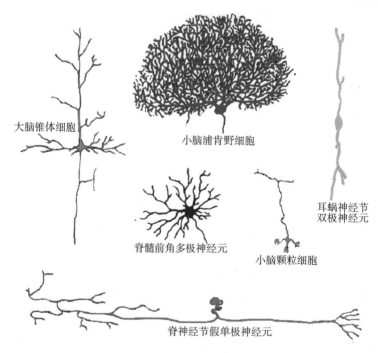

大脑锥体细胞
小脑浦肯野细胞
耳蜗神经节双极神经元
脊髓前角多极神经元
小脑颗粒细胞
脊神经节假单极神经元

图 7-4　神经元的几种主要形态模式图

2. 基于神经元的功能分类法 可将神经元分为三类（图 7-5）。

（1）感觉神经元（sensory neuron） 又称传入神经元（afferent neuron），多为假单极神经元。胞体位于脑脊神经节内；周围突的末梢分布于皮肤和肌肉等处，接受刺激，并将信息传向中枢。

（2）运动神经元（motor neuron） 又称传出神经元（efferent neuron），一般为多极神经元。胞体位于中枢神经系统的灰质和自主神经节内；突起参与白质和周围神经的组成，将神经冲动传递至肌细胞或腺细胞。

（3）中间神经元（interneuron） 起联络前两种神经元的作用，一般为多极神经元。动物进化程度越高，中间神经元的数量越多，在中枢神经系统内构建成复杂的神经元网络。人类的中间神经元占神经元总数的 99% 以上。

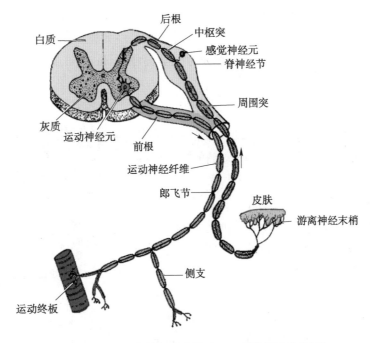

图 7–5　脊髓和脊神经模式图（示三种神经元的关系）

3. 基于轴突的长短　可将神经元分为两型。

（1）高尔基 I 型神经元（Golgi type I neuron）　胞体大；轴突长，可达 1m 以上。

（2）高尔基 II 型神经元（Golgi type II neuron）　胞体小；轴突短，仅数微米。

4. 基于神经元释放的神经递质　可将神经元分为下列四类。

（1）胆碱能神经元（cholinergic neuron）　释放乙酰胆碱。

（2）胺能神经元（aminergic neuron）　释放多巴胺、5-羟色胺等。

（3）氨基酸能神经元（amino acidergic neuron）　释放谷氨酸、甘氨酸和 γ-氨基丁酸等。

（4）肽能神经元（peptidergic neuron）　释放脑啡肽、P 物质和神经降压素等肽类物质。

⊕ **知识链接**

神经干细胞及其应用

神经干细胞（neural stem cell）在成年人主要存在于大脑海马、脑和脊髓的室管膜周围区域，形态与星形细胞相似，表达一种特殊的中间丝蛋白——巢蛋白（nestin），为检测神经干细胞的标志物。神经干细胞在特定的环境下可以分化为神经元、星形胶质细胞和少突胶质细胞等。通过适当方法从患者体内分离得到神经干细胞，经过体外培养扩增和诱导分化后，将其移植到神经系统受损部位，其在病变部位增殖、分化为神经元和（或）神经胶质细胞，从而促进患者受损神经功能的部分恢复。近年来，国内外的神经科学工作者已经使用神经干细胞移植技术，对目前常规方法治疗难以见效的神经疾患，如脑缺血性疾病、脑出血性疾病、中枢神经系统创伤及其后遗症，中枢神经系统慢性退行性疾病（帕金森病、阿尔茨海默病），以及中枢神经系统肿瘤等进行动物治疗试验，展示了十分诱人的临床应用前景。

二、突触

突触（synapse）是神经元与神经元之间或神经元与效应细胞之间传递信息的结构。突触也是一种细胞连接方式，最常见的是由一个神经元的轴突与另一个神经元的树突或胞体构成突触，分别称为轴 - 树突触、轴 - 棘突触或轴 - 体突触（图 7 - 3）。神经系统的神经元通过突触连接形成了庞大而复杂的神经网络通路，以完成各种神经传导活动。突触分为化学突触（chemical synapse）和电突触（electrical synapse）两大类。

（一）化学突触

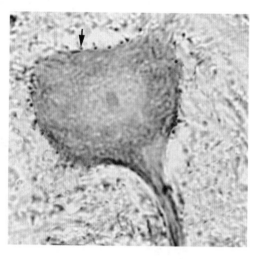

图 7 - 6　神经元胞体表面的
突触小体（镀银染色，高倍）
↓：突触小体

化学突触是以神经递质作为传递信息的媒介，一般所说的突触即指化学突触。电镜下，化学突触由突触前成分（presynaptic element）、突触间隙（synaptic cleft）和突触后成分（postsynaptic element）三部分构成。突触前成分和突触后成分彼此相对的细胞膜分别称为突触前膜（presynaptic membrane）和突触后膜（postsynaptic membrane），两者之间相隔 15 ~ 30nm 的狭窄间隙称为突触间隙。

突触前成分是呈囊状膨大的轴突终末，在镀银染色标本中呈棕黑色的圆形颗粒，附着在另一神经元的胞体或树突上，称突触小体（synaptic knob）或突触扣结（synaptic bouton）（图 7 - 6）。电镜下，突触前成分（突触小体）内含许多突触小泡（synaptic vesicle），还有少量线粒体、微管、微丝。突触小泡表面附有一种蛋白质，称突触素（synapsin），将小泡连接于细胞骨架。突触前膜和突触后膜的胞质面都附有致密物质，故比一般细胞膜略厚。突触前膜胞质面还附着有排列规则的锥形致密突起（dense projection），突起间容纳突触小泡（图 7 - 7，图 7 - 8）。突触后膜上有特异性的神经递质和神经调质的受体及离子通道。

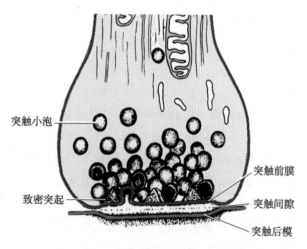

突触小泡
致密突起
突触前膜
突触间隙
突触后模

图 7 - 7　化学突触超微结构模式图

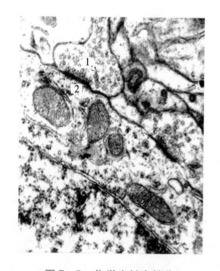

图 7 - 8　化学突触电镜像
1. 突触前成分；2. 突触后成分

当神经冲动沿轴膜传至轴突终末时，突触前膜上的 Ca^{2+} 通道开放，Ca^{2+} 进入突触前成分，在 ATP 的参与下，突触素发生磷酸化。磷酸化的突触素与突触小泡的亲和力降低，突触小泡从细胞骨架上脱离，移向突触前膜并与之融合，通过出胞作用将小泡内的物质释放到突触间隙。神经递质与突触后膜上的相应受体结合后，膜的离子通道开放，改变突触后膜内外离子的分布，突触后神经元（或效应细胞）

产生兴奋性或抑制性变化。使突触后膜产生兴奋作用的突触称为兴奋性突触，使突触后膜产生抑制作用的称为抑制性突触。突触的兴奋或抑制，取决于神经递质及其受体的种类。神经冲动通过化学突触的传导是单向性的。

（二）电突触

电突触即缝隙连接，是以电流传递信息。电突触在传导冲动时不需要神经递质，冲动的传导是双向性的。

三、神经胶质细胞

除突触以外，神经胶质细胞也广泛分布于神经元和神经元之间、神经元与非神经元之间，对神经元起支持、营养、保护、绝缘等作用。

（一）中枢神经系统的神经胶质细胞

1. 星形胶质细胞（astrocyte）　是体积最大的一种神经胶质细胞，呈星形，突起多；核较大，圆形或卵圆形，染色浅。胞质内含有胶质丝（glial filament），由胶质原纤维酸性蛋白（glial fibrillary acidic protein，GFAP）组成。星形胶质细胞的突起伸展充填于神经元胞体和突起之间，对神经元起支持和隔离作用。有些突起末端膨大形成脚板（foot plate），贴附在毛细血管壁上构成血 - 脑屏障的神经胶质膜，或附在脑和脊髓表面形成胶质界膜（glial limitans）。星形胶质细胞能分泌神经营养因子（neurotrophic factor）及多种生长因子，维持神经元的生存及其功能活动。中枢神经系统受损伤部位，常由星形胶质细胞增生形成胶质瘢痕修复。星形胶质细胞可分为两种。①原浆性星形胶质细胞（protoplasmic astrocyte）：多分布在脑和脊髓的灰质，细胞突起较粗短，分支多，胶质丝较少。②纤维性星形胶质细胞（fibrous astrocyte）：多分布在脑和脊髓的白质，突起较长，分支较少，胶质丝丰富（图7-9，图7-10）。

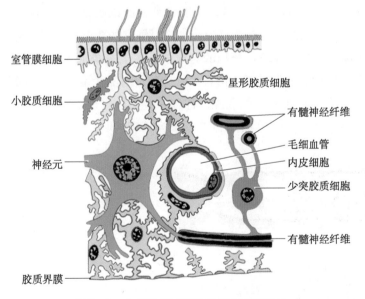

图7-9　中枢神经系统的神经胶质细胞与
神经元和毛细血管的关系示意图

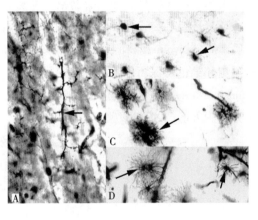

图7-10　中枢神经系统的神经胶质细胞
光镜像（镀银染色，高倍）
A. 小胶质细胞；B. 少突胶质细胞；
C. 原浆性星形胶质细胞；D. 纤维性星形胶质细胞

2. 少突胶质细胞（oligodendrocyte）　分布于神经元胞体及轴突周围，胞体较星形胶质细胞小；核较小，呈圆形或椭圆形，着色略深；镀银染色标本中，突起细而少，分支也少。它是形成中枢有髓神经纤维髓鞘的细胞。电镜下，可见细胞突起的末端扩展成扁平薄膜，缠绕轴突形成髓鞘（图7-9，图7-10）。

3. 小胶质细胞（microglia）　分布于中枢的灰质和白质，是最小的神经胶质细胞。胞体细长或椭圆形；核小，卵圆形或三角形。胞体发出细长、有分支的突起，表面有许多小棘突。中枢神经系统损伤时，小胶质细胞可转变成巨噬细胞，吞噬细胞碎屑及退化变性的髓鞘。通常认为，小胶质细胞来源于血液中的单核细胞（图7-9，图7-10）。

4. 室管膜细胞（ependymal cell） 为衬附于脑室和脊髓中央管腔面的单层立方或柱状细胞。室管膜细胞表面有许多微绒毛，有些细胞表面有纤毛，纤毛的摆动有助于脑脊液流动；一些细胞的基底面有长的突起伸向深部（图7-9）；在脉络丛的室管膜细胞参与脑脊液形成。

（二）周围神经系统的神经胶质细胞

1. 施万细胞（Schwann cell） 又称神经膜细胞（neurolemmal cell），包裹神经元在周围神经的突起构成神经纤维。其有保护和绝缘功能，还可分泌神经营养因子，促进受损神经元的存活及轴突的再生。

2. 卫星细胞（satellite cell） 是神经节内围绕神经元胞体的一层扁平或立方形细胞，核圆或卵圆形，染色较深。其具有营养和保护神经节细胞的功能。

四、神经纤维和神经

（一）神经纤维

神经纤维（nerve fiber）由神经元的长轴突和包在其外面的神经胶质细胞所构成。根据包裹轴突的神经胶质细胞是否形成髓鞘（myelin sheath），将其分为有髓神经纤维（myelinated nerve fiber）和无髓神经纤维（unmyelinated nerve fiber）两种。

1. 有髓神经纤维

（1）周围神经系统的有髓神经纤维 由施万细胞包绕神经元的轴突构成。施万细胞呈长卷筒状一个接一个套在轴突外面，相邻的施万细胞不完全相连而形成缩窄，称郎飞结（Ranvier node）。相邻郎飞结之间的一段神经纤维称为结间体（internode）（图7-11，图7-12）。有髓神经纤维的轴突，除起始段、终末及郎飞结外，均包有髓鞘。电镜下，每一个结间体的髓鞘是由一个施万细胞的双层胞膜呈同心圆状反复环绕轴突，构成明暗相间的板层样结构（图7-13）。髓鞘的化学成分主要是类脂和蛋白质，称髓磷脂（myelin）。在HE染色组织切片制备过程中，髓鞘的类脂溶解而仅见残留的网状蛋白质。用锇酸固定和染色可保留髓磷脂，髓鞘呈黑色，上有漏斗形不着色的裂隙，称施-兰切迹（Schmidt-Lantermann incisure），是施万细胞内、外侧胞质的通道（图7-11）。施万细胞的核为长椭圆形，与轴突平行。施万细胞外面有一层基膜。

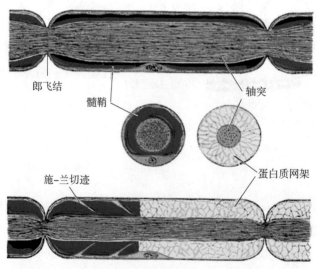

图7-11 周围有髓神经纤维结构模式图

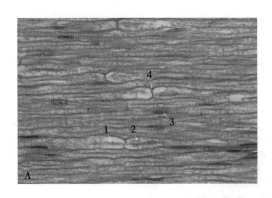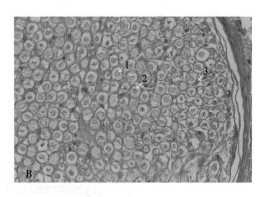

图7-12　周围有髓神经纤维光镜像（坐骨神经，高倍）

A. 纵切面；B. 横切面

1. 轴突；2. 髓鞘；3. 施万细胞胞质与核；4. 郎飞结

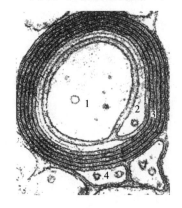

图7-13　周围有髓神经纤维横切面电镜像（Hirano A 图）

1. 轴突；2. 施万细胞内侧胞质；3. 髓鞘；4. 施万细胞外侧胞质

　　在有髓神经纤维形成过程中，伴随轴突生长的施万细胞表面凹陷，形成一条纵沟，轴突陷入纵沟内，沟缘的细胞膜相贴形成轴突系膜。轴突系膜不断伸长，反复环绕轴突形成髓鞘，并将施万细胞的胞质挤到髓鞘的内、外侧和郎飞结处（图7-14A～C）。

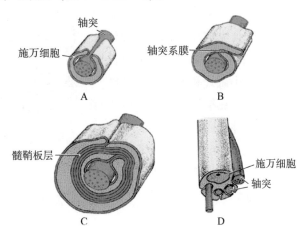

图7-14　周围神经纤维髓鞘形成及超微结构模式图

A～C. 有髓神经纤维髓鞘形成过程；D. 无髓神经纤维超微结构

　　（2）中枢神经系统的有髓神经纤维　由少突胶质细胞突起末端的扁平薄膜包卷轴突形成。一个少突胶质细胞有几个突起，就可包卷几个轴突形成髓鞘，其胞体位于神经纤维之间（图7-15）。中枢有髓神经纤维的外表面无基膜，髓鞘内也无施-兰切迹。

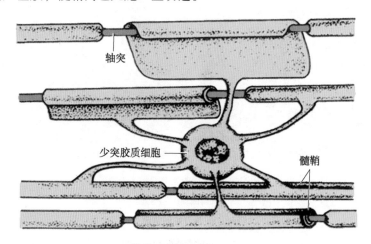

图 7-15 少突胶质细胞与中枢有髓神经纤维关系模式图

髓鞘的类脂在组织液与轴膜间起绝缘作用，因此，有髓神经纤维的冲动传导只发生在朗飞结处的轴膜，其冲动传导呈跳跃式，传导速度较快。有髓神经纤维的轴突越粗，其髓鞘越厚，结间体也越长，神经冲动跳跃的距离便越大，传导速度也越快。

2. 无髓神经纤维

（1）周围神经系统的无髓神经纤维 由较细的轴突及其外面的施万细胞构成。施万细胞呈不规则长柱状，表面有深浅不一的数个纵沟，轴突陷于其中（图 7-14D）。施万细胞沿轴突连续排列，不形成髓鞘，无郎飞结。施万细胞外包有基膜。

（2）中枢神经系统的无髓神经纤维 轴突外无特异性神经胶质细胞包裹，裸露走行于有髓神经纤维或神经胶质细胞之间。

无髓神经纤维因无髓鞘和郎飞结，神经冲动是沿着轴膜连续传导的，故其传导速度比有髓神经纤维慢很多。

（二）神经

神经（nerve）是由许多神经束及周围的结缔组织、血管和淋巴管等构成。若干条神经纤维集合成神经束，许多神经束聚合成一根神经（图 7-16）。每条神经纤维、神经束及神经周围都有结缔组织，且其中都分布有小血管和淋巴管。神经一般都含有髓神经纤维和无髓神经纤维，在组织结构上，由于有髓神经纤维的髓鞘含髓磷脂，肉眼下神经通常呈白色。

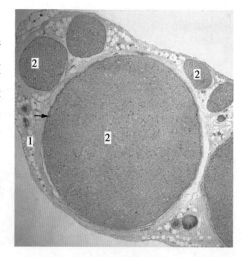

图 7-16 坐骨神经横切面光镜像（低倍）
1. 神经外膜；2. 神经纤维束；→：神经束膜

粗的神经（如坐骨神经）可含数十条神经束，细小神经常仅由一条神经束构成。有的神经只含感觉神经纤维或运动神经纤维，但大多数神经同时含有二者。

五、神经末梢

神经末梢（nerve ending）是周围神经纤维的终末部分，与其他组织共同构成感受器或效应器。根据功能，神经末梢可分为感觉神经末梢和运动神经末梢两类。

（一）感觉神经末梢

感觉神经末梢（sensory nerve ending）是感觉神经元周围突的终末部分，与其周围的其他组织共同构成感受器。它能接受各种刺激并转化为神经冲动，沿感觉神经纤维传向中枢，产生感觉。按其结构，可分为游离神经末梢和有被囊神经末梢两类。

1. 游离神经末梢（free nerve ending）　为有髓或无髓神经纤维的终末分支，裸露分布于表皮、角膜和毛囊的上皮细胞间，或分布在结缔组织内，如骨膜、脑膜、关节囊、肌腱、韧带、牙髓等处，感受冷、热、疼痛等刺激（图7-17）。

2. 有被囊神经末梢（encapsulated nerve ending）　神经末梢外均包有结缔组织被囊，大小不一，形态多样，常见的有以下三种。

（1）触觉小体（tactile corpuscle）　分布于皮肤的真皮乳头层，以手指的掌侧皮肤内最多。触觉小体呈卵圆形，长轴与表皮垂直，外包有结缔组织被囊，囊内有许多横列的扁平细胞。有髓神经纤维进入被囊前失去髓鞘，分支盘绕在扁平细胞之间（图7-18，图7-19）。触觉小体的功能为感受触觉。

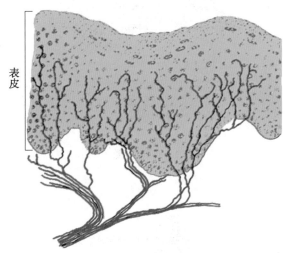

图7-17　表皮内游离神经末梢模式图

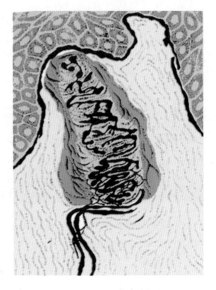

图7-18　触觉小体模式图

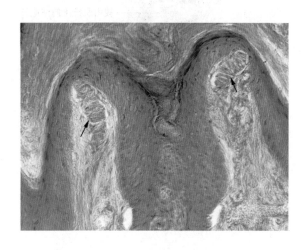

图7-19　触觉小体光镜像（高倍）

↑：触觉小体

（2）环层小体（lamellar corpuscle）　分布于皮下组织、肠系膜、韧带和关节囊等处。环层小体体积较大，呈球形或卵圆形，被囊由多层同心圆排列的扁平细胞构成，中央为一均质状的圆柱体。有髓神经纤维进入小体时失去髓鞘，穿行于小体中央的圆柱体内（图7-20，图7-21）。环层小体感受压觉和振动觉。

（3）肌梭（muscle spindle）　为分布于骨骼肌内的梭形小体，表面有结缔组织被囊，内含数条较细小的骨骼肌纤维，称梭内肌纤维（intrafusal muscle fiber），其细胞核沿肌纤维的纵轴排成一行或集中于肌纤维中央而使中段膨大，肌原纤维较少。感觉神经纤维进入肌梭时失去髓鞘，其终末分支环绕梭内肌纤维的中段，或呈花枝样附着于梭内肌纤维。肌梭内还有运动神经末梢，分布在梭内肌纤维的两端（图7-22，图7-23）。肌梭是一种本体感受器，主要感受肌纤维的收缩或舒张的牵张刺激，在调节骨骼肌活动中起重要作用。

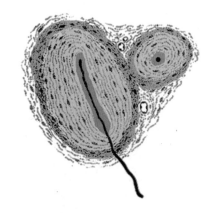

图 7 - 20 　环层小体模式图

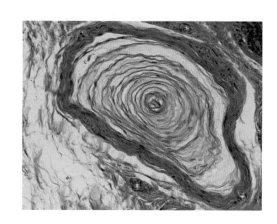

图 7 - 21 　环层小体光镜像（高倍）

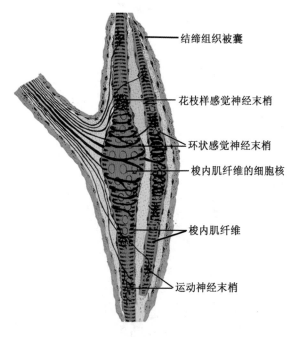

结缔组织被囊

花枝样感觉神经末梢

环状感觉神经末梢

梭内肌纤维的细胞核

梭内肌纤维

运动神经末梢

图 7 - 22 　肌梭模式图

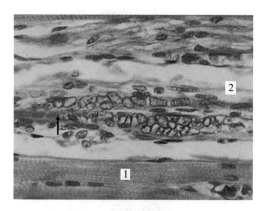

图 7 - 23 　肌梭光镜像（Young B& Heath JW 图）
1. 梭外肌纤维；2. 结缔组织被囊；↑：梭内肌纤维

（二）运动神经末梢

运动神经末梢（motor nerve ending）是运动神经元的长轴突分布于肌组织和腺体内的终末结构，支配肌纤维的收缩，调节腺细胞的分泌。根据分布部位，可分为躯体运动神经末梢和内脏运动神经末梢两类。

1. 躯体运动神经末梢（somatic motor nerve ending）　分布于骨骼肌。脊髓灰质前角或脑干部的运动神经元的轴突，到达所支配的肌肉时失去髓鞘并发出很多分支，每一分支形成葡萄状终末与骨骼肌纤维形成突触连接，此连接区呈椭圆形板状隆起，称运动终板（motor end plate）或称神经 - 肌连接（neuromuscular junction）。一个神经元可支配多条骨骼肌纤维，而一条骨骼肌纤维通常只受一个轴突分支的支配。

电镜下，运动终板处的肌纤维向内凹陷成浅槽，轴突终末嵌入浅槽内。槽底肌膜即突触后膜，凹陷形成许多深沟和皱褶，使突触后膜的表面积增大（图 7 - 24，图 7 - 25）。

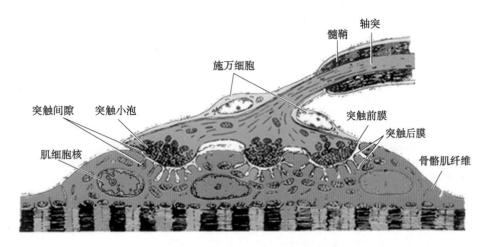

图 7-24 运动终板超微结构模式图

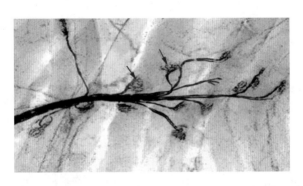

图 7-25 运动终板光镜像（↓）（骨骼肌压片，镀银染色，高倍）

2. 内脏运动神经末梢（visceral motor nerve ending） 为分布于内脏及血管的平滑肌、心肌和腺体等处的植物性神经末梢。这类神经纤维较细，无髓鞘，其轴突终末分支呈串珠样膨体（varicosity），贴于肌纤维的表面，或穿行于腺上皮细胞之间。膨体的轴膜是突触前膜，与其相对应的效应细胞胞膜为突触后膜，两者之间是突触间隙（图 7-26）。

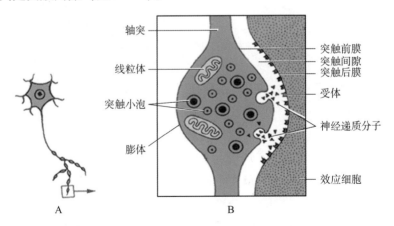

图 7-26 内脏运动神经纤维及其末梢（A）与膨体超微结构模式图（B）

目标检测

答案解析

一、选择题

（一）A型题

1. 构成神经组织的基本成分是（　　）

　　A. 神经元和神经纤维　　　　B. 神经元和神经　　　　C. 神经元和神经节

　　D. 神经元和神经胶质细胞　　E. 神经元和神经末梢

2. 神经元的嗜染质（尼氏体）在电镜下为（　　）

　　A. 粗面内质网和高尔基复合体　　　　B. 粗面内质网和线粒体

　　C. 粗面内质网和游离核糖体　　　　　D. 滑面内质网和线粒体

　　E. 滑面内质网和游离核糖体

3. 神经元胞体内交织分布的嗜银纤维是（　　）

　　A. 神经丝　　　　　　B. 神经原纤维　　　　C. 神经纤维

　　D. 微丝　　　　　　　E. 微管

4. 光镜下，轴突与树突的鉴别要点是（　　）

　　A. 轴突长，树突短　　　　　　B. 轴突细，树突粗

　　C. 轴突分支少，树突分支多　　D. 树突表面不光滑，轴突表面光滑

　　E. 轴丘、轴突内无嗜染质，树突有嗜染质

5. 神经递质是从突触前成分的（　　）中释放

　　A. 突触小泡　　　　　B. 多泡体　　　　　C. 吞噬体

　　D. 吞饮小泡　　　　　E. 滑面内质网

6. 神经胶质细胞的主要功能是（　　）

　　A. 传导神经冲动　　　　　　B. 支持、营养、保护和绝缘神经元

　　C. 产生神经递质　　　　　　D. 接受刺激

　　E. 灭活突触间隙的神经递质

7. 中枢神经系统中，具有吞噬能力的胶质细胞是（　　）

　　A. 原浆性星形胶质细胞　　B. 室管膜细胞　　　　C. 少突胶质细胞

　　D. 小胶质细胞　　　　　　E. 纤维性星形胶质细胞

8. 下列不属于感觉神经末梢的是（　　）

　　A. 肌梭　　　　　　　B. 触觉小体　　　　　C. 环层小体

　　D. 表皮内的游离神经末梢　　E. 运动终板

9. 位于神经节内神经元胞体周围的胶质细胞是（　　）

　　A. 星形胶质细胞　　　B. 少突胶质细胞　　　C. 卫星细胞

　　D. 施万细胞　　　　　E. 小胶质细胞

10. 下列不属于神经元树突结构特征的是（　　）

　　A. 无嗜染质　　　　　B. 短粗　　　　　　C. 呈树枝状

　　D. 树突表面有树突棘　　E. 树突内的结构基本同核周质

（二）X 型题

11. 下列结构中，含有尼氏体的是（　　）

　　A. 神经元胞体　　　　　　B. 树突　　　　　　　　C. 轴丘

　　D. 轴突　　　　　　　　　E. 多泡体

12. 神经元胞体分布的部位有（　　）

　　A. 神经　　　　　　　　　B. 大小脑皮质　　　　　C. 脊髓灰质

　　D. 脊髓白质　　　　　　　E. 神经节

13. 神经胶质细胞的功能包括（　　）

　　A. 保护作用　　　　　　　B. 接受神经信息　　　　C. 营养作用

　　D. 支持作用　　　　　　　E. 绝缘作用

14. 下列属于感觉神经末梢的有（　　）

　　A. 运动终板　　　　　　　B. 肌梭　　　　　　　　C. 游离神经末梢

　　D. 环层小体　　　　　　　E. 触觉小体

15. 参与血－脑屏障组成的结构有（　　）

　　A. 毛细血管内皮　　　　　B. 基膜　　　　　　　　C. 少突胶质细胞

　　D. 星形胶质细胞脚板　　　E. 室管膜细胞

二、简答题

1. 以多极神经元为例，简述神经元的结构。

2. 何为突触？简述其电镜结构。

3. 中枢神经系统和周围神经系统的有髓神经纤维如何形成？二者有何异同？

（贾书花）

书网融合……

本章小结　　　　　　微课　　　　　　题库

第八章　神经系统

PPT

📖 学习目标

知识要求：

1. 掌握　大脑皮质的组织结构；小脑皮质的组织结构；脊髓灰质的组织结构。

2. 熟悉　血 – 脑屏障的结构、功能和意义。

3. 了解　周围神经系统的基本结构。

技能要求：

能在光学显微镜下辨识大脑皮质、小脑皮质和脊髓灰质等结构。

素质要求：

1. 通过学习神经系统的调节和支配，各系统分工协作，各司其职而又配合默契形成统一的机体，培养大局意识和全局观念。

2. 通过以下案例的讨论，强化医学人文素养。

⇒ 案例引导

案例　患者，男，60 岁。主因上下肢不能活动、语言障碍 1 天入院。入院前一天睡觉尚好，夜间起床时感觉右侧肢体活动不灵，晨起时完全不能活动，同时说话不清。既往有高血压、动脉粥样硬化史。体格检查：血压 190/130mmHg，右侧上下肢瘫痪，右鼻唇沟变浅，口角偏向左侧，伸舌时舌尖偏向右侧。

讨论　1. 该患者发生了什么病变？病变部位在哪里？

2. 运动神经元多分布于中枢神经系统的哪些部位？

3. 老年病人入院的心理护理措施有哪些？

神经系统主要由神经组织构成，分为中枢神经系统和周围神经系统两部分。前者包括脑（brain）和脊髓（spinal cord），后者包括神经节和周围神经。在中枢神经系统，神经元胞体集中的部位称为灰质（gray matter），仅由神经纤维和神经胶质细胞构成的结构称为白质（white matter）。大脑和小脑的灰质大部分位于表面，称皮质（cortex）；还有一部分灰质在白质内形成团块，称神经核。脊髓的灰质位于中央，白质包在其周围。在周围神经系统，神经元胞体主要集中分布于神经节内。

神经系统内的神经元及其突起构成复杂的神经网络，直接或间接调控机体各系统和器官的功能活动，并能对机体内外的各种刺激迅速产生反应。

一、脊髓

脊髓在椎管内，呈圆柱形，灰质位于中央，白质位于周边，灰质中央有脊髓中央管，管腔面衬附室管膜上皮。

（一）脊髓灰质

横切面上，脊髓灰质呈蝴蝶形，分前角、后角和侧角（侧角见于胸腰段脊髓），其中的神经元为多极神经元（图 8-1）。

1. 前角 前角内的神经元大小不一，多数是躯体运动神经元。其中，大型的神经元称为 α 运动神经元，细胞体积大，树突较多，胞质内尼氏体呈斑块状，轴突粗而长，穿出前角组成前根，末梢形成运动终板，支配躯干和四肢的骨骼肌运动。小型的神经元称为 γ 运动神经元，数量少，支配肌梭内的肌纤维。另外，还有一种短轴突的小神经元，称闰绍细胞（Renshaw cell），其轴突与 α 运动神经元的胞体形成突触，起抑制作用。

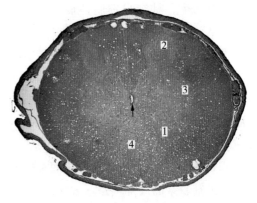

图 8-1 脊髓横切面光镜像（低倍）

1. 前角；2. 后角；3. 侧角；4. 白质；↑：中央管

2. 侧角 侧角内的神经元为内脏运动神经元，中等大小，其轴突组成交感神经系统的节前纤维，经脊髓前根到达交感神经节，与节内神经元建立突触联系。

3. 后角 后角的神经元类型较复杂，分散或成群分布，主要接受感觉神经元的中枢突传入的神经冲动。有些神经元（称束细胞）发出长轴突进入白质，形成各种上行传导束，到达脑干、小脑和丘脑。

此外，脊髓灰质内还有许多中间神经元，它们的轴突长短不一。短的轴突只与同节段的束细胞和运动神经元相联系；长的轴突可在白质内上下穿行，到相邻或较远的脊髓节段，终止于同侧或对侧的神经元。它们的轴突都不离开脊髓。脊髓主要的功能是传导上、下行神经冲动和进行反射活动。

（二）脊髓白质

脊髓白质围绕灰质，在脊髓周边，主要由大量纵行的有髓神经纤维、少量无髓神经纤维和神经胶质细胞组成。

二、大脑皮质

大脑皮质的神经元数量庞大，种类繁多，均为多极神经元，根据神经元的形态可分为锥体细胞、颗粒细胞和梭形细胞（图 8-2）。锥体细胞（pyramidal cell）数量较多，分为大、中、小三型，其细胞体的尖端发出一条较粗的主树突伸向皮质表面，沿途发出许多小分支；细胞体四周还发出一些细短、水平

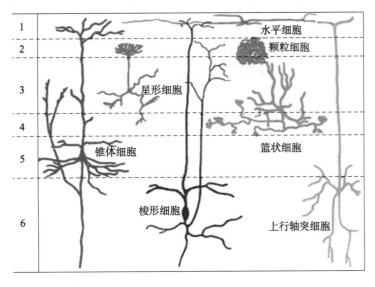

图 8-2 大脑皮质神经元的形态和分布模式图

走向的基树突；轴突自细胞体底部与主树突相对应的位置发出（图 8 - 3）。大、中型锥体细胞和梭形细胞（fusiform cell）的轴突组成投射纤维，发向脑干或脊髓；或组成联络纤维，发向大脑皮质同侧的其他区域；或组成联合纤维，发向大脑皮质对侧的区域。通过上述三种方式，可将该皮质区域形成的信息传递出去。颗粒细胞（granular cell）、水平细胞（horizontal cell）、星形细胞（stellate cell）、篮状细胞（basket cell）、上行轴突细胞（ascending axonic cell）等，是大脑皮质的中间神经元，它们构成皮质内信息传递的极其复杂的局部环路。大脑皮质的神经元分布除个别区域外，一般可分为 6 层（图 8 - 4，图 8 - 5）。

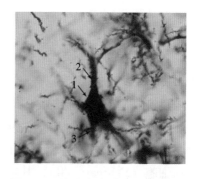

图 8 - 3　大脑皮质锥体细胞光镜像
（镀银染色，高倍）

1. 细胞体；2. 主树突；3. 轴突

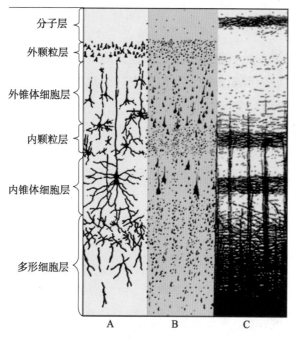

图 8 - 4　大脑皮质 6 层结构模式图

A. 镀银染色示神经元形态；B. 尼氏染色示 6 层结构；
C. 髓鞘染色示神经纤维的分布

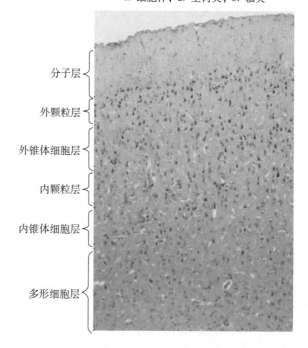

图 8 - 5　大脑皮质光镜像（低倍）

1. 分子层（molecular layer）　位于大脑皮质的最表面，由许多与皮质表面平行的神经纤维和少量的神经元构成。神经元主要是水平细胞和星形细胞，水平细胞的树突和轴突与皮质表面平行分布。

2. 外颗粒层（external granular layer）　主要由大量的颗粒细胞和少量的小型锥体细胞组成。锥体细胞主树突伸入分子层，轴突下行可达各层。

3. 外锥体细胞层（external pyramidal layer）　较厚，主要是中型、小型锥体细胞，以中型占多数。它们的主树突伸至分子层，轴突组成联合纤维。

4. 内颗粒层（internal granular layer）　细胞密集，多数为颗粒细胞，轴突较短，多在本层分支。

5. 内锥体细胞层（internal pyramidal layer）　主要由大型、中型锥体细胞组成。在中央前回运动区，有直径 80 ~ 120μm 的巨大锥体细胞，称贝兹细胞（Betz cell）。此层锥体细胞的主树突伸至分子层，轴突组成投射纤维下行至脑干和脊髓。

6. 多形细胞层（polymorphic layer）　以梭形细胞为主，还有锥体细胞和上行轴突细胞。梭形细胞树突自两端发出，分别上行至皮质表层和下行至皮质深层；轴突从下端树突的主干发出，伸入髓质，形成投射纤维和联合纤维。

　　大脑皮质的 6 层结构因脑区的不同而有差异。如中央前回第 5 层发达，第 4 层不明显；视皮质第 4 层发达，第 5 层细胞较小、不发达。

⊕ 知识链接

阿尔茨海默病

　　阿尔茨海默病（Alzheimer's disease，AD），又称老年性痴呆，是以进行性认知功能障碍和行为损害为特征的中枢神经系统退行性病变。临床表现为记忆障碍、失语、失用、失认、视空间能力损害、抽象思维和计算力损害、人格和行为改变等。AD 是老年期最常见的痴呆类型。组织病理学上的典型改变为 β 淀粉样物质在神经细胞外沉积形成的神经炎性斑和过度磷酸化的 tau 蛋白在神经细胞内聚集形成的神经原纤维缠结，神经元缺失和胶质细胞增生。随着病情的发展，脑细胞广泛死亡，大脑皮质弥漫性萎缩，沟回加深、增宽，脑室扩大，尤其是统管记忆功能的海马区萎缩最为严重。大脑作为思维、认知和记忆的中心，其功能逐渐丧失。但支配骨骼肌的运动神经元却极少受累。因此，患者成为可以活动的植物人。

三、小脑皮质 ⓔ 微课

　　小脑皮质的神经元有浦肯野细胞（Purkinje cell）、颗粒细胞、星形细胞、篮状细胞和高尔基细胞。小脑皮质由表面到深层分为明显的 3 层（图 8-6 至图 8-8）。

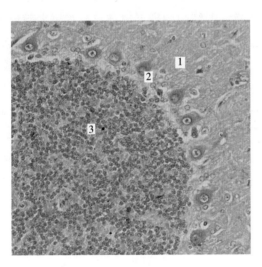

图 8-6　小脑皮质光镜像（高倍）

1. 分子层；2. 浦肯野细胞层；3. 颗粒层

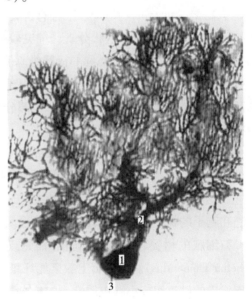

图 8-7　小脑浦肯野细胞光镜像（镀银染色，高倍）

1. 细胞体；2. 主树突；3. 轴突

　　1. 分子层（molecular layer）　　较厚，主要由大量神经纤维与少量分散的神经元组成。神经元有星形细胞和篮状细胞两种。星形细胞胞体小，突起多，位于浅层，其轴突与浦肯野细胞的树突形成突触。篮状细胞胞体大，位于深层，树突短，轴突较长、向下延伸，末端再呈篮状分支，包绕浦肯野细胞的细胞体，与之形成突触。

　　2. 浦肯野细胞层（Purkinje cell layer）　　位于分子层与颗粒层之间，由一层大而连续的浦肯野细

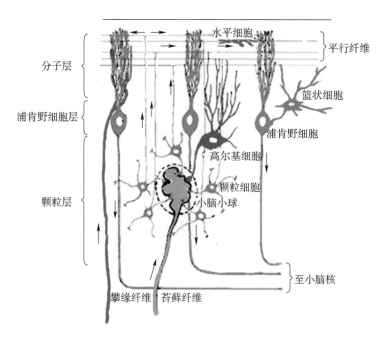

图8-8 小脑皮质神经元及其与传入纤维的关系模式图

胞的胞体组成。浦肯野细胞是小脑皮质中最大的神经元，胞体呈梨形，顶端发出2~3条主树突，反复分支形如柏树叶状伸入分子层，树突上有大量的树突棘；轴突由细胞底部发出，经颗粒层伸入白质，终止于其中的神经核。

3. 颗粒层（granular layer） 含有密集的颗粒细胞和一些高尔基细胞。颗粒细胞胞体小，呈圆形，有4~5个短树突，末端如爪状分支；轴突较长，上行伸入分子层后，呈"T"形分支，与小脑叶片的长轴平行，故称平行纤维。大量平行纤维垂直穿过一排排浦肯野细胞的扇形树突，与其树突棘形成突触。一个浦肯野细胞的树突上可形成几十万个突触，因此，一个浦肯野细胞会受许多颗粒细胞的影响。高尔基细胞胞体较大；树突分支较多，大部分伸入分子层与平行纤维接触；轴突在颗粒层内分支茂密，与颗粒细胞的树突形成突触。

小脑皮质的传入纤维有3种：攀缘纤维（climbing fiber）、苔藓纤维（mossy fiber）和去甲肾上腺素能纤维。前两种为兴奋性纤维，后一种为抑制性纤维。攀缘纤维主要起源于延髓的下橄榄核，纤维较细，进入皮质后攀附在浦肯野细胞的树突上形成突触，能直接引起浦肯野细胞兴奋。苔藓纤维主要起源于脊髓和脑干的神经核，纤维较粗，进入皮质后纤维末端呈苔藓状分支，分支终末膨大，每个膨大可与许多颗粒细胞的树突、高尔基细胞的轴突或近端树突形成复杂的突触群，形似小球，故称小脑小球（cerebellar glomerulus）。去甲肾上腺素能纤维（来自脑干的蓝斑核），对浦肯野细胞有抑制作用。浦肯野细胞发出的轴突组成小脑皮质唯一的传出纤维，终止于小脑白质内的神经核。

⊕ 知识链接

帕金森病

帕金森病（Parkinson disease，PD），又称震颤麻痹，是中老年人最常见的中枢神经系统变性疾病。病变部位在黑质纹状体通路，主要有两大病理特征：多巴胺能神经元变性丢失和残留的神经元胞质内出现嗜酸性包涵体（路易小体）。临床上以静止性震颤、运动迟缓、肌强直和姿势平衡障碍为主要特征。本病是一种慢性进展性疾病，无法治愈。

四、神经节

神经节（ganglion）是周围神经系统中神经元胞体聚集的部位，神经节中的神经元称为节细胞（ganglion cell）。神经节一般为卵圆形，外表包有结缔组织被膜，每个节细胞细胞体周围都有一层卫星细胞。神经节可分为脊神经节、脑神经节和自主神经节。

1. 脊神经节（spinal ganglion）　为位于脊神经后根上的膨大结构，是假单极神经元胞体集中的部位，属感觉神经节。节细胞胞体圆形，大小不等；核圆形，较大，位于细胞体中央，染色浅，核仁明显；细胞质内均匀分布着细小颗粒状的尼氏体（图 8-9）。从细胞体只发出一个突起，先盘曲在细胞体附近，随即呈"T"字形分支。一支为中枢突，走向中枢；另一支为周围突，经脊神经分布到皮肤、肌肉、内脏等处，其末梢形成感受器。脊神经节内有平行排列的神经纤维束，将节细胞分隔成群，神经纤维大部分是有髓神经纤维。

2. 脑神经节（cerebral ganglion）　位于某些脑神经干上，与脊神经节的结构类似。

3. 自主神经节（autonomic ganglion）　又称植物神经节（vegetative ganglion），包括交感神经节和副交感神经节。交感神经节位于脊柱两旁或前侧，副交感神经节位于所支配器官附近或器官内，二者均属自主神经系统的节后神经元，为多极运动神经元。神经节内的神经元胞体较小，细胞核常偏位于细胞的一侧，部分细胞有双核；细胞质内的尼氏体呈颗粒状，均匀分布（图 8-10）。卫星细胞较少，不完全包裹节细胞胞体。节内的神经纤维有节前纤维和节后纤维，多为无髓神经纤维。其中，节前纤维与节细胞的树突和胞体建立突触；节细胞的轴突（节后纤维）离开神经节后，其神经末梢形成内脏运动神经末梢，分布于平滑肌、心肌及腺上皮细胞，支配它们的活动。

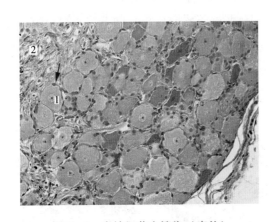

图 8-9　脊神经节光镜像（高倍）

1. 节细胞胞体；2. 有髓神经纤维横切面；↓：卫星细胞

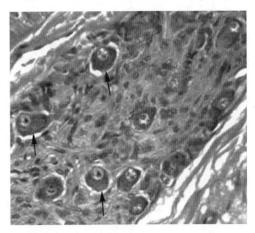

图 8-10　副交感神经节光镜像（高倍）

↑：神经节细胞

交感神经节内有两种节细胞。一种是体积略大、数量较多的肾上腺素能神经元；另一种是体积小、数量少的胆碱能神经元。副交感神经节的神经元一般属胆碱能神经元。

五、脑脊膜和脉络丛

（一）脑脊膜

脑脊膜是包裹在脑和脊髓表面的结缔组织，从外向内依次分为硬膜（dura mater）、蛛网膜（arachnoid）和软膜（pia mater）3 层（图 8-11）。

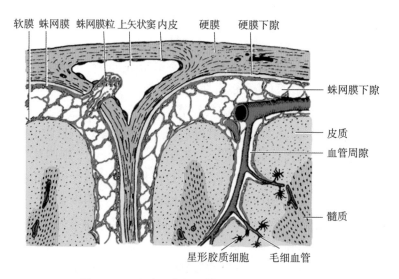

图 8-11　大脑冠状切面模式图示脑膜和血管

1. 硬膜　为厚而坚韧的致密结缔组织，其内表面衬附一层间皮，与蛛网膜间有一狭窄的腔隙，称硬膜下隙（subdural space），内含少量透明液体。

2. 蛛网膜　由薄层结缔组织构成，与软膜之间有一宽阔的腔隙，称蛛网膜下隙（subarachnoid space，又称蛛网膜下腔），内含脑脊液。蛛网膜结缔组织的纤维形成许多小梁，深入蛛网膜下隙，分支吻合成蛛网状结构并与软膜相连。蛛网膜的内、外表面和小梁表面均衬附间皮。蛛网膜突入颅静脉窦内的绒毛状突起，称蛛网膜粒，是脑脊液回流入静脉的途径。

3. 软膜　为薄层疏松结缔组织膜，紧贴于脑和脊髓的表面，含有丰富的血管，供应脑和脊髓的营养。软膜的血管深入脑内时，软膜和蛛网膜也随之进入，但软膜并不紧贴血管，两者之间有空隙，称血管周隙（perivascular space），与蛛网膜下隙相通，内含脑脊液。当血管在脑实质内分支形成毛细血管后，其周围的软膜组织和血管周隙消失，毛细血管则由星形胶质细胞突起包裹。

（二）脉络丛

脉络丛（choroid plexus）是由第三、第四脑室顶和部分脑室壁的软膜与室管膜直接相贴，突入脑室形成的皱襞状结构，室管膜成为有分泌功能的脉络丛上皮。脉络丛上皮由一层立方形或矮柱状室管膜细胞组成，细胞表面有许多微绒毛，细胞核大而圆，胞质内线粒体较多，相邻细胞顶部有连接复合体（图 8-12）。上皮外方的结缔组织含丰富的有孔毛细血管和巨噬细胞。脉络丛上皮细胞不断分泌无色透明的脑脊液（cerebrospinal fluid），充满脑室、脊髓中央管、蛛网膜下隙和血管周隙，营养和保护脑与脊髓。脑脊液通过蛛网膜粒吸收入血。

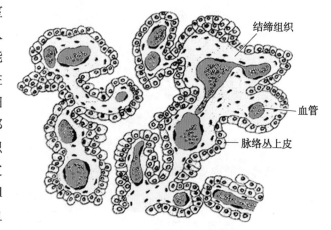

图 8-12　脉络丛模式图

六、血-脑屏障

血-脑屏障（blood-brain barrier）是中枢神经系统中血液与神经组织之间的屏障结构。脑和脊髓内的毛细血管为连续毛细血管，内皮细胞之间有紧密连接；有完整的基膜；基膜外面由星形胶质细胞突起形成的脚板密集排列所包围，形成胶质界膜。内皮、基膜和胶质界膜三层结构组成了血－脑屏障（图8－13，图8－14）。其中，内皮细胞是血－脑屏障的主要结构，它能选择性地让营养物质和代谢产物顺利通过，阻止有害物质进入神经组织，以维持神经组织内环境的相对稳定。

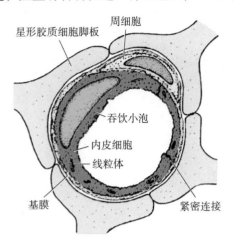

图 8 – 13　血 – 脑屏障超微结构模式图

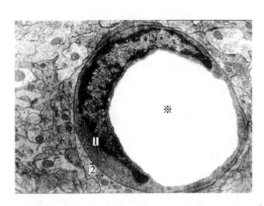

图 8 – 14　血 – 脑屏障电镜像（尹昕、朱秀雄 图）

1. 内皮细胞；2. 星形胶质细胞脚板；※：毛细血管腔

目标检测

答案解析

一、选择题

（一）A 型题

1. 大脑皮质的神经元以分层形式排列，由外向内依次分为（　　）

　　A. 分子层、颗粒层、Purkinje 细胞层、锥体细胞层、梭形细胞层、多形细胞层

　　B. 分子层、外颗粒层、外锥体细胞层、内颗粒层、内锥体细胞层、多形细胞层

　　C. 分子层、内颗粒层、内锥体细胞层、外锥体细胞层、外颗粒层、多形细胞层

　　D. 分子层、外颗粒层、Purkinje 细胞层、颗粒层、锥体细胞层、梭形细胞层

　　E. 分子层、外颗粒层、内颗粒层、外锥体细胞层、内锥体细胞层、梭形细胞层

2. 下列关于小脑 Purkinje 细胞层的描述中，错误的是（　　）

　　A. 由一层 Purkinje 细胞胞体构成

　　B. Purkinje 细胞是小脑皮质中最大的神经元，胞体呈梨形

　　C. 胞体底部发出轴突，终止于小脑核

　　D. 胞体顶部发出主树突，伸向髓质

　　E. 树突上有许多树突棘

3. 构成小脑皮质的神经元有（　　）

　　A. 星形细胞、锥体细胞、篮状细胞、高尔基细胞和颗粒细胞

　　B. 星形细胞、梭形细胞、篮状细胞、高尔基细胞和颗粒细胞

　　C. 梭形细胞、篮状细胞、浦肯野细胞、高尔基细胞和颗粒细胞

　　D. 星形细胞、浦肯野细胞、篮状细胞、高尔基细胞和颗粒细胞

　　E. 星形细胞、篮状细胞、水平细胞、高尔基细胞和颗粒细胞

4. 脊髓前角内的神经元是 （　）

    A. 内脏运动节后神经元　　　　　　B. 假单极神经元

    C. 多极运动神经元　　　　　　　　D. 联络神经元

    E. 交感神经系统的节前神经元

5. 下列不属于自主神经节结构特点的是 （　）

    A. 节细胞为双极神经元　　　　　　B. 神经元胞体较小，散在分布

    C. 卫星细胞较少　　　　　　　　　D. 节内多为无髓神经纤维

    E. 神经元轴突终末形成内脏运动神经末梢

6. 分泌脑脊液的是 （　）

    A. 脑脊膜　　　　　　　　　　　　B. 软脑膜

    C. 蛛网膜　　　　　　　　　　　　D. 脉络丛上皮

    E. 脉络膜

7. 构成脊髓灰质的成分有 （　）

    A. 神经元、神经节和神经胶质细胞

    B. 神经元、周围神经和神经胶质细胞

    C. 神经元胞体、树突、无髓神经纤维和神经胶质细胞

    D. 神经细胞、神经末梢和神经胶质细胞

    E. 运动神经元、无髓神经纤维和神经胶质细胞

8. 下列关于血 – 脑屏障结构的表述中，正确的是 （　）

    A. 内皮外的基膜不完整

    B. 毛细血管类型属连续毛细血管

    C. 基膜外无星形胶质细胞突起包绕

    D. 毛细血管类型属有孔毛细血管

    E. 内皮细胞间有缝隙连接

9. 大脑皮质的多形细胞层内主要的神经元为 （　）

    A. 锥体细胞　　　　B. 星形细胞　　　　　　　C. 水平细胞

    D. 篮状细胞　　　　E. 梭形细胞

10. 构成小脑皮质内的平行纤维的是 （　）

    A. 攀缘纤维的分支　　　　　　　　B. 苔藓纤维的分支

    C. 浦肯野细胞轴突的分支　　　　　D. 篮状细胞轴突的分支

    E. 颗粒细胞轴突的分支

（二）X 型题

11. 大脑皮质分子层中有 （　）

    A. 水平细胞　　　　　　　　　　　B. 星形细胞

    C. 梭形细胞　　　　　　　　　　　D. 篮状细胞

    E. 浦肯野细胞

12. 小脑皮质的传入纤维有 （　）

    A. 攀缘纤维　　　　　　　　　　　B. 浦肯野纤维

    C. 苔藓纤维　　　　　　　　　　　D. 去甲肾上腺素能纤维

    E. 平行纤维

13. 下列关于脊髓灰质神经元的描述中，正确的是（ ）

    A. 前角内有 γ 运动神经元   B. 前角内有 α 运动神经元

    C. 侧角内的是内脏运动神经元   D. 后角内无神经元

    E. 都是多极神经元

二、简答题

1. 脊髓灰质的神经元如何分布？

2. 大脑皮质的神经元有哪些？它们如何分布？

3. 小脑皮质的神经元有哪些？如何进行分层？

（张海燕）

书网融合……

本章小结   微课   题库

第九章 循环系统

PPT

📖 学习目标

知识要求：

1. 掌握 心壁的结构；动脉和静脉管壁的一般微细结构；各段动脉的结构特点与功能；毛细血管的结构、分类及分布；微循环的概念及组成。

2. 熟悉 心瓣膜的结构和功能；心脏传导系统的组成和功能；静脉的结构特点。

3. 了解 循环系统的组成及功能；淋巴管系统的组成及结构特点。

技能要求：

1. 能够在光镜下辨认心内膜、心肌膜和心外膜。

2. 能够联系各级动脉的结构特点，说出其结构和功能的关系。

素质要求：

通过学习心脏和动脉的结构，了解心血管系统的重要性，建立健康生活理念。

⇒ 案例引导

案例 患者，男，64岁。因胸骨后压榨性疼痛，伴恶心、呕吐3小时入院。患者3小时前抬重物时突然感到胸骨后疼痛，呈压榨性，疼痛向左肩背部放射，有濒死感，休息与口含服硝酸甘油均不能缓解。既往体检发现血脂高，未予重视。吸烟二十余年，每天1包。查体：急性痛苦病容，平卧位，体温37.8℃，心率102次/分，呼吸22次/分，血压100/60mmHg。心界不大，有期前收缩6~7次/分，心尖部闻及第4心音。辅助检查：心电图示室性早搏，ST段 V_1 ~ V_5 升高，QRS波 V_1 ~ V_5 呈 "QS" 型，T波倒置。诊断与治疗：患者确诊为冠心病；急性前壁心肌梗死。入院后给予休息、吸氧、心电监护等一般治疗，并给予溶栓和抗凝治疗。

讨论 1. 该病的主要病因是什么？与心脏的哪些组织学结构关系密切？

2. 对这类患者，在护理和健康教育方面应该注意哪些问题？

循环系统（circulatory system）是由心血管系统和淋巴管系统组成的一个连续而封闭的管道系统。心血管系统由心脏、动脉、毛细血管和静脉组成。心脏是推动血液流动的"泵"，其搏出的血液经动脉运送到全身毛细血管，再经静脉回流到心脏。淋巴管系统由毛细淋巴管、淋巴管和淋巴导管组成。循环系统的主要功能是运输氧、营养物质、激素、代谢产物等，参与气体交换、温度调节、免疫功能和代谢活动，其中一些细胞还具有内分泌功能。

一、心脏

心脏（heart）是一个壁厚、肌性的中空性器官，成年人的心脏似左手握拳大小。心脏是心血管系统的动力泵，推动血液在血管中循环流动，使身体各部分的组织、器官得到充分的血液供应。

（一）心脏的结构 🅔 微课

心壁自内向外由心内膜、心肌膜和心外膜组成（图9-1，图9-2）。

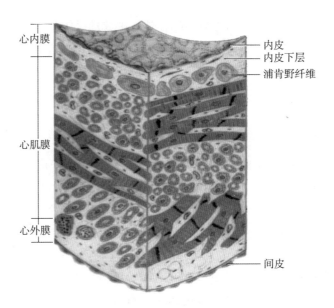

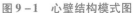

图 9-1 心壁结构模式图

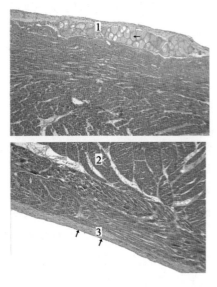

图 9-2 心壁结构光镜像（低倍镜）

1. 心内膜；2. 心肌膜；3. 心外膜；←：浦肯野纤维；↑：间皮

1. 心内膜（endocardium） 由内皮、内皮下层和心内膜下层组成。内皮紧贴心腔内面，与大血管的内皮相连续；内皮下层为细密结缔组织，含少量平滑肌纤维；内皮下层外面是心内膜下层（subendocardial layer），和心肌膜相连，为疏松结缔组织，内有小血管和神经。心室的心内膜下层还含有心传导系的分支，即浦肯野纤维。

2. 心肌膜（myocardium） 主要由心肌构成。此层在心房较薄，在心室较厚，左心室的心肌最厚。心肌纤维呈螺旋状排列，大致分为内纵、中环、外斜三层。心肌纤维多排列成束，肌束之间的疏松结缔组织含有丰富的毛细血管。心肌细胞对缺血很敏感，当心肌供血不足时，易引起心绞痛等症状。心房肌和心室肌不连续，它们之间有由致密结缔组织构成的支架性结构，称心骨骼（cardiac skeleton），心房肌、心室肌和心瓣膜分别附着于心骨骼上。心房肌纤维较心室肌纤维细短，电镜下，部分心房肌纤维内可见电子密度较大的膜包颗粒，称心房特殊颗粒（specific atrial granule），颗粒含心房钠尿肽（atrial natriuretic peptide），简称心钠素，有很强的利尿、排钠、扩血管和降血压的作用。除心钠素以外，心肌细胞还能分泌脑钠素、抗心律失常肽、血管紧张素和肾素等生物活性物质。所以，心脏不仅是一个推动血液循环的动力器官，也是一个重要的内分泌器官。

🌐 **知识链接**

冠状动脉粥样硬化性心脏病

冠状动脉粥样硬化性心脏病（coronary atherosclerotic heart disease）是指冠状动脉粥样硬化致管腔狭窄或阻塞，导致心肌缺血、缺氧而引起的心肌功能障碍和或器质性病变。它和冠状动脉痉挛一起，统称为冠状动脉性心脏病（coronary heart disease，CHD），简称冠心病，又称缺血性心脏病。冠心病的临床表现有心绞痛、心肌梗死、心肌纤维化和冠状动脉性猝死等。心绞痛为一过性心肌供血不足引起的胸骨后压榨性或紧缩性疼痛，休息或服用硝酸酯制剂可缓解。心肌梗死症状严重，是冠状动脉闭塞或持续性痉挛引起的心肌急性缺血性坏死。

3. 心外膜（epicardium） 即心包的脏层，为浆膜，外表面是间皮，间皮下为薄层疏松结缔组织。心外膜含血管、神经，并常有脂肪组织。心包的脏、壁两层之间有少量的心包液，可减少因心脏搏动引起的心包脏层和壁层之间的摩擦，利于心脏搏动。心包炎时，两层可发生粘连，使心脏搏动受限。

4. 心瓣膜（cardiac valve） 是心内膜突向心腔折叠形成的薄片状结构，附着于心骨骼上，存在于房室口和动脉口处。其表面为内皮，中间是致密结缔组织。心瓣膜的功能是防止血液逆流。

⊕ 知识链接

心瓣膜病

心瓣膜病（valvular heart disease）是最常见的慢性心脏病之一，是指心瓣膜因先天性发育异常或后天疾病而发生的，以单个或多个瓣膜狭窄和（或）关闭不全为主要临床表现的一组心脏病。瓣膜狭窄，是指瓣膜开放时不能充分张开，使瓣膜口缩小、血流通过障碍；瓣膜关闭不全，是指瓣膜关闭时，瓣膜口不能完全闭合，使一部分血液逆流。最常受累的是二尖瓣，约占70%，其次是二尖瓣并主动脉瓣。心瓣膜病的主要危害是引起血流动力学紊乱，瓣膜口狭窄时，会加重相应心房和（或）心室的压力性负荷；瓣膜关闭不全时，则会加重容积性负荷，导致相应心房和（或）心室的代偿性肥厚。在代偿期，无明显的征象；当病变加重进入失代偿期时，则可出现肺循环和（或）体循环血液循环障碍的相应症状和体征。

（二）心脏传导系统

心脏传导系统（conducting system of heart）由特殊的心肌纤维构成，包括：窦房结、房室结、房室束及其分支。心脏传导系统具有产生并传导冲动，从而调节心肌有节律地收缩和舒张的功能。窦房结位于右心房的心外膜深部，是心脏的起搏点；传导系的其余部分均位于心内膜下层（图9-3）。组成心脏传导系统的细胞有起搏细胞、移行细胞和浦肯野纤维三种。

1. 起搏细胞（pacemaker cell） 简称P细胞，位于窦房结和房室结的中心部位。细胞较小，呈梭形或多边形，染色浅，胞质内细胞器和肌原纤维均较少，糖原较多。P细胞是心脏兴奋的起搏细胞。

2. 移行细胞（transitional cell） 位于窦房结和房室结的周边及房室束内。细胞结构介于起搏细胞和普通心肌纤维之间，比普通心肌纤维细而短，胞质内的肌原纤维含量较起搏细胞略多，肌质网也较发达。移行细胞起传导冲动的作用。

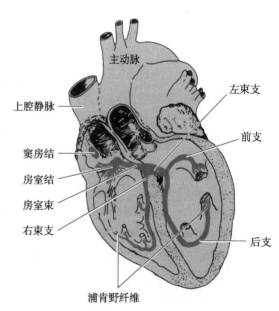

图9-3 心脏传导系统模式图

（图中标注：主动脉、上腔静脉、窦房结、房室结、房室束、右束支、左束支、前支、后支、浦肯野纤维）

3. 浦肯野纤维（Purkinje fiber） 又称束细胞（bundle cell），主要位于心室的心内膜下层，组成房室束及其分支。细胞比普通心肌纤维短而粗，形态不规则，染色浅，细胞中央有1~2个胞核，胞质内肌原纤维较少，多分布于细胞周边，线粒体和糖原非常丰富，细胞间有发达的闰盘相连（图9-2）。浦肯野纤维穿入心室壁，与心室肌纤维相连，将冲动快速传到心室各处，引起心室肌纤维同步收缩。

心律失常

心律失常（cardiac arrhythmia）是指心脏冲动的起源、频率、节律、传导速度和传导顺序等异常，由窦房结冲动异常或冲动产生于窦房结以外，冲动传导缓慢、阻滞或经异常通道传导等原因引起，即心脏活动的起源和（或）传导障碍导致心脏搏动的频率和（或）节律异常。心律失常在多数情况下并不是一种独立的疾病，而是由许多心内外疾病或生理情况引起的心肌细胞电生理的异常。心律失常可以进行药物和（或）非药物的治疗，目的在于缓解和消除心律失常引起的症状。

二、动脉和静脉管壁的一般微细结构

动脉和静脉的管壁有共同的结构特点，管壁自内向外由内膜、中膜、外膜三层组成（图9-4）。

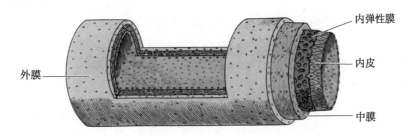

图9-4 血管壁结构模式图

（一）内膜

内膜（tunica intima）位于血管壁最内层，最薄，由内皮和内皮下层组成。

1. 内皮 为衬贴在心血管腔面的单层扁平上皮，细胞长轴多与血流方向一致，细胞核所在部位略隆起，细胞基底面附着于基膜上。内皮表面光滑，利于血液流动。电镜下，内皮细胞有如下结构特点：细胞膜和细胞质向腔内突起，形成一些形态不一的胞质突起，扩大了细胞的表面积，有助于内皮细胞的吸收和物质转运作用。细胞质内可见一些吞饮小泡和怀布尔 - 帕拉德小体（Weibel-Palade body，W-P 小体），吞饮小泡作为一种运载工具，起转运细胞内外大分子物质的作用，以毛细血管内皮中的吞饮小泡最为显著。W-P 小体是内皮细胞特有的细胞器，是一种外包单位膜的长杆状小体，具有储存 von Wille-brand factor（vWF）的作用。vWF 是由内皮细胞合成的大分子糖蛋白，与止血、凝血功能相关。大动脉内皮细胞中 W-P 小体的含量最多。内皮细胞内具有复杂的酶系统，能合成和分泌内皮素、前列环素、一氧化氮等生物活性物质。

2. 内皮下层（subendothelial layer） 是位于内皮外的薄层结缔组织，内含少量胶原纤维、弹性纤维，有时可见少量纵行平滑肌。有的动脉在内皮下层的深面还有一层内弹性膜（internal elastic membrane），由弹性蛋白构成，膜上有许多小孔，HE 染色下，内弹性膜呈嗜酸性。因血管壁收缩，血管横断面上，内弹性膜呈波浪状，通常以此作为动脉内膜和中膜的分界。

（二）中膜

中膜（tunica media）位于内膜和外膜之间，主要由结缔组织和平滑肌组成，其厚度和组织成分因血管种类的不同而有差别。平滑肌收缩有助于血液流动，弹性纤维有使舒张的血管回缩的作用，胶原纤维对血管则具有支持和维持张力的作用。许多学者认为，血管平滑肌是成纤维细胞的亚型，有类似成纤维细胞的功能，在中动脉发育过程中，平滑肌能合成胶原纤维、弹性纤维和基质。

（三）外膜

外膜（tunica adventitia）由疏松结缔组织组成，内含成纤维细胞以及纵行或螺旋状走行的胶原纤维和弹性纤维。血管受损时，成纤维细胞具有修复外膜的能力。有的动脉在中膜和外膜的交界处可见外弹性膜（external elastic membrane），也由弹性蛋白构成。

三、动脉

根据管壁的结构特点和管腔的大小，可将动脉（artery）分为大动脉、中动脉、小动脉和微动脉。各类动脉之间逐渐移行，没有明显的分界。

（一）大动脉

大动脉（large artery）包括主动脉、肺动脉、颈总动脉、无名动脉、锁骨下动脉、髂总动脉等。大动脉因管壁中膜内富含弹性膜和弹性纤维，故又称弹性动脉（elastic artery）。大动脉管壁各层的结构特点如下（图9-5，图9-6）。

1. 内膜 由内皮和内皮下层构成。内皮下层较厚，为疏松结缔组织；内皮下层外是由多层弹性膜构成的内弹性膜，与中膜的弹性膜相连续，所以大动脉的内膜与中膜分界不清。

2. 中膜 成年人的大动脉中膜很厚，含40~70层弹性膜，各层弹性膜之间由弹性纤维相连，弹性膜之间还分布着环行平滑肌和少量胶原纤维。

3. 外膜 较薄，由结缔组织构成，含有较多的胶原纤维和少量弹性纤维，没有明显的外弹性膜。外膜含有小的血管，营养外膜和中膜。

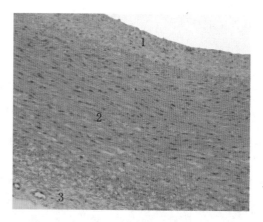

图9-5 大动脉（低倍）

1. 内膜；2. 中膜；3. 外膜

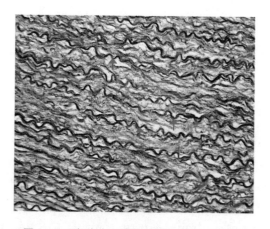

图9-6 大动脉光镜像（镀银染色，高倍）

↑：弹性膜

（二）中动脉

除大动脉以外，凡在解剖学上有名称的动脉大多属于中动脉（medium-sized artery），管径大于1mm。中动脉因中膜内富含平滑肌，故又称肌性动脉（muscular artery）（图9-7，图9-8）。

1. 内膜 内皮下层较薄，内弹性膜明显，在血管横断面上内弹性膜呈波浪形，故内膜、中膜分界清晰。

2. 中膜 较厚，由10~40层环行平滑肌组成，平滑肌间分布有少量的弹性纤维和胶原纤维。多数中动脉的中膜和外膜的交界处有明显的外弹性膜。

3. 外膜 厚度与中膜接近，由疏松结缔组织构成，常含有小的营养性血管、淋巴管和神经纤维。神经纤维可伸入中膜平滑肌，调节血管的舒缩活动。

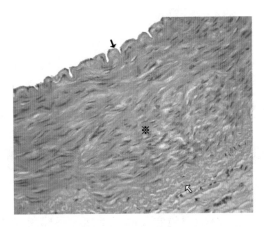

图9-7 中动脉（高倍）

↓：内弹性膜；↑：外弹性膜；※：中膜

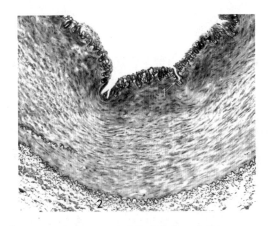

图9-8 中动脉特殊染色（高倍）

1. 内弹性膜；2. 外弹性膜

（三）小动脉

小动脉（small artery），管径一般为0.3～1mm，也属于肌性动脉，结构与中动脉相似，但各层均变薄。较大的小动脉，内弹性膜明显，随着管径变小，内弹性膜逐渐消失；中膜含少数几层平滑肌；外膜厚度与中膜相近，一般无外弹性膜（图9-9）。

（四）微动脉

管径在0.3mm以下的动脉称为微动脉（arteriole），无内、外弹性膜，中膜含1～2层平滑肌，外膜较薄（图9-10）。

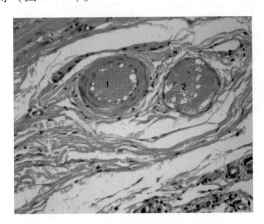

图9-9 小动脉与小静脉（高倍）

1. 小动脉；2. 小静脉

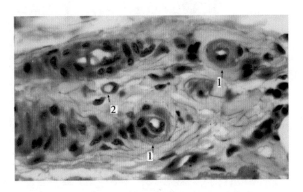

图9-10 微动脉与毛细血管（油镜）

1. 微动脉；2. 毛细血管

（五）动脉管壁结构与功能的关系

心脏通过规律性舒缩，间断性地将血液射入大动脉，但是动脉内的血液流动却是持续不断的。这是因为大动脉的管壁极具弹性，心脏收缩时，血液射入大动脉内的同时，使得大动脉管壁弹性扩张，心脏舒张时，虽然没有血液射入大动脉，但是扩张的大动脉管壁会弹性回缩，弹性势能转化为动能，推动管腔内血液继续向前流动，保证了血流的连续性。此外，大动脉的弹性扩张还可以缓冲心脏射血时血流对动脉壁的压力，以免内膜受损。中动脉可以通过中膜平滑肌的收缩和舒张，改变管径的大小，从而调节分配到身体各处和各器官的血流量。小动脉和微动脉则可通过管壁平滑肌的舒缩，调节器官和组织局部的血流量，形成外周阻力，而外周阻力是正常血压维持和调节的重要因素。

四、静脉

静脉（vein）由细至粗逐级汇合，根据管径大小和管壁结构可分为微静脉、小静脉、中静脉和大静脉。静脉管壁大致也分为内膜、中膜和外膜三层，但是三层膜分界不清。静脉管壁结构的变异比动脉大，甚至一条静脉的各段也有较大的差异。与伴行的动脉相比，静脉管壁薄、管腔大而不规则。静脉壁中结缔组织成分较多，但平滑肌和弹性纤维不如动脉丰富。

1. **微静脉**（venule）　管腔不规则，管径 50～200μm。内膜仅一层内皮，内皮外有或无平滑肌，外膜薄。紧接毛细血管的微静脉称为毛细血管后微静脉（postcapillary venule，PCV），其管壁结构与毛细血管相似，但管径略粗，内皮细胞间隙较大，故通透性强，有利于物质交换。

2. **小静脉**（small vein）　管径为 0.2～1mm，内皮外有一至数层较完整的平滑肌，外膜逐渐变厚（图9-9）。

3. **中静脉**（medium-sized vein）　除大静脉以外，凡在解剖学上有名称的静脉都属于中静脉，管径为 2～9mm。内膜较薄，内弹性膜不发达或者没有。中膜与其伴行的中动脉相比，薄很多，环行平滑肌分布稀疏。外膜比中膜厚，主要为结缔组织，无外弹性膜，有的中静脉可见少量纵行平滑肌（图9-11）。

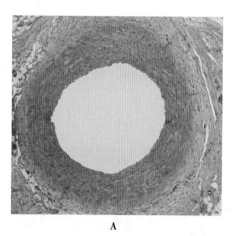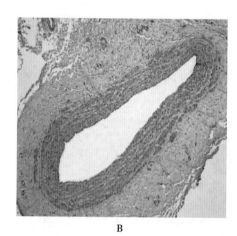

A　　　　　　　　　　　　　　　　　B

图 9-11　中动脉与中静脉（低倍）

A. 中动脉；B. 中静脉

4. **大静脉**（large vein）　管径在 10mm 以上，上腔和下腔静脉、无名静脉、奇静脉、颈内和颈外静脉、肝门静脉、肺静脉等都属于此类。内膜较薄。中膜不发达，由几层稀疏排列的环行平滑肌组成，有的甚至没有平滑肌。外膜较厚，结缔组织中有大量纵行排列的平滑肌束（图9-12）。

5. **静脉瓣**（venous valve）　管径在 2mm 以上的静脉常有静脉瓣，是内膜向管腔内突入折叠而形成的半月形结构（图9-13）。表面覆以内皮，内部为含有弹性纤维的结缔组织，瓣膜的游离缘朝向血流方向，可防止血液逆流。

静脉是将身体各部分血液导回心脏的血管，静脉血回流的动力主要靠静脉内的压力差。心脏的收缩力、重力作用、体位、呼吸运动以及静脉周围及组织收缩的挤压作用等都是影响静脉压力差的因素。

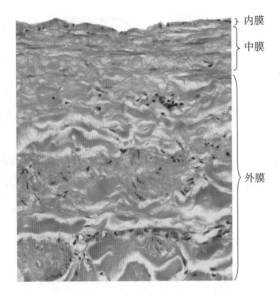

图 9 – 12 大静脉管壁光镜像（高倍）

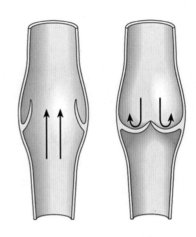

图 9 – 13 静脉瓣模式图

五、毛细血管

毛细血管（capillary）是管径最细、分布最广的血管，形成分支，并互相吻合成网。不同的器官或组织内，毛细血管网的密度差别很大。在代谢旺盛的器官和组织，如心、肺、肾、骨骼肌等中，毛细血管网较密；而在骨组织、肌腱和韧带等代谢较低的组织中，毛细血管网较稀疏。

（一）毛细血管的结构

毛细血管的管壁一般为 6~8μm，管壁主要由内皮细胞和基膜组成（图 9 – 10，图 9 – 14）。细的毛细血管的横断面仅由一个内皮细胞围成，较粗的由 2~3 个内皮细胞围成。基膜只有基板，基膜外有少许结缔组织。在内皮细胞与基膜之间散在一种扁平、有突起的细胞，称周细胞（pericyte）（图 9 – 14）。周细胞功能尚未完全清楚，有学者认为它对血管有机械性的支持作用，在血管生长、再生或损伤时，可转化为内皮细胞、平滑肌纤维和成纤维细胞。

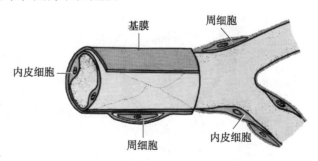

图 9 – 14 毛细血管结构模式图

（二）毛细血管的分类

光镜下，各处组织器官中的毛细血管结构相似。电镜下，根据毛细血管内皮和基膜的结构特点，可将毛细血管分为三种类型（图 9 – 15）。

1. 连续毛细血管（continuous capillary） 特点是内皮连续，内皮细胞间有紧密连接，基膜完整。内皮细胞胞质内有大量的吞饮小泡，组织和血液之间通过吞饮小泡进行物质交换。连续毛细血管主要分布在结缔组织、肌组织、肺、胸腺和中枢神经系统等处，中枢神经系统和肺中毛细血管内皮细胞内的吞饮小泡较少。

2. 有孔毛细血管（fenestrated capillary） 结构特点是内皮细胞连续，细胞间也有紧密连接，基膜完整。内皮细胞不含核的部分胞质很薄，上面有许多贯穿胞质的小孔，称窗孔，窗孔直径为 60～80nm，一般有 4～6nm 厚的隔膜封闭。窗孔有利于中、小分子物质的交换。有孔毛细血管主要分布于胃肠黏膜、肾血管球和某些内分泌腺等处。肾血管球内皮细胞的窗孔无隔膜。

3. 血窦（sinusoid） 又称窦状毛细血管（sinusoidal capillary），管腔较大，形态不规则。内皮细胞之间常有较大的间隙。血窦主要分布于肝、脾、骨髓和某些内分泌腺中。不同器官内，血窦的结构差别较大。某些内分泌腺的血窦，内皮有孔，但基膜连续；肝血窦内皮细胞间隙较大，内皮有孔，基膜不连续或缺如；脾血窦内皮细胞呈杆状，细胞间隙较大，形似栅栏状结构，基膜不完整。

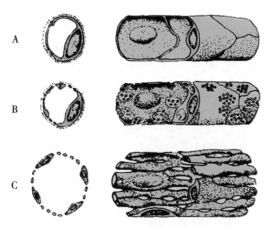

图 9-15 毛细血管电镜结构模式图

A. 连续毛细血管；B. 有孔毛细血管；C. 血窦

（三）毛细血管的功能

毛细血管是血液和周围组织进行物质交换的主要部位。毛细血管面积广，体重 60kg 的人，毛细血管总面积可达 6000m^2；毛细血管管壁薄，所以通透性强；管径细，所以管腔内血流速度慢。这些结构特点均有利于物质交换。物质透过毛细血管管壁的能力称为毛细血管通透性（capillary permeability）。通透性的大小与毛细血管的结构密切相关。O_2、CO_2 和一些脂溶性物质以简单扩散的方式直接透过内皮细胞；液体及一些大分子物质则通过吞饮小泡、窗孔或内皮细胞间隙进行转运。

六、微循环

微循环（microcirculation）指从微动脉到微静脉之间的血液循环，是血液循环的基本功能单位。不同部位微循环的结构和组成存在差异，但基本包括微动脉、毛细血管前微动脉和中间微动脉、真毛细血管、直捷通路、动静脉吻合和微静脉几部分，可以调节组织局部的血流量（图 9-16）。

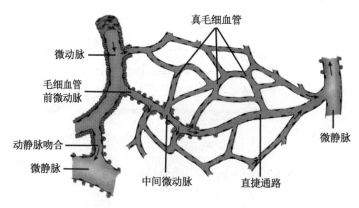

真毛细血管

微动脉

毛细血管前微动脉

动静脉吻合

微静脉

中间微动脉

直捷通路

微静脉

图 9-16 微循环模式图

七、淋巴管系统

淋巴管系统是运输淋巴的管道。人体中，除中枢神经系统、软骨、骨、骨髓、胸腺、眼球、牙、内耳等处没有淋巴管分布外，其余的组织和器官内大多分布着淋巴管。

1. 毛细淋巴管（lymphatic capillary）　以盲端起始于组织内，其特点是管腔大而不规则，管壁薄，仅由一层内皮细胞和极薄的结缔组织构成，无周细胞。电镜下，内皮细胞不连续，细胞间隙较大，无基膜，故通透性大，有利于大分子物质进入其中。

2. 淋巴管（lymphatic vessel）　结构与中、小静脉相似，但管腔更大、管壁更薄，管壁由内皮、少量平滑肌和结缔组织构成；瓣膜较丰富，以防止淋巴逆流。

3. 淋巴导管（lymphatic duct）　包括胸导管和右淋巴导管。结构与大静脉相似，但管壁较薄，三层膜分界不清；中膜内有较多环行和纵行排列的平滑肌；外膜薄，含平滑肌束、胶原纤维和营养血管。

目标检测

答案解析

一、选择题

（一）A 型题

1. 下列器官中，腔面没有内皮分布的是（　）
   A. 心脏　　　　　　　　　　B. 动脉　　　　　　　　　　C. 毛细血管
   D. 气管　　　　　　　　　　E. 静脉

2. 心壁的结构特点是（　）
   A. 心房和心室的心肌细胞连为一体　　　　B. 心外膜表面是单层立方上皮
   C. 心肌细胞间含有丰富的毛细血管　　　　D. 心内膜、心肌膜、心外膜均含有浦肯野纤维
   E. 心内膜与心外膜面均为浆膜

3. 连续毛细血管内皮细胞最主要的连接是（　）
   A. 紧密连接　　　　　　　　B. 中间连接　　　　　　　　C. 桥粒
   D. 半桥粒　　　　　　　　　E. 缝隙连接

4. 被称为起搏细胞的是（　）
   A. P 细胞　　　　　　　　　B. 移行细胞　　　　　　　　C. 浦肯野纤维
   D. 心肌细胞　　　　　　　　E. 平滑肌细胞

5. 管壁三层结构分界最清楚的是（　）
   A. 大动脉　　　　　　　　　B. 中动脉　　　　　　　　　C. 小动脉
   D. 中静脉　　　　　　　　　E. 微动脉

6. 下列关于静脉瓣的描述中，正确的是（　）
   A. 由血管内皮形成　　　　　B. 见于管径小于 2mm 的静脉　　C. 由血管内膜、中膜形成
   D. 见于所有静脉　　　　　　E. 由血管内膜形成，见于大、中静脉

7. 心外膜的组成是（　）
   A. 间皮　　　　　　　　　　B. 结缔组织　　　　　　　　C. 结缔组织和间皮
   D. 结缔组织和心肌组织　　　E. 结缔组织和内皮

（二）X 型题

8. 心室的心内膜包含（　）
   A. 内皮　　　　　　　　　　B. 结缔组织　　　　　　　　C. 平滑肌纤维
   D. 浦肯野纤维　　　　　　　E. 血管和神经

9. 下列器官或结构中，有血窦分布的是 （　　）

  A. 脑   B. 肝脏   C. 脾脏

  D. 肾血管球   E. 骨髓

10. 心脏的传导系统包括 （　　）

  A. 窦房结   B. 房室结   C. 房室束

  D. 左、右束支   E. 浦肯野纤维

11. 微循环的组成包括 （　　）

  A. 微动脉和微静脉   B. 真毛细血管网

  C. 直捷通路   D. 毛细血管前微动脉和中间微动脉

  E. 动静脉吻合

二、简答题

1. 试述心壁的组织结构和功能。

2. 大动脉、中动脉、小动脉、微动脉的结构有何异同？这些结构特点与其各自的功能之间有何联系？

3. 毛细血管电镜下的分类、结构特点和分布是什么？

（李晓文）

书网融合……

本章小结

微课

题库

第十章　免疫系统

PPT

学习目标

知识要求：

1. 掌握　免疫系统的组成、功能；单核－吞噬细胞系统的概念、组成和生理意义；胸腺、脾、淋巴结的结构和功能。

2. 熟悉　淋巴细胞、淋巴组织的概念、分类及其结构和功能；中枢性淋巴器官和周围性淋巴器官的异同点。

3. 了解　扁桃体的结构和功能。

技能要求：

能够在光学显微镜下辨识弥散淋巴组织、淋巴小结的结构，辨别胸腺、淋巴结和脾脏的结构。

素质要求：

通过免疫系统功能的学习，培养团队协作的理念。

案例引导

案例　患者，男，27 岁。因发热、咳嗽，加重伴气促 3 天入院。患者有多次吸毒史。体格检查：患者精神欠佳，面色灰白，身体消瘦，呼吸急促，口唇及舌可见溃疡面。颈部、腹股沟可触及多个肿大淋巴结。体温 37.3℃，血压正常，心律齐，两肺可闻及细湿啰音。辅助检查：血常规检查：红细胞 2.9×10^{12}/L，血红蛋白 89g/L，白细胞 14.9×10^9/L，中性粒细胞 85%，血小板 125×10^9/L；HIV 抗体阳性，抗体确诊试验阳性，CD_4/CD_8 比值下降。X 线检查：两肺弥漫性炎症。诊断与治疗：患者确诊为获得性免疫缺陷综合征（艾滋病，AIDS）伴肺部感染。给予抗病毒、抗感染及免疫调节治疗。

讨论　1. 什么是艾滋病？艾滋病病毒侵犯人体的主要机制是什么？

　　　　2. 艾滋病主要的传播途径有哪些？对艾滋病患者的护理应注意哪些问题？

免疫系统（immune system）主要由免疫细胞（immune cell）、淋巴组织（lymphoid tissue）和淋巴器官（lymphoid organ）组成。免疫系统的功能主要有三方面。①免疫防御：识别和清除侵入体内的病原微生物、异体大分子及异体细胞等。②免疫监视：识别和清除体内表面抗原发生变异的细胞，包括肿瘤细胞和病毒感染细胞。③免疫稳定：识别和清除体内衰老死亡的细胞，维持内环境的稳定。

免疫系统的分子基础如下。①所有体细胞表面都有主要组织相容性复合体分子（major histocompatibility complex molecules，MHC 分子）。MHC 分子具有种属和个体差异性，即不同个体（单卵孪生者除外）的 MHC 分子具有差别，而同一个体所有细胞的 MHC 分子相同。因此，MHC 分子是自身细胞的标志。MHC 分子又分为 MHC- I 类分子和 MHC- II 类分子，前者分布于机体所有有核细胞表面，后者主要分布于抗原呈递细胞、活化 T 细胞等的表面，有利于免疫细胞之间的互相协作。②特异性抗原受体：位于 T 细胞和 B 细胞的表面，有百万种之多，但每个细胞上只有一种抗原受体。因此，一个淋巴细胞只能参与一种抗原的免疫应答。如果机体自身的免疫系统与自身组织分子发生免疫排斥反应，可以引起自身免疫病（autoimmune diseases）。

一、免疫细胞 微课1

免疫细胞包括淋巴细胞、巨噬细胞、抗原呈递细胞、浆细胞和各种白细胞等。上述部分细胞已在结缔组织和血液中述及，本章将叙述体内主要的免疫细胞群体。

（一）淋巴细胞

淋巴细胞是免疫系统的核心细胞，根据淋巴细胞的发生部位、形态特点和免疫功能的不同，分为三类。

1. 胸腺依赖淋巴细胞（thymus dependent lymphocyte） 简称 T 细胞，是骨髓来源的淋巴干细胞在胸腺内分化而成。没有接触特异性抗原分子，保持静息状态的淋巴细胞为初始 T 细胞（naive T cell）；进入外周淋巴器官或淋巴组织后，一旦接受相应抗原的刺激，T 细胞经过多次分裂增殖，分化形成效应 T 细胞（effector T cell），小部分恢复静息状态，形成记忆 T 细胞（memory T cell）。效应 T 细胞寿命较短，具有杀伤靶细胞的功能。这种以细胞直接作用的免疫应答形式称为细胞免疫（cellular immunity）。记忆 T 细胞寿命可长达数年甚至终身。

T 细胞分为三个亚群。

（1）**辅助 T 细胞（helper T cell）** 简称 Th 细胞，能够识别抗原、分泌多种淋巴因子；能辅助 B 细胞活化，产生抗体；又能辅助细胞毒性 T 细胞产生细胞免疫应答。

（2）**调节性 T 细胞（regulatory T cell）** 简称 Tr 细胞，数量较少，常在免疫应答后期增多，抑制免疫应答，调节免疫应答的强度。

（3）**细胞毒性 T 细胞（cytotoxic T cell）** 简称 Tc 细胞，能直接攻击带异抗原的肿瘤细胞、病毒感染细胞和异体细胞，直接杀伤靶细胞。

2. 骨髓依赖淋巴细胞（bone marrow dependent lymphocyte） 简称 B 细胞，由骨髓中的淋巴干细胞分化而来。在骨髓成熟的初始 B 细胞迁移到外周淋巴器官和淋巴组织后，受抗原刺激形成大量效应 B 细胞，即浆细胞（plasma cell），分泌抗体，主要执行体液免疫功能。

3. 自然杀伤细胞（nature killer cell） 简称 NK 细胞，由骨髓中的淋巴干细胞分化而来，缺乏 B 细胞、T 细胞的分子标记特征，可直接杀伤病毒感染细胞、肿瘤细胞和异体细胞。NK 细胞形似大淋巴细胞，在胞质内有许多大小不等的嗜天青颗粒，为大颗粒淋巴细胞（large granular lymphocyte，LGL）。

（二）单核 - 吞噬细胞系统

单核细胞及由单核细胞分化而来的有吞噬功能的细胞，统称单核 - 吞噬细胞系统（mononuclear phagocyte system）。单核 - 吞噬细胞系统包括疏松结缔组织和淋巴组织中的巨噬细胞、骨组织的破骨细胞、神经组织的小胶质细胞、肝巨噬细胞（又称库普弗细胞，Kupffer cell）、肺巨噬细胞等。它们除具有吞噬作用外，还具有捕获、呈递抗原以及合成、分泌多种免疫活性分子等作用。

（三）抗原呈递细胞

体内具有捕获、吞噬和处理抗原，形成抗原肽 - MHC 分子复合物，并将抗原呈递给特异性淋巴细胞，激发 T 细胞活化、增殖的一类细胞，统称抗原呈递细胞（antigen presenting cell，APC），主要有树突状细胞和巨噬细胞等。

二、淋巴组织

淋巴组织（lymphoid tissue）是以网状组织构成网状支架，网孔内充满大量淋巴细胞、巨噬细胞和少量交错突细胞或滤泡树突状细胞（follicular dendritic cell）的组织，是免疫应答的场所。该组织分为两类。

1. 弥散淋巴组织（diffuse lymphoid tissue） 是在网状组织内弥漫分布着大量淋巴细胞和少量巨噬细胞、浆细胞，与周围组织没有明显分界的淋巴组织（图10-1）。其中含有毛细血管后微静脉，或称高内皮微静脉（high endothelial venule，HEV），HEV表面有特异性的T细胞黏附分子和B细胞黏附分子，有利于血液中的淋巴细胞重新进入淋巴组织。

2. 淋巴小结（lymphoid nodule） 又称淋巴滤泡（lymphoid follicle），球形或椭球形淋巴组织，边界清楚，主要含有大量B细胞和一定量的Th细胞、滤泡树突状细胞、巨噬细胞等。淋巴小结受到抗原刺激后增大，产生生发中心，称次级淋巴小结；无生发中心的淋巴小结较小，称初级淋巴小结。生发中心分为暗区和明区。暗区较小，位于深部，聚集着大量着色

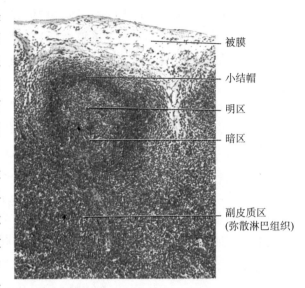

图10-1 弥散淋巴组织和淋巴小结光镜像（低倍）

（图中标注：被膜、小结帽、明区、暗区、副皮质区（弥散淋巴组织））

深的大淋巴细胞；明区较大，位于浅部，聚集着中等大小的淋巴细胞、较多的网状细胞、巨噬细胞和滤泡树突状细胞，故着色较浅。生发中心的周边有一层密集的小型B细胞，着色较深，形似新月，顶部最厚，称小结帽（cap）（图10-1）。它们是由生发中心周边的中等大小的淋巴细胞继续增殖、分化，并向淋巴小结周边推移而成。这些小淋巴细胞多为记忆B细胞和浆细胞的前体。

三、淋巴器官

淋巴器官是以淋巴组织为主构成的器官。根据其发生的时间和功能，分为两类。①中枢淋巴器官（central lymphoid organ）：包括胸腺（thymus）、骨髓（bone marrow）。这些器官发生较早，是淋巴干细胞（lymphoid stem cell）增殖、分化成T细胞或B细胞的场所，在此处增殖不需要外界抗原的刺激；并向周围淋巴器官输送T细胞或B细胞及决定它们的发育。该类器官不直接参加机体的免疫功能。②周围淋巴器官（peripheral lymphoid organ）：包括淋巴结（lymphoid node）、脾（spleen）和扁桃体（tonsil）等。这些器官发育较中枢淋巴器官晚，接受中枢淋巴器官输送来的淋巴细胞；在抗原刺激下，周围淋巴器官内淋巴细胞活化、增殖，成为进行免疫应答（immune response）的主要场所。周围淋巴器官的淋巴细胞增殖需外界抗原的刺激；并直接参与机体的免疫功能。

（一）胸腺 e 微课2

在胚胎早期，胸腺原基由内胚层分化而成。当淋巴干细胞迁移至胸腺原基后，胸腺才发育为具有特殊功能的中枢淋巴器官，即成为T细胞分化发育的唯一场所。胸腺的重量随年龄而有明显变化：婴儿时期重10~15g；青春期重30~40g；而至老年期，只重15g左右，且多为脂肪组织。

1. 胸腺的组织结构 胸腺表面被覆由结缔组织构成的被膜（capsule），被膜以片状分支伸入实质形成小叶间隔，将胸腺实质分隔成许多不完全小叶，即胸腺小叶（thymic lobule）。每一小叶又分为周边深染的皮质和中央浅染的髓质。皮质不完全包裹髓质，因此，相邻小叶的髓质彼此相连成片（图10-2）。

胸腺实质由胸腺基质细胞（thymic stromal cell）和胸腺细胞（thymocyte）组成。胸腺基质细胞包括胸腺上皮细胞（thymic epithelial cell）、交错突细胞、巨噬细胞、嗜酸性粒细胞、肥大细胞、成纤维细胞等，这些细胞构成胸腺细胞分化发育的微环境（microenvironment）。胸腺细胞是胸腺内分化发育中的 T 细胞的前体细胞。

（1）皮质（cortex）　位于被膜内侧和小叶周边，以胸腺上皮细胞为支架，网眼中有密集的胸腺细胞、少量其他基质细胞，着色较深（图 10-2）。

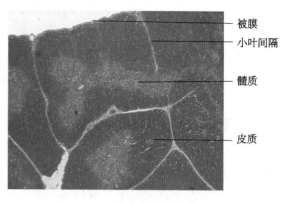

图 10-2　人胸腺光镜像（低倍）

胸腺上皮细胞：皮质的胸腺上皮细胞分为两类。①被膜下上皮细胞（subcapsule epithelial cell）：位于胸腺实质表面、小叶间隔两侧和血管周围。细胞呈扁平形，在实质侧有一些突起，外表面附着于基膜上。其分泌胸腺素和胸腺生成素。另外，该细胞由于分布在胸腺实质表面等部位，构成胸腺内、外环境的屏障。②星形上皮细胞（stellate epithelial cell）：呈星状多突形，突起较长，相互连接构成皮质内的立体网架，网间分布着密集的胸腺细胞。其细胞膜与胸腺细胞胞膜直接接触，对诱导胸腺细胞的分化十分重要。在胸腺皮质浅层，尚有一种特殊上皮细胞，细胞质丰富，细胞体积大，呈球形，包裹着 20～100 个未成熟的胸腺细胞，称胸腺哺育细胞（thymic nurse cell）。它是星形上皮细胞的亚型，对胸腺细胞的发育具有重要作用（图 10-3）。

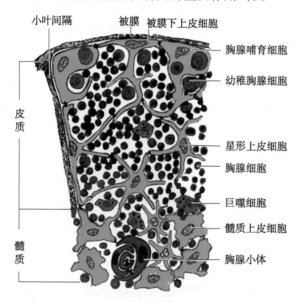

图 10-3　胸腺内各种细胞相互关系模式图

胸腺细胞：即胸腺内不同发育阶段的 T 细胞，在皮质内高度密集。来自骨髓的淋巴干细胞由皮髓交界处进入胸腺皮质，在胸腺皮质基质细胞和分泌的细胞因子的参与下，经受了两次选择，即阳性选择和阴性选择。经过阳性选择，T 细胞被赋予 MHC 分子限制性识别能力；经过阴性选择，能与机体自身抗原发生反应的 T 细胞被淘汰。最终，只有约 5% 的胸腺细胞发育成熟，称初始 T 细胞；绝大部分胸腺细胞凋亡，被巨噬细胞吞噬清除。

（2）髓质（medulla）　由大量胸腺上皮细胞和少量成熟的胸腺细胞、交错突细胞和巨噬细胞构成，着色较浅（图 10-2）。髓质上皮细胞体积较大，呈多边形或球形，数量较多，细胞间连接处有桥粒，能分泌胸腺素，部分胸腺上皮细胞构成胸腺小体（图 10-3）。

胸腺小体 (thymic corpuscle) 是胸腺髓质的特征性结构,直径 30~150μm,散在分布于髓质中(图 10-4)。胸腺小体外层上皮细胞较幼稚,可见分裂的细胞,细胞核呈新月形,细胞质嗜酸性,细胞间有桥粒;中层的细胞较成熟,细胞质内含较多角蛋白;中心的细胞退化解体,结构不清,呈嗜酸性染色。胸腺小体的功能尚不清楚,但其分泌胸腺基质淋巴细胞生成素(thymic stromal lymphopoietin,TSLP),通过调节人胸腺内树突状细胞来诱导 CD4⁺T 细胞发育,也可能与清除凋亡的胸腺细胞有关。胸腺小体的大小和数量随着年龄的增长而增加。

2. 胸腺的功能 胸腺的主要功能是产生、培育 T 细胞,并向周围淋巴器官输送 T 细胞。另外,胸腺上皮细胞可分泌多种胸腺激素,即胸腺生成素(thymopoietin)、胸腺素(thymosin)、胸腺体液因子(thymus humoral factor)等,以参与构成 T 细胞增殖、分化的微环境。

3. 血-胸腺屏障(blood-thymus barrier) 是血液与胸腺皮质间的屏障结构,由 5 层组成:①连续性毛细血管内皮,内皮间有紧密连接;②内皮周围连续的基膜;③血管周隙,间隙中可有巨噬细胞、周细胞、组织液等;④胸腺上皮细胞基膜;⑤连续的胸腺上皮细胞(图 10-5)。这种屏障结构使得血液中的大分子物质(抗原物质)很难与胸腺细胞接触,故不引起直接免疫反应。

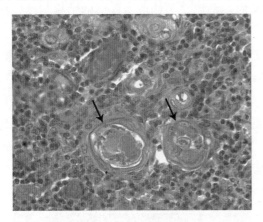

图 10-4 胸腺小叶髓质(高倍)

↓:胸腺小体

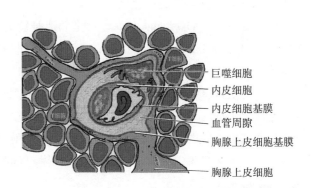

巨噬细胞
内皮细胞
内皮细胞基膜
血管周隙
胸腺上皮细胞基膜
胸腺上皮细胞

图 10-5 血-胸腺屏障结构模式图

⊕ **知识链接**

迪乔治综合征

迪乔治综合征(DiGeorge syndrome),原发性 T 细胞免疫缺陷所致的免疫缺陷综合征,又称先天性胸腺发育不全。90% 的患者是第 22 对染色体重组错误导致胚胎期第三、第四咽囊发育障碍,使胸腺和甲状旁腺缺如或发育不全而引起先天性异常。由于胎儿甲状旁腺机能减退和低血钙,新生儿出现手足搐搦症,低钙血症倾向于生后 1 年内缓解;患儿表现为特殊面孔,如眼眶距离增宽,耳廓位置低且有切迹,上唇正中纵沟短,颌小和鼻裂。患者由于 T 细胞缺乏,易发生机会性感染,常伴有心脏、食管、大血管和甲状旁腺的先天性畸形。

(二)淋巴结 📱 微课3

1. 淋巴结的组织结构 淋巴结是周围淋巴器官,沿淋巴管分布在机体淋巴所必经部位。淋巴结呈椭圆形、豆形,大小不等,直径介于 1~25mm 之间。淋巴结表面被覆由较致密结缔组织构成的被膜。有数条输入淋巴管(afferent lymphatic vessel)穿过被膜进入淋巴结实质。在淋巴结的凹面有淋巴结门(hilus),这里的结缔组织较丰富,其中有 2~3 条输出淋巴管(efferent lymphatic vessel)、血管和神经出入。被膜及淋巴结门处的结缔组织（神经、血管伴随）深入实质形成小梁（trabecula），形成淋巴结的粗网架。粗网架之间为不同类型的淋巴组织。淋巴结的实质分为皮质和髓质两部分（图 10 - 6，图 10 - 7）。

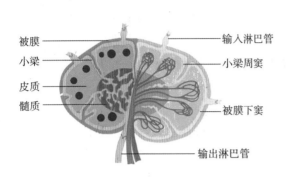

图 10 - 6　淋巴结光镜结构模式图

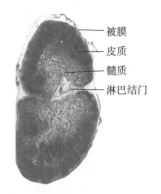

图 10 - 7　淋巴结光镜像（低倍）

（1）皮质　位于被膜下方，由浅层皮质、副皮质区及皮质淋巴窦等构成。各部的结构与厚度随免疫功能状态的不同而有很大变化。

①浅层皮质（superficial cortex）：是邻近被膜处的淋巴组织，主要含 B 细胞。当受到抗原刺激后，浅层皮质内可出现淋巴小结，小结周边为少量弥散淋巴组织。功能活跃的淋巴小结中心浅染，生发中心（germinal center）明显，小结帽朝向被膜侧（图 10 - 8）。

②副皮质区（paracortical zone）：又称深层皮质，主要由含大量 T 细胞的弥散淋巴组织组成，为胸腺依赖区（thymus dependent area），另外还有交错突细胞（interdigitating cell）、巨噬细胞和少量 B 细胞。此区有毛细血管后微静脉通过。毛细血管后微静脉的结构特点为：管腔明显、内皮细胞呈立方形（图 10 - 9）。此处可见淋巴细胞出入，是血液内淋巴细胞进入淋巴组织的重要通道。

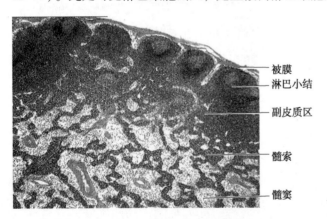

图 10 - 8　淋巴结光镜结构（低倍）

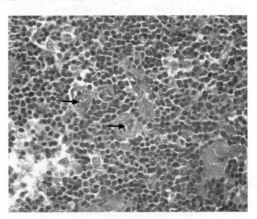

图 10 - 9　淋巴结光镜像（高倍）
→：毛细血管后微静脉

③皮质淋巴窦（cortical lymphoid sinus）：包括被膜下淋巴窦（subcapsular sinuses）和小梁周窦（peritrabecular sinuses）。被膜下淋巴窦是被膜下方的扁囊，包绕整个淋巴结实质，在被膜侧有数条输入淋巴管与之相通。小梁周窦位于小梁周边，其末端多为盲端，但位于副皮质区的小梁周窦可与髓质淋巴窦直接相通。皮质淋巴窦的结构特点为：扁平连续的内皮细胞围成窦壁，内皮细胞外有薄层基板和少量网状纤维。最外面有一层扁平的网状细胞。窦腔由星形内皮细胞支撑，窦腔内或窦壁上有游离或附着的巨噬细胞及少量淋巴细胞（图 10 - 10）。

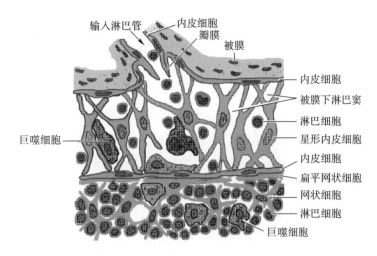

图 10 – 10　被膜下淋巴窦结构模式图

（2）髓质　位于淋巴结的中央，由髓索和髓窦构成（图 10 – 11）。

①髓索（medullary cord）：主要由 B 细胞和浆细胞组成，与副皮质区相连。网状组织构成的网架内，淋巴细胞呈索条状分布，并相互连接呈网状。髓索内还可见少量嗜酸性粒细胞、巨噬细胞和肥大细胞。在慢性炎症时，浆细胞增多。另外，髓索中常见小的血管。

②髓窦（medullary sinus）：与皮质淋巴窦结构相似，但窦腔更宽大、走行更迂回。窦腔内常含较多的星形内皮细胞以及巨噬细胞，故具有较强的滤过作用。

（3）淋巴结内的淋巴通路　淋巴由输入淋巴管进入被膜下淋巴窦后，部分淋巴进入髓质淋巴窦，部分经淋巴组织渗入髓质淋巴窦而后流向输出淋巴管。淋巴在淋巴窦腔内流动缓慢，有利于巨噬细胞清除细菌、异物或处理抗原。同时，产生的淋巴细胞也可通过淋巴进入血液循环。

2. 淋巴细胞再循环　外周淋巴器官和淋巴组织内的淋巴细胞经淋巴管进入血液，循环于全身后，又通过毛细血管后微静脉，再回到外周淋巴器官及淋巴组织内。如此周而复始，淋巴细胞从一个淋巴器官或一处淋巴组织到另一个淋巴器官或另一处淋巴组织，称淋巴细胞再循环（recirculation of lymphocyte）（图 10 – 12）。淋巴细胞再循环有利于淋巴细胞识别抗原，动员有关细胞协同参与免疫应答，使机体各处的淋巴细胞相互联系而形成功能上的整体，对提高整个机体的免疫能力具有重要意义。

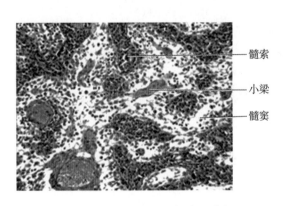

图 10 – 11　淋巴结髓质光镜像（高倍）

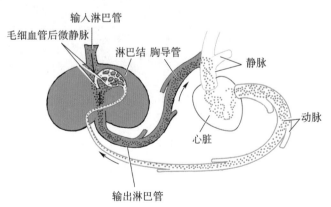

图 10 – 12　淋巴细胞再循环模式图

3. 淋巴结的功能

（1）滤过淋巴　当细菌、病毒等抗原物质侵入机体后，很容易进入毛细淋巴管而随淋巴流入淋巴结，在流经淋巴窦时，窦内的巨噬细胞可及时地将其清除，起到防御、保护的作用。

（2）免疫应答　淋巴结是重要的免疫应答器官，当抗原物质进入淋巴结后，巨噬细胞和交错突细胞可以识别、捕捉、处理和呈递抗原给 T 细胞和 B 细胞，使之转化并大量增殖和分化，致使局部淋巴结肿大。

（三）脾　[e] 微课4

脾（spleen）位于血液循环通路上，是体内最大的周围淋巴器官。

1. 脾的组织结构　脾的表面被覆由致密结缔组织构成的被膜，内含丰富的弹性纤维及散在的平滑肌。被膜外面覆有间皮。脾的一侧凹陷，为脾门，结缔组织较多，并有血管、神经和淋巴管进出。被膜及脾门处的结缔组织深入脾实质，形成脾小梁（图10-13），内含小梁动脉和小梁静脉、神经和淋巴管等。脾小梁在脾实质相互连接，构成脾内的粗网架。网状组织位于小梁之间，构成多孔隙的微细网架，网孔中分布着淋巴细胞、浆细胞、巨噬细胞以及各种血细胞。

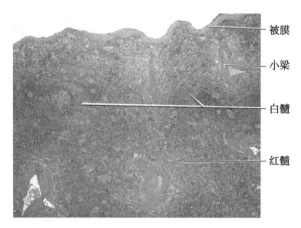

被膜

小梁

白髓

红髓

图10-13　脾光镜像（低倍）

脾的实质分为白髓、红髓。

（1）白髓（white pulp）　散在分布于脾的实质（图10-13，图10-14）。新鲜的脾切面，可见白髓呈大小不等的灰白色小点状。白髓由动脉周围淋巴鞘、脾小体和边缘区构成。

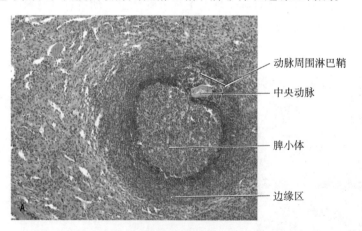

动脉周围淋巴鞘

中央动脉

脾小体

边缘区

图10-14　脾白髓光镜像（低倍）

①动脉周围淋巴鞘（periarterial lymphatic sheath）：简称淋巴鞘，由位于中央动脉（central artery）周围的淋巴组织构成。主要含大量 T 细胞，属于胸腺依赖区，同时含有巨噬细胞、交错突细胞等，但无毛细血管后微静脉。

脾小体（splenic corpuscle）：即脾脏内的淋巴小结，位于动脉周围淋巴鞘的一侧。其结构与淋巴结的淋巴小结相同，主要由大量 B 细胞组成，同时含有巨噬细胞等。产生免疫应答时，淋巴小结较大，有生发中心，其帽部朝向红髓。

②边缘区（marginal zone）：是白髓向红髓移行的区域。宽约 100μm，结构疏松，含有大量 B 细胞及一些 T 细胞，也含有巨噬细胞。该区具有很强的吞噬滤过作用。中央动脉的侧支末端在此区膨大，形成小血窦，称边缘窦（marginal sinus），是血液抗原和淋巴细胞进入脾的通道。

（2）红髓（red pulp）　位于被膜下、小梁周围及白髓之间（图 10−13，图 10−15），约占脾实质的 2/3。又分为脾窦和脾索。

①脾窦（splenic sinusoid）：又称脾血窦，为腔大、不规则的血窦，并相互通连成网，腔内充满血液。窦壁由长杆状的内皮细胞沿其长轴排列而成，细胞外有不完整基膜和少量环行网状纤维。内皮细胞间有较宽裂隙，窦壁呈栅形多孔状，此结构有利于血细胞从脾索进入脾窦。在横断面上，窦壁内皮细胞的细胞体呈圆形或椭圆形，突向窦腔内。细胞质内含有微丝，可调节内皮裂隙。另外，可见巨噬细胞附着在血窦壁外，常见其突起伸至裂隙间（图 10−16）。

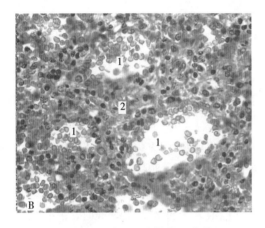

图 10−15　脾红髓光镜像（高倍）
1. 脾窦；2. 脾索

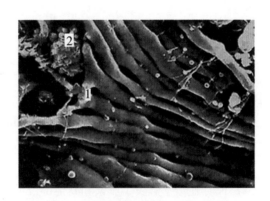

图 10−16　脾血窦内皮扫描电镜像
1. 内皮细胞；2. 巨噬细胞

②脾索（splenic cord）：为富含血细胞的淋巴组织，含有较多网状细胞、红细胞、淋巴细胞、浆细胞、巨噬细胞和树突状细胞。呈不规则条索状，立体观呈海绵网状，网孔即为脾血窦。

2. 脾的血液循环　脾动脉自脾门进入脾后，沿脾小梁分支成小梁动脉（trabecular artery）。小梁动脉沿途分支进入白髓，称中央动脉，其侧支形成边缘窦，主干在穿出白髓进入脾索时分支形成一些直行的微动脉，形似笔毛，故称笔毛微动脉（penicillar arteriole）。笔毛微动脉除小部分直接注入脾血窦外，大部分末端扩大成喇叭状开口于脾索，血液由脾索穿过脾窦壁进入脾窦。脾窦逐渐汇合成扁平内皮围成的髓微静脉（pulp venule），然后再汇合成小梁静脉（trabecular vein）经脾静脉出脾门（图 10−17，图 10−18）。

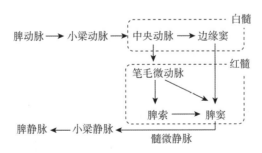

图 10−17　脾的血液循环

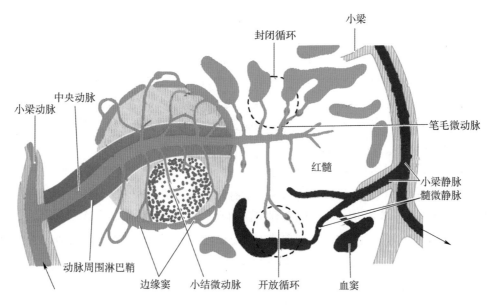

图 10 – 18　脾血液循环模式图

3. 脾的功能

（1）**滤过血液**　脾含有大量的巨噬细胞。当血液流经脾的边缘区和脾索时，巨噬细胞可吞噬和清除血液中的病菌、异物、抗原和衰老的细胞、血小板等。

（2）**免疫应答**　脾含有大量的各类免疫细胞，是对血源性抗原物质产生免疫应答的主要部位。

（3）**造血**　脾在胚胎时期有造血功能；成年后脾中仍有少量造血干细胞，当机体大出血或严重缺血时，脾可恢复其造血功能。

（4）**储存血液**　脾窦、脾索和其他部位可储存约 40ml 的血液。当机体需要血液时，脾被膜中的弹性纤维和平滑肌收缩，可将所储存的血液排出，补充血容量。

🌐 **知识链接**

脾功能亢进

　　脾功能亢进，简称脾亢，是一种综合征，临床上常表现为脾大、一种或多种血细胞减少、骨髓造血细胞增生。

　　脾有过滤血液的功能，血液中衰老、受损、变形能力差的血细胞因不能通过脾血窦裂孔而被阻留下来。当某种原因导致这样的细胞增多时，会引起脾大；同时，经过脾红髓的血流比例增加，脾的滤血功能亢进，阻留在脾中的血细胞增多，使循环血细胞减少，可引起骨髓造血代偿性加强。

　　脾有储血功能，循环中 1/3 的血小板和少量白细胞储存于脾中。脾大时，90% 的血小板和 30% 的红细胞可阻留在脾中，不能顺利进入外周血液循环。脾功能亢进时，门静脉压力增加，导致外周血浆容量增加，血液被稀释，血小板浓度降低。

（四）扁桃体

扁桃体包括腭扁桃体、咽扁桃体和舌扁桃体，其中以腭扁桃体最大。现以其为例，就一般结构简述如下。

腭扁桃体为一对实质性周围淋巴器官，位于舌腭弓与咽腭弓之间，呈椭圆形。其黏膜表面为复层扁平上皮，上皮深陷至结缔组织内形成10～20个隐窝。上皮下及隐窝周围结缔组织内分布着大量淋巴小结（主要由B细胞组成）及弥散淋巴组织（含T细胞、B细胞、巨噬细胞等）。上皮内常有大量的淋巴细胞侵入，形成淋巴上皮组织（lymphoepithelial tissue）。淋巴小结的生发中心比较明显。弥散淋巴组织区域也可见毛细血管后微静脉（图10-19）。在隐窝内，可见脱落的上皮细胞、淋巴细胞、白细胞和细菌等。淋巴细胞也可通过上皮细胞间的通道由上皮表面排出，通道的表面常覆盖一种扁平形的微皱褶细胞（microfold cell）。深部为结缔组织被膜，与其他组织无明显的分界。

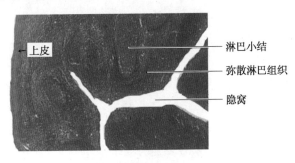

图10-19　腭扁桃体（低倍）

目标检测

答案解析

一、选择题

（一）A型题

1. 能够产生免疫应答的器官是（　　）

　　A. 胸腺和淋巴结　　　　　　　B. 胸腺和骨髓　　　　　　　C. 脾和骨髓

　　D. 淋巴结和脾　　　　　　　　E. 胸腺和脾

2. 下列细胞中，不属于单核-吞噬细胞系统的是（　　）

　　A. 破骨细胞　　　　　　　　　B. 小胶质细胞　　　　　　　C. 淋巴细胞

　　D. 库普弗细胞　　　　　　　　E. 肺巨噬细胞

3. 下列关于T细胞特征的描述中，错误的是（　　）

　　A. 由胸腺培育形成　　　　　　　　　　B. 胸腺细胞即为不同发育阶段的T细胞

　　C. 与细胞免疫有关　　　　　　　　　　D. 与体液免疫有关

　　E. 分为辅助T细胞、调节性T细胞、细胞毒性T细胞三个亚群

4. 胸腺的特征性结构是（　　）

　　A. 胸腺小体　　　　　　　　　B. 动脉周围淋巴鞘　　　　　C. 淋巴小结

　　D. 巨噬细胞　　　　　　　　　E. 星形上皮细胞

5. 下列关于血-胸腺屏障特征的描述中，错误的是（　　）

　　A. 能阻止血液内大分子物质进入胸腺　　　B. 毛细血管为有孔毛细血管

　　C. 血管周隙中有巨噬细胞　　　　　　　　D. 外周是一层连续的胸腺上皮细胞

　　E. 内皮周围有连续的基膜

6. 淋巴结中，T细胞主要分布在（　　）

　　A. 浅层皮质　　　　　　　　　B. 副皮质区　　　　　　　　C. 淋巴窦

　　D. 髓索　　　　　　　　　　　E. 髓窦

7. 淋巴结的滤过作用主要与（　　）有关

    A. 网状细胞　　　　　　B. B 细胞　　　　　　　C. T 细胞

    D. 巨噬细胞　　　　　　E. NK 细胞

（二）X 型题

8. 脾的功能包括（　　）

    A. 过滤血液　　　　　　B. 免疫应答　　　　　　C. 过滤淋巴液

    D. 胚胎时期造血　　　　E. 储存血液

9. 下列关于 B 细胞特征的描述中，正确的是（　　）

    A. 由脾及淋巴结培育形成　　　　　　B. 在抗原刺激下能转化、增殖

    C. 能分化形成记忆细胞　　　　　　　D. 能转变为分泌抗体的浆细胞

    E. 主要执行体液免疫

10. 下列关于淋巴结的副皮质区的描述中，正确的是（　　）

    A. 为胸腺依赖区　　　　B. 以 B 细胞为主　　　　C. 有毛细血管后微静脉

    D. 位于皮质深层　　　　E. 为弥散淋巴组织

11. 下列关于脾的组织结构的描述中，正确的有（　　）

    A. 被膜深入实质形成小梁　　B. 实质分为皮质和髓质　　C. 白髓中有淋巴小结

    D. 副皮质区为胸腺依赖区　　E. 红髓分为髓索和髓窦

二、简答题

1. 什么是血 - 胸腺屏障？简要概括其组成。

2. 试比较淋巴结和脾在结构和功能上的区别。

（陈　晶）

书网融合……

本章小结　　　　微课 1　　　　微课 2　　　　微课 3　　　　微课 4　　　　题库

第十一章 内分泌系统

PPT

📖 学习目标

知识要求：

1. 掌握 分泌含氮激素细胞和分泌类固醇激素细胞的电镜结构特点；甲状腺、肾上腺的光镜结构及功能；腺垂体远侧部及神经垂体的光镜结构及功能。

2. 熟悉 内分泌系统的组成及主要功能；甲状旁腺的光镜结构及功能；下丘脑与腺垂体及神经垂体的相互关系。

3. 了解 松果体的结构及功能；APUD 及 DNES 的概念。

技能要求：

1. 能够在光学显微镜下辨别甲状腺滤泡和滤泡旁细胞，识别肾上腺的结构特点。

2. 识别并描述腺垂体的三类细胞及 Herring body 的结构。

素质要求：

通过学习激素分泌异常导致的疾病，培养过犹不及的哲学思维。

⇒ 案例引导

案例 患者，女，32 岁。多食、多汗、易怒 1 年，劳累后心慌、气短 2 个月入院。体格检查：患者发育正常，消瘦，体温 37℃，脉搏 110 次/分，血压 110/60mmHg。眼球突出，闭合障碍。甲状腺Ⅱ度肿大，质软，无结节。双肺正常。心界稍向左扩大，心率 110 次/分，心律不齐。双手平举实验阳性。辅助检查：基础代谢率：+40%（正常值为 ±10%）。查血清 T_3 值高于正常三倍，TSH 低于正常。诊断与治疗：患者确诊为甲状腺功能亢进症（甲亢）。给予抗甲状腺药物治疗及其他对症治疗。

讨论 1. 甲状腺素是怎么合成的？其主要作用有哪些？

2. 何谓甲状腺功能亢进症？该病有哪些临床症状和体征？

3. 护理甲亢患者时，应该注意什么？

内分泌系统（endocrine system）由独立的内分泌腺和分布在其他器官内的内分泌细胞组成。内分泌腺的一般结构特点是：腺细胞排列成团状、索状或围成滤泡，其间有丰富的毛细血管，无导管。内分泌细胞的分泌物称为激素（hormone）。大部分内分泌细胞分泌的激素直接进入血液，通过血液循环作用于远处的特定细胞。少数内分泌细胞分泌的激素可直接作用于邻近细胞，称旁分泌（paracrine）。每种激素作用的特定器官或特定细胞，称该激素的靶器官（target organ）或靶细胞（target cell）。靶细胞具有与相应激素结合的特异性受体，激素与相应受体结合后产生效应。内分泌系统是机体的重要调节系统。它与神经系统、免疫系统相辅相成，共同调节机体的生长发育和物质代谢；控制生殖，影响行为；维持内环境稳定。

内分泌腺细胞分泌的激素，按其化学性质分为含氮激素和类固醇激素两大类。分泌含氮激素细胞的超微结构特点是：细胞内具有与合成激素有关的粗面内质网和高尔基复合体，分泌颗粒有膜包被。分泌类固醇激素细胞包括肾上腺皮质细胞和性腺的内分泌细胞。其超微结构特点是：有丰富的滑面内质网，有较多的管状嵴的线粒体，无分泌颗粒；细胞质内有较多的脂滴，其中所含的胆固醇是合成类固醇激素的原料。

一、甲状腺 🅔 微课1

甲状腺（thyroid gland）分左右两叶，中间以峡部相连。甲状腺表面被覆有薄层结缔组织被膜，结缔组织伸入实质，将其分成许多大小不等的小叶，每个小叶内含有许多甲状腺滤泡和滤泡旁细胞。滤泡间有少量结缔组织和丰富的有孔毛细血管（图11-1，图11-2）。

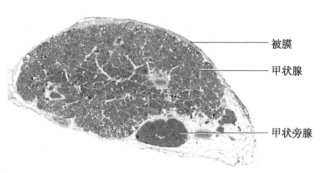

图11-1 甲状腺和甲状旁腺光镜像（HE染色，低倍）

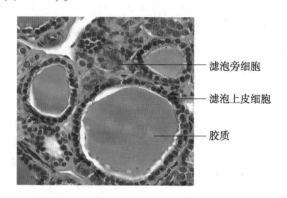

图11-2 甲状腺光镜像（HE染色，高倍）

1. **甲状腺滤泡（thyroid follicle）** 大小不等，呈圆形、椭圆形或不规则形。滤泡由单层的滤泡上皮细胞（folliclular epithelial cell）围成，中间为滤泡腔，腔内充满胶质（colloid）。滤泡上皮细胞通常为立方形，细胞核圆形，位于中央（图11-2）。上皮细胞的大小和形态可随腺体功能状态的不同而改变。当功能活跃时，滤泡上皮细胞增高呈柱状，滤泡腔内胶质减少；反之，细胞变低呈扁平状，腔内胶质增多。

电镜下，滤泡上皮细胞的游离面有少量微绒毛；细胞质内有丰富的粗面内质网和较多的线粒体，核上部有发达的高尔基复合体，溶酶体也较多，散在于细胞质内。细胞顶部含有体积较小、电子密度中等的分泌颗粒，还有从滤泡腔摄入的体积较大、低电子密度的胶质小泡。滤泡上皮基底面有完整的基膜，基膜外的结缔组织中有丰富的有孔毛细血管。

甲状腺滤泡上皮细胞的功能是合成和分泌甲状腺激素（thyroid hormone），包括大量的四碘甲状腺原氨酸（T_4）和少量的三碘甲状腺原氨酸（T_3）两种成分。甲状腺素的形成经过合成、储存、碘化、重吸收、分解和释放等过程。滤泡上皮细胞从血液中摄取氨基酸，在粗面内质网合成甲状腺球蛋白的前体，运至高尔基复合体加糖并浓缩形成分泌颗粒，以胞吐方式排入滤泡腔内贮存。滤泡上皮细胞可从血液中摄取碘离子，经过氧化物酶活化后排入滤泡腔内，与甲状腺球蛋白结合，形成碘化的甲状腺球蛋白。胶质的主要成分即碘化的甲状腺球蛋白，HE染色呈均质状、嗜酸性。

在腺垂体分泌的促甲状腺激素的作用下，滤泡上皮细胞以胞吞方式将碘化的甲状腺球蛋白重吸收入细胞质内，形成胶质小泡，胶质小泡再与溶酶体融合，由蛋白水解酶将碘化的甲状腺球蛋白分解，形成大量T_4和少量T_3，经细胞基底部释放入有孔毛细血管（图11-3）。

甲状腺激素的主要功能是促进机体的新陈代谢，提高神经兴奋性，促进生长发育，尤其是对婴幼儿的骨骼发育和中枢神经系统发育影响很大。婴幼儿甲状腺功能减退，不仅身材矮小，而且脑发育障碍，可导致呆小症；在成年人，则发生黏液性水肿。甲状腺功能过强，可导致甲状腺功能亢进症。

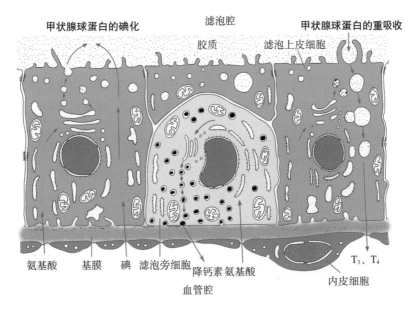

氨基酸　基膜　碘　滤泡旁细胞　降钙素氨基酸

血管腔

内皮细胞

图 11 – 3　甲状腺滤泡上皮细胞和滤泡旁细胞超微结构及激素合成与分泌示意图

2. 滤泡旁细胞（parafollicular cell）　位于甲状腺滤泡之间和滤泡上皮细胞之间。细胞稍大，在 HE 染色标本上，细胞质着色较淡（图 11 – 2）；镀银染色可见细胞质内有嗜银颗粒（图 11 – 4）。电镜下，滤泡上皮细胞之间的滤泡旁细胞位于基膜上，细胞顶部常被邻近的滤泡上皮细胞覆盖，不与滤泡腔接触。细胞基底部细胞质内有许多分泌颗粒，内含降钙素（calcitonin）。降钙素是一种多肽，可促进成骨细胞的活动，形成新骨，并抑制胃肠道和肾小管对钙的吸收，使血钙降低。

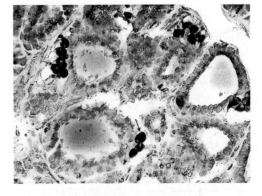

图 11 – 4　甲状腺滤泡旁细胞（镀银染色，高倍）

↓：滤泡旁细胞

二、甲状旁腺

甲状旁腺（parathyroid gland）位于甲状腺左、右两叶的背面，呈扁圆形，有上、下两对。表面包被有薄层结缔组织被膜，实质内腺细胞排列成索团状，其间有丰富的有孔毛细血管（图 11 – 1）。腺细胞分为主细胞和嗜酸性细胞两种（图 11 – 5）。

1. 主细胞（chief cell）　数量多。体积小，为圆形或多边形，核圆形，位于中央。HE 染色上，细胞质染色浅。电镜下，细胞质内含粗面内质网、高尔基复合体及分泌颗粒。主细胞分泌甲

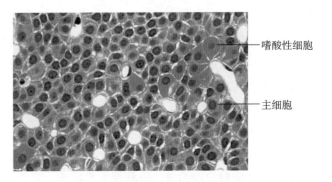

嗜酸性细胞

主细胞

图 11 – 5　甲状旁腺光镜像（HE 染色，高倍）

状旁腺激素（parathyroid hormone）。甲状旁腺激素主要作用于骨细胞和破骨细胞，促进破骨细胞的活动，使骨盐溶解，并能促进肠及肾小管吸收钙，使血钙浓度升高。甲状旁腺激素和降钙素的共同调节可维持机体血钙的相对稳定。

2. 嗜酸性细胞（acidophilic cell）　数量较少，单个或成群存在于主细胞之间。体积比主细胞大，呈多边形；核较小，染色深；细胞质内有许多嗜酸性颗粒。电镜下，嗜酸性颗粒是线粒体。嗜酸性细胞

从 7～10 岁开始出现，并随年龄增长而增多，功能尚不明确。

三、肾上腺

肾上腺（adrenal gland）位于肾的上方，表面包被有结缔组织被膜，少量结缔组织伴随血管、神经伸入腺实质内。肾上腺实质由周边的皮质和中央的髓质两部分构成（图 11-6）。

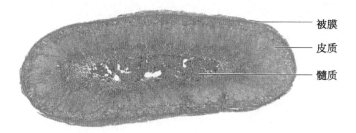

被膜
皮质
髓质

图 11-6　肾上腺光镜像（HE 染色，低倍）

（一）皮质

皮质占肾上腺体积的 80%～90%，由皮质细胞、血窦和少量结缔组织组成。根据皮质细胞的形态结构、排列方式和功能的不同，皮质由外向内依次可分为三个带，即球状带、束状带和网状带（图 11-7）。肾上腺皮质细胞具有类固醇激素分泌细胞的超微结构特点，以束状带细胞尤为典型。

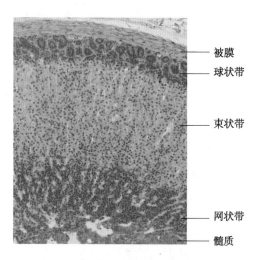

被膜
球状带

束状带

网状带
髓质

图 11-7　肾上腺皮质光镜像（HE 染色，低倍）
示球状带、束状带和网状带

1. 球状带（zona glomerulosa）　位于被膜下方，较薄，细胞排列成球状细胞团，细胞较小，呈矮柱状或锥形；核小，染色深；细胞质较少，内有少量脂滴。细胞团之间有窦状毛细血管。球状带细胞分泌盐皮质激素（mineralocorticoid），主要是醛固酮（aldosterone），能促进肾远曲小管和集合小管重吸收 Na^+ 及排出 K^+；同时也刺激胃黏膜吸收 Na^+，使血 Na^+ 升高，维持血容量于正常水平。

2. 束状带（zona fasciculata）　是皮质中最厚的部分，细胞排列成单行或双行细胞索，索间为窦状毛细血管和少量结缔组织。细胞体积较大，呈多边形；核圆形，较大，染色浅；细胞质内含大量脂滴，在 HE 染色标本上，因脂滴被溶解，细胞质呈泡沫状而染色浅。束状带细胞分泌糖皮质激素（glucocorticoid），主要是皮质醇（cortisol）。糖皮质激素可促使蛋白质、脂肪分解并转变成糖（糖异生），还有降低免疫应答及抗炎等作用。

3. 网状带（zona reticularis）　位于皮质最内层，细胞排列成条索状并相互吻合成网，其间有窦状毛细血管和少量结缔组织。网状带细胞较小，染色较深；细胞质呈嗜酸性，内含少量脂滴及较多的脂褐素。网状带细胞分泌性激素，以雄激素为主，分泌少量雌激素，也分泌少量糖皮质激素。

⊕ 知识链接

库欣综合征

库欣综合征（Cushing syndrome，CS），又称皮质醇增多症（hypercortisolism）或柯兴综合征，于1921年由美国神经外科医生 Harvey Cushing 首先报告。本征是由多种病因引起肾上腺皮质长期分泌过量皮质醇所产生的综合征，主要表现为满月脸、多血质外貌、向心性肥胖、痤疮、紫纹、高血压、继发性糖尿病和骨质疏松等。长期应用外源性肾上腺糖皮质激素或饮用大量含酒精饮料可以引起类似库欣综合征的临床表现，且均表现为高皮质醇血症。故将器质性病变引起的库欣综合征称为内源性库欣综合征；将外源性补充或酒精所致的称为外源性、药源性或类库欣综合征。

（二）髓质

髓质主要由髓质细胞构成，属于含氮激素分泌细胞。髓质细胞排列成索状或团状，并相互吻合成网，其间有窦状毛细血管，髓质中央有中央静脉。髓质细胞呈多边形，如用含铬盐的固定液固定标本，细胞质内可见呈黄褐色的嗜铬颗粒，故又称嗜铬细胞（chromaffin cell）（图11-8）。另外，髓质内还有少量交感神经节细胞，细胞体积较大，散在分布于髓质内（图11-9）。

电镜下，嗜铬细胞最显著的特征是胞质内含许多电子密度高的分泌颗粒。根据颗粒所含物质的不同，髓质细胞分为两种。一种是肾上腺素细胞，数量多，颗粒内含肾上腺素（epinephrine），肾上腺素可增强心肌收缩力，使心率加快，使心脏和骨骼肌的血管扩张；另一种是去甲肾上腺素细胞，数量少，颗粒内含去甲肾上腺素（norepinephrine），去甲肾上腺素使血压升高，使心脏、脑和骨骼肌内的血流加速。

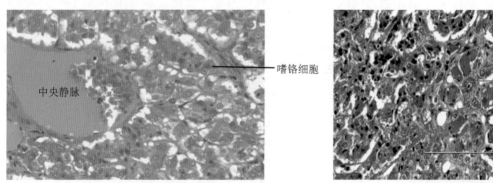

图11-8 肾上腺髓质光镜像（重铬酸钾固定，HE 染色，高倍）

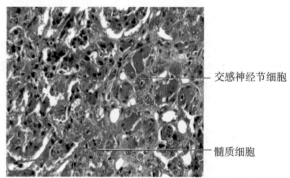

图11-9 肾上腺髓质光镜像（HE 染色，高倍）

（三）肾上腺的血管分布

肾上腺动脉进入被膜后，大部分分支进入皮质，形成窦状毛细血管网，经皮质进入髓质并与髓质毛细血管通连。少数小动脉分支穿越皮质直接进入髓质，形成窦状毛细血管。髓质内的毛细血管汇合成小静脉，再由多条小静脉汇合成一条中央静脉，经肾上腺静脉出肾上腺。从肾上腺的血管分布和走行路径可以看出，肾上腺的大部分血液是经皮质到达髓质的，因此，进入髓质的血液含有丰富的皮质激素。其中，糖皮质激素能激活髓质细胞内的苯乙醇胺-N-甲基转移酶，该酶可使去甲肾上腺素甲基化而成为肾上腺素。由此可见，肾上腺的皮质与髓质在功能上是一个密切相关的整体。

四、垂体 微课 2

垂体（hypophysis）为一椭圆形小体，表面包有结缔组织被膜。垂体由腺垂体和神经垂体两部分组成。腺垂体分为远侧部、中间部及结节部三部分。神经垂体分为神经部和漏斗两部分。漏斗包括正中隆起和漏斗柄，与下丘脑相连。远侧部最大，中间部位于远侧部和神经部之间，结节部包绕在漏斗周围。在位置上，腺垂体居前，神经垂体居后。腺垂体的远侧部又称为垂体前叶，神经垂体的神经部和腺垂体的中间部合称为垂体后叶（图 11 - 10，图 11 - 11）。

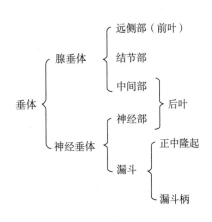

图 11 - 10　垂体的构成

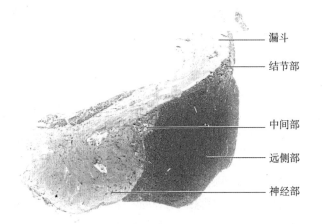

图 11 - 11　垂体正中矢状切面光镜像（HE 染色，低倍）

（一）腺垂体

1. 远侧部（pars distalis）　腺细胞排列成团索状，少数可围成小滤泡，腺细胞团索间有丰富的窦状毛细血管和少量结缔组织。在 HE 染色标本中，根据着色的不同，腺细胞可分为嗜色细胞（chromophil）和嫌色细胞（chromophobe）两类。其中，嗜色细胞又分为嗜酸性细胞和嗜碱性细胞，两种腺细胞都具有分泌含氮激素细胞的结构特点（图 11 - 12，图 11 - 13）。

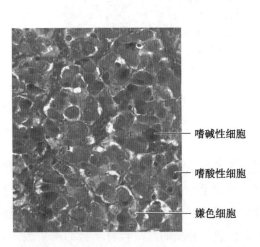

图 11 - 12　腺垂体远侧部光镜像（HE 染色，高倍）

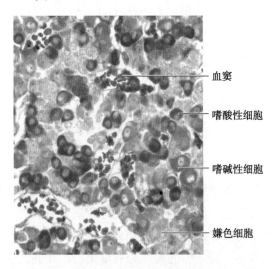

图 11 - 13　腺垂体远侧部光镜像（特殊染色，高倍）

（1）嗜酸性细胞（acidophil cell）　数量较多，约占远侧部腺细胞总数的 40%。细胞圆形或椭圆形，直径 14 ~ 19μm，细胞质内含粗大的嗜酸性颗粒。根据所分泌激素的不同，嗜酸性细胞分为两种。

①生长激素细胞（somatotroph）：数量较多。电镜下，胞质内含大量电子密度高的分泌颗粒，直径

为 300~400nm。该细胞分泌生长激素（growth hormone，GH）。生长激素能促进肌肉、内脏的生长及多种代谢过程，特别是刺激骺软骨生长，使骨骼增长。在未成年时期，生长激素分泌不足可致垂体性侏儒症，分泌过多则引起巨人症；在成人，生长激素分泌过多会造成肢端肥大症。

⊕ 知识链接

侏儒症与巨人症

1. 侏儒症（dwarfism） 指身高低于同一种族、同一年龄、同一性别的小儿标准身高30%以上，或成年人身高在120cm以下者。侏儒症是由多种原因导致的生长激素分泌不足而致身体发育迟缓。病因可归咎于先天因素和后天因素两个方面。多数与遗传有关，一般智力发育正常。

2. 巨人症（gigantism） 为发生在青春期前的垂体前叶功能亢进症，分泌生长激素旺盛，病因不明，常继续发展为肢端肥大症。患者应注意预防和治疗感染，以改善本病预后。

②催乳激素细胞（mammotroph）：男女两性的垂体均有此种细胞，女性较多。电镜下，细胞质内分泌颗粒较少，大小不一；在分娩前期和哺乳期，细胞增多、增大，功能旺盛，分泌颗粒也增大。该细胞分泌催乳素（prolactin，PRL），能促进乳腺发育和乳汁分泌。

（2）嗜碱性细胞（basophil cell） 数量较嗜酸性细胞少，约占远侧部腺细胞总数的10%。细胞呈椭圆形或多边形，直径 15~25μm。细胞质内含嗜碱性颗粒。嗜碱性细胞又分为三种。

①促甲状腺激素细胞（thyrotroph）：电镜下，胞质内颗粒较小，分布在胞质边缘。该细胞分泌促甲状腺激素（thyroid stimulating hormone，TSH），能促进甲状腺激素的合成和释放。

②促肾上腺皮质激素细胞（corticotroph）：电镜下，胞质内含较大的颗粒。细胞分泌促肾上腺皮质激素（adrenocorticotrophic hormone，ACTH）和促脂素（lipotrophic hormone，LPH）。前者促进肾上腺皮质束状带分泌糖皮质激素；后者作用于脂肪细胞，使其分解产生脂肪酸。

③促性腺激素细胞（gonadotroph）：电镜下，胞质内含中等大小的分泌颗粒。该细胞分泌卵泡刺激素（follicle stimulating hormone，FSH）和黄体生成素（luteinizing hormone，LH）。卵泡刺激素在女性促进卵泡发育；在男性则刺激生精小管的支持细胞合成雄激素结合蛋白，以促进精子的发生。黄体生成素在女性促进排卵和黄体形成，在男性则刺激睾丸间质细胞分泌雄激素，故又称间质细胞刺激素（interstitial cell stimulating hormone，ICSH）。

（3）嫌色细胞（chromophobe） 数量最多，约占远侧部腺细胞总数的50%。细胞体积小，圆形或多边形，细胞质少，染色浅，细胞界限不清。电镜下，部分嫌色细胞的细胞质内有少量分泌颗粒，因此，有人认为这些细胞可能是脱颗粒的嗜酸性细胞、嗜碱性细胞，或是处于形成这两种细胞的初期阶段。多数嫌色细胞具有长的分支突起，突起伸入腺细胞之间，起支持作用。

2. 中间部（pars intermedia） 是位于远侧部与神经部之间的纵行狭窄区（图 11-11）。人类垂体中间部不发达，只占垂体的2%左右。中间部由滤泡及其周围的嫌色细胞和嗜碱性细胞构成。滤泡大小不等，内含胶质，其功能不明（图 11-14）。嗜碱性细胞分泌黑素细胞刺激素（melanocyte stimulating hormone，MSH），MSH 作用于皮肤的黑素细胞，促进黑色素的合成和扩散，使皮肤颜色变深。

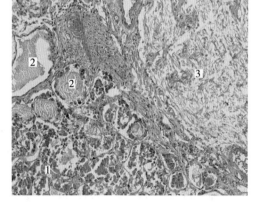

图 11-14 人垂体远侧部、中间部和神经部
光镜像（HE 染色，低倍）

1. 远侧部；2. 中间部滤泡；3. 神经部

3. 结节部（pars tuberalis） 呈套状包围神经垂体的漏斗，在漏斗前方较厚，后方较薄或缺如。该部有丰富的纵行毛细血管，腺细胞排列成索条状，分布于血管之间。结节部的细胞较小，主要是嫌色细胞。

4. 腺垂体的血管分布 垂体上动脉从结节部上端进入神经垂体的漏斗，在该处分支并吻合形成有孔毛细血管网，称第一级毛细血管网。这些毛细血管网下行到结节部下端，汇集形成数条垂体门微静脉，进入远侧部，再次分支并吻合形成窦状毛细血管网，称第二级毛细血管网。垂体门微静脉及其两端的毛细血管网共同构成垂体门脉系统（hypophyseal portal system）。远侧部的毛细血管最后汇集成小静脉，进入垂体周围的静脉窦（图11-15）。

5. 下丘脑与腺垂体的关系 下丘脑的弓状核等神经核的神经细胞具有内分泌功能，称神经内分泌细胞，能产生多种激素。这些神经细胞的轴突伸至神经垂体的漏斗。神经细胞合成的多种激素经轴突运送到漏斗处，在轴突末端释放，进入第一级毛细血管网，再经垂体门微静脉到达远侧部的第二级毛细血管网，从而分别调节远侧部各种腺细胞的分泌活动（图11-15）。其中，对腺细胞分泌起促进作用的激素，称释放激素（releasing hormone，RH）；对腺细胞分泌起抑制作用的激素，称释放抑制激素（release inhibiting hormone，RIH）。

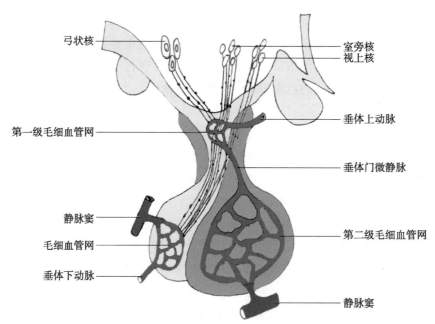

图11-15　垂体的血管分布及其与下丘脑的关系示意图

由此可见，下丘脑与腺垂体在结构上虽无直接联系，但可通过所产生的释放激素和释放抑制激素，经垂体门脉系统调节腺垂体内各种细胞的分泌活动，使下丘脑和腺垂体形成一个功能整体。

（二）神经垂体

神经垂体主要由大量的无髓神经纤维、神经胶质细胞和丰富的窦状毛细血管构成（图11-16）。下丘脑前区有视上核（supraoptic nucleus）和室旁核（paraventricular nucleus）两个神经核团，核团内有许多大型的神经内分泌细胞，其特点是细胞体内含有球形分泌颗粒。这些神经内分泌细胞的轴突，经漏斗到达神经部（图11-15）。神经内分泌细胞所形成的分泌颗粒，沿轴突被运输到神经部。在轴突沿途和终末，分泌颗粒常聚集成团，使轴突呈串珠样膨大，形成光镜下所见的大小不等、弱嗜酸性的团块，称赫林体（Herring body）。神经部的神经胶质细胞又称为垂体细胞（pituicyte），其大小不一、形状不规则，有些垂体细胞内常有脂滴和脂褐素（图11-16）。垂体细胞对神经纤维有支持和营养作用，并对神经分泌物的释放起调节作用。

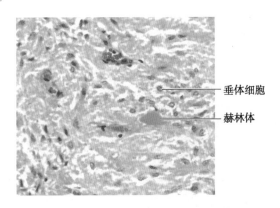

垂体细胞

赫林体

图 11-16 垂体神经部光镜像（HE 染色，高倍）

视上核和室旁核的神经内分泌细胞合成抗利尿激素（antidiuretic hormone，ADH）和催产素（oxytocin，OXT）。抗利尿激素的主要作用是促进肾远曲小管和集合管重吸收水，使尿液浓缩、尿量减少。如果抗利尿激素分泌减少，会导致尿崩症，患者每天排出大量稀释的尿液。抗利尿激素可使小动脉平滑肌收缩，致血压升高，故又称加压素（vasopressin）。催产素可引起妊娠子宫平滑肌收缩，有助于孕妇分娩，并能促进乳腺分泌。

这些激素在神经内分泌细胞胞体内合成，在神经垂体神经部贮存和释放入有孔毛细血管。神经垂体与下丘脑直接相连，两者是结构和功能的统一体。

🌐 知识链接

尿崩症

尿崩症（diabetes inspidus）是由各种原因造成抗利尿激素分泌不足，或肾脏对抗利尿激素的反应缺陷而引起的一组症候群，其特点是多饮、多尿、烦渴、低比重尿和低渗尿。中枢性尿崩症是由创伤、肿瘤、手术等多种原因引起下丘脑、垂体柄和垂体后叶损伤，导致 ADH 合成、转运和分泌不足而造成的尿崩症。男女发病比例相同，可发生在各年龄段，10~20 岁为高发年龄。

（三）下丘脑和垂体与其他内分泌腺的相互关系

正常状态下，各类激素水平是相对稳定的。内分泌腺分泌活动的稳定性，除受神经系统的调控外，某些内分泌腺之间的相互协调也很重要，其中，下丘脑和垂体与其他几种腺体之间的相互调节最为重要。一方面，下丘脑神经内分泌细胞分泌的释放激素和释放抑制激素，通过垂体门脉系统调节腺垂体各种腺细胞的分泌活动；腺垂体分泌的各种激素又调节相应的靶器官和靶细胞的分泌活动。另一方面，靶细胞的分泌物或某种物质（如血糖、血钙等）的浓度变化，反过来又影响相应内分泌腺的分泌活动，这种调节称为反馈。反馈调节是机体生理活动最重要的调节方式，通过反馈性调节可维持机体内环境的相对稳定和正常的生理功能。例如，下丘脑神经弓状核细胞分泌的促甲状腺激素释放激素能促进腺垂体远侧部的促甲状腺激素细胞分泌促甲状腺激素；促甲状腺激素又促进甲状腺滤泡上皮细胞合成和分泌甲状腺激素。当血液中的甲状腺激素上升到一定水平时，则反馈性抑制下丘脑或腺垂体相应激素的分泌，使血液中甲状腺激素水平下降；当血液中甲状腺激素下降到一定水平时，再通过反馈性调节使激素分泌增多（图 11-17）。

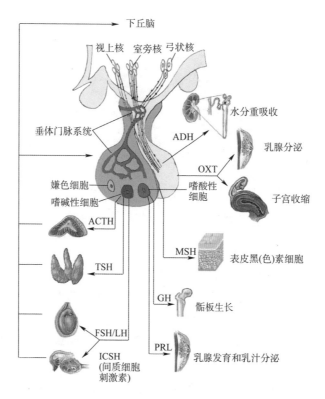

图 11 - 17　下丘脑与垂体的激素对靶器官作用示意图

五、松果体

松果体（pineal body）呈扁圆锥形，以细柄连于第三脑室顶。松果体表面包以软脑膜，软膜结缔组织伴随血管和无髓神经纤维伸入腺实质，将实质分为许多小叶。实质主要由松果体细胞、神经胶质细胞和无髓神经纤维组成。无髓神经纤维可与松果体细胞形成突触。

松果体细胞（pinealocyte）数量多，约占实质细胞的90%。在 HE 染色标本中，细胞体呈圆形或不规则形；核大；细胞质少，弱嗜碱性。在镀银染色切片中，可见细胞具有突起，短而细的突起终止于邻近细胞之间，长而粗的突起多终止于血管周围。电镜下，松果体细胞具有含氮激素分泌细胞的超微结构特点。松果体细胞分泌褪黑素（melatonin），褪黑素参与调节机体的昼夜生物节律、睡眠、情绪、性成熟等生理活动。成人的松果体内常见脑砂，是松果体细胞分泌物钙化而成的同心圆结构（图 11 - 18），其意义不明。

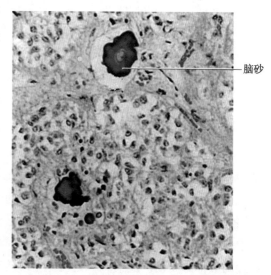

脑砂

图 11 - 18　松果体光镜像（HE 染色，高倍）

六、弥散神经内分泌系统

除了上述独立的内分泌腺外，许多器官内还存在着大量散在的内分泌细胞。这些内分泌细胞分泌的多种激素在调节机体生理活动中发挥重要的作用。1966 年，Pearse 根据这些内分泌细胞都能合成和分泌胺，而且细胞摄取胺前体（氨基酸）并在细胞内经脱羧后产生胺的特点，将这些细胞统称为摄取胺前体脱羧细胞（amine precursor uptake and decarboxylation cell），简称 APUD 细胞。

　　对 APUD 细胞的进一步深入研究显示，许多 APUD 细胞不仅产生胺，而且还产生肽，有的细胞只产生肽；神经系统内的许多神经元也合成和分泌与 APUD 细胞相同的胺类和（或）肽类物质。因此，学者们提出，将这些具有分泌功能的神经元（如下丘脑视上核和室旁核的神经内分泌细胞）和 APUD 细胞（如消化管、呼吸道的内分泌细胞）统称为弥散神经内分泌系统（diffuse neuroendocrine system，DNES）。可见，DNES 是在 APUD 细胞的基础上的进一步扩充和发展。至今已知 DNES 有 50 多种细胞。DNES 把神经系统和内分泌系统两大调节系统统一起来，构成一个整体，共同调节和控制机体的生理活动。

目标检测

答案解析

一、选择题

（一）A 型题

1. 分泌类固醇激素细胞的超微结构特点是（　　）

　　A. 高尔基复合体发达　　　　B. 形成分泌颗粒　　　　C. 滑面内质网丰富

　　D. 粗面内质网发达　　　　　E. 游离核糖体丰富

2. 甲状腺滤泡腔中有（　　）

　　A. 甲状腺球蛋白和碘化的甲状腺球蛋白　　　　B. 甲状腺球蛋白

　　C. 甲状腺素　　　　　　　　　　　　　　　　D. 降钙素

　　E. 促甲状腺激素

3. 下列关于甲状腺滤泡上皮细胞的描述中，正确的是（　　）

　　A. 一般为扁平状　　　　B. 分泌含氮激素　　　　C. 含有丰富的滑面内质网

　　D. 线粒体和溶酶体均较少　　　　E. 合成和分泌降钙素

4. 下列关于甲状腺滤泡旁细胞的描述中，错误的是（　　）

　　A. HE 染色切片中，胞质染色较深　　　　B. 其膜包颗粒内含降钙素

　　C. 镀银法可见胞质内含嗜银颗粒　　　　　D. 位于滤泡间或滤泡上皮细胞间

　　E. 分泌的降钙素能降低血钙浓度

5. 肾上腺球状带的特点是（　　）

　　A. 受促肾上腺皮质激素的调节　　　　B. 细胞较大，低柱状

　　C. 位于被膜下，较厚　　　　　　　　D. 细胞胞质较少，含少量脂滴

　　E. 球状带细胞分泌糖皮质激素

6. 下列关于肾上腺髓质的描述中，错误的是（　　）

　　A. 腺细胞多边形，含嗜铬颗粒

　　B. 含少量交感神经节细胞

　　C. 用铬盐处理，可将腺细胞分为两类

　　D. 电镜下，嗜铬细胞胞质内含许多电子密度高的分泌颗粒

　　E. 分泌的激素作用于心血管系

7. 垂体的结构分为（　　）

　　A. 神经垂体和腺垂体　　　　B. 神经部和腺垂体　　　　C. 垂体柄、垂体茎和漏斗柄

　　D. 前叶和后叶　　　　　　　E. 远侧部和中间部

8. 赫林体内含有的激素为（　）

    A. 黄体生成素和抗利尿激素　　B. 醛固酮和加压素　　　　　C. 催产素和生长激素

    D. 加压素和催产素　　　　　E. 以上都不对

9. 下述激素中，不是垂体远侧部嗜碱性细胞分泌的是（　）

    A. 卵泡刺激素　　　　　　　B. 黄体生成素　　　　　　　C. 促甲状腺激素

    D. 促肾上腺皮质激素　　　　E. 促生长激素

10. 下列关于垂体细胞的描述中，正确的是（　）

    A. 是一种神经元　　　　　　B. 是一种色素细胞　　　　　C. 是一种神经胶质细胞

    D. 是一种结缔组织细胞　　　E. 是一种上皮组织细胞

（二）X 型题

11. 内分泌腺的特点包括（　）

    A. 不通过受体可直接在靶细胞中发挥作用　　　B. 毛细血管、淋巴管丰富

    C. 由分泌部和导管组成　　　　　　　　　　　D. 分泌物称为激素

    E. 腺细胞常排成团状、索状

12. 分泌含氮激素细胞的特点不包括（　）

    A. 有大量脂滴　　　　　　　　　　　　　　　B. 丰富的滑面内质网

    C. 丰富的管状嵴线粒体　　　　　　　　　　　D. 含粗面内质网和高尔基复合体

    E. 含分泌颗粒

13. 滤泡旁细胞分泌的激素的功能包括（　）

    A. 分泌甲状旁腺激素　　　　B. 降低血钙　　　　　　　　C. 促进骨钙释放

    D. 促进成骨细胞活动　　　　E. 促进破骨细胞的活动

14. 肾上腺髓质细胞分泌（　）

    A. 雄激素　　　　　　　　　B. 雌激素　　　　　　　　　C. 盐皮质激素

    D. 肾上腺素　　　　　　　　E. 去甲肾上腺素

二、简答题

1. 内分泌腺的结构特点是什么？

2. 简述甲状腺滤泡的结构特点及其与功能的关系。

3. 简述肾上腺皮质的结构特点与功能。

4. 腺垂体通过什么结构与下丘脑建立联系？

（崔媛媛）

书网融合……

本章小结　　　　　　微课1　　　　　　微课2　　　　　　题库

第十二章 皮 肤

PPT

知识要求：

1. **掌握** 皮肤表皮角质形成细胞的结构和功能。

2. **熟悉** 黑素细胞和朗格汉斯细胞的分布、结构和功能。

3. **了解** 皮脂腺、汗腺和指（趾）甲的结构和功能；毛发的基本结构及生长机制。

技能要求：

能在光学显微镜下识别表皮的层次结构，描述角质形成细胞的结构特点。

素质要求：

通过对黑素细胞结构和功能的学习，获得整体与部分的辩证观，树立全局观念。

⇒ **案例引导**

案例 患者，男，35岁。背部及双上臂沸水烫伤4小时。查体：体温37.4℃，脉搏100次/分，心率20次/分，血压130/90mmHg。意识清楚。背部及双上臂创面皮肤肿胀明显，出现大量水疱，基底发红，疼痛明显。诊断：浅Ⅱ度中度烧伤，伤及真皮浅层。

讨论 1. 皮肤的功能是什么？

2. 皮肤功能的结构基础是什么？

3. 皮肤表皮和真皮的区别是什么？

皮肤（skin）覆盖于全身体表，是人体面积最大的器官，总面积为 $1.2 \sim 2.0 m^2$，约占成人体重的16%。皮肤由表皮和真皮组成，借皮下组织与深部组织相连。皮肤含有毛、皮脂腺、汗腺和指（趾）甲等皮肤附属器，它们都是表皮的衍生物（图12-1）。皮肤具有重要的屏障保护作用，能耐受摩擦、阻挡异物和病原体的侵入，防止体液丢失。皮肤内有丰富的感觉神经末梢，可感受外界的多种刺激。表皮的黑素细胞产生的黑色素能吸收紫外线，可保护深部组织免受辐射损害。此外，皮肤还具有吸收、排泄、调节体温、参与机体代谢等功能。

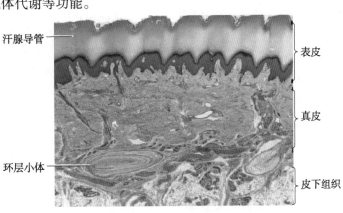

图 12-1 手掌皮肤结构光镜像（低倍）

一、表皮

表皮（epidermis）位于皮肤的浅层，由角化的复层扁平上皮组成。人体各部的表皮厚薄不一，一般厚 0.07 ~ 0.12mm，以手掌和足底最厚，为 0.8 ~ 1.5mm。表皮细胞分为两类：一类是角质形成细胞，数量多，是表皮的主要细胞；另一类是非角质形成细胞，数量少，散在于角质形成细胞之间，包括黑素细胞、朗格汉斯细胞和梅克尔细胞。

（一）角质形成细胞 微课

角质形成细胞（keratinocyte）占表皮细胞的 95% 以上，代谢活跃，能连续不断地分裂更新。在厚皮的表皮，从深层到浅层可分为典型的五层结构，即基底层、棘层、颗粒层、透明层和角质层（图 12 - 2，图 12 - 3）；而在薄皮的表皮，一般无透明层，其余各层均较薄。角质形成细胞的主要功能是合成角蛋白，参与表皮角化。下面以厚表皮为例，叙述表皮各层的形态结构特点。

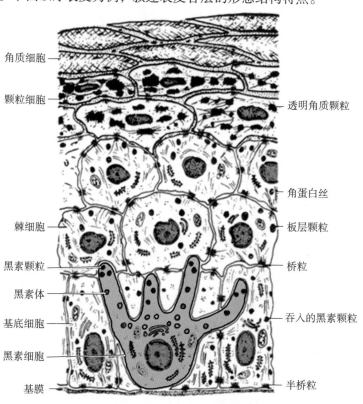

图 12 - 2 表皮细胞组成模式图

1. 基底层（stratum basale） 位于表皮最深层，附着于基膜上，与深部结缔组织连接，由一层矮柱状或立方形的基底细胞（basal cell）组成。细胞核呈卵圆形或圆形，胞质较少，呈嗜碱性。电镜下，胞质中有丰富的游离核糖体、散在或成束的角蛋白丝（keratin filament），角蛋白丝又称为张力丝（tonofilament），成束的张力丝构成张力原纤维（tonofibril）。在有色皮肤内还可见黄褐色的黑素颗粒。相邻的基底细胞之间以桥粒相连，基底面以半桥粒与基膜相连。基底细胞之间有明显的细胞间隙，通过基膜渗入的组织液可在细胞

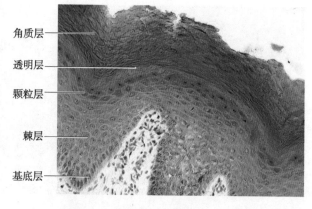

图 12 - 3 足底皮肤光镜结构像（低倍）

间隙内流动以营养表皮细胞。基底细胞是表皮的干细胞，有活跃的增殖和分化能力，新生细胞渐向浅层推移，分化为其余各层细胞，故基底层又称为生发层。

2. 棘层（stratum spinosum）　位于基底层之上，由 4～10 层棘细胞组成，体积较大，深部细胞呈多边形，向浅层逐渐变扁，细胞表面伸出许多短小的棘状突起。细胞核大而圆，位于中央。胞质丰富，呈弱嗜碱性。电镜下，胞质中有较多的游离核糖体、角蛋白丝束和少量的板层颗粒（lamellated granule）。板层颗粒是胞质内合成的一种含糖脂的膜包颗粒，呈明暗相间的板层状。角蛋白丝束从核周呈放射状延伸，附着于桥粒的附着板上（形成光镜下的张力原纤维）。相邻细胞的突起镶嵌，并以桥粒相连。这些特征为棘层提供了更强的张力和附着能力。

3. 颗粒层（stratum granulosum）　位于棘层上方，由 3～5 层较扁的梭形细胞组成。其细胞核渐趋退化。此层细胞的主要特点是胞质内含有较多大小不一、形状不规则、强嗜碱性的透明角质颗粒（keratohyalin granule）。电镜下，透明角质颗粒无膜包被，呈致密均质状，主要成分为富有组氨酸的蛋白质，胞质中的角蛋白丝束明显增多，常伸入透明角质颗粒中。板层颗粒增多，多分布在细胞周边，渐与细胞膜相贴，并以胞吐方式将其内容物排入细胞间隙，形成膜状物，构成阻止物质透过表皮的重要屏障。颗粒层细胞胞质中其他细胞器趋于退化。

4. 透明层（stratum lucidum）　仅在无毛的手掌和足底的皮肤中较为明显，位于颗粒层上方，由 2～3 层扁平细胞组成。HE 染色显示细胞界限不清，细胞核已消失，胞质呈强嗜酸性透明均质状，折光性强。电镜下，细胞核和细胞器均已消失，胞质内充满透明角质颗粒蛋白，大量的角蛋白丝浸埋其中。

5. 角质层（stratum corneum）　位于表皮的最浅层，由多层扁平的角质细胞组成。角质细胞是细胞完全角化的死细胞。光镜下，胞质呈嗜酸性均质状。电镜下，细胞内充满粗大密集的角蛋白丝束，浸埋在致密均质状物质中，其他细胞器均已消失。致密均质状物质的成分主要来自透明角质颗粒。角蛋白丝与致密均质状物质结合的复合体为角蛋白。细胞膜内面附有一层不溶性的蛋白质，使细胞膜增厚而坚固。细胞间隙中充满由板层颗粒释放的脂类物质。角质层构成皮肤的重要保护层，对多种物理性和化学性刺激都有很强的耐受力，对阻止体外物质的侵入和体内物质的丢失有重要作用。角质层的最表层细胞之间的桥粒消失，细胞连接松散，逐渐脱落成为皮屑。

表皮由基底层至角质层的结构变化，反映了角质形成细胞增殖、分化、向表面逐层推移，最后脱落的动态变化过程；同时也反映了角质形成细胞合成角蛋白，参与表皮角化的过程（图 12-2，图 12-3）。基底细胞是表皮干细胞，含有角蛋白丝，随着基底层细胞向表面的推移和分化，角蛋白丝不断增多，颗粒层细胞出现透明角质颗粒，随着细胞的上移，角蛋白丝由垂直方向变成纵横交错排列，并与透明角质颗粒的蛋白融合为角蛋白。角质形成细胞不断地脱落和更新，使表皮各层得以保持正常的结构和厚度，更新周期为 3～4 周。

⊕ **知识链接**

脂溢性角化病

脂溢性角化病又名老年疣、老年斑、基底细胞乳头瘤，是临床上常见的良性皮肤肿瘤之一。好发于老年人面颈、胸背、手背等暴露、易受伤皮肤处，临床表现多样。皮损为淡褐色至棕褐色扁平斑片、丘疹、结节，表面光滑或略呈颗粒状，有的表面有鳞屑残痂，基底界限清楚，无向下生长倾向，两侧边界清楚。研究认为，本病的发病机制主要为受损皮肤感染人乳头状瘤病毒。人乳头状瘤病毒感染受损皮肤后，刺激皮肤加速角化，导致角化过度、棘层肥厚呈乳头瘤样增生、基底细胞增生。本病病程缓慢，一般不需要治疗。对诊断不明确的病例，应取皮损做组织病理检查。

（二）非角质形成细胞

1. 黑素细胞（melanocyte） 是生成黑色素的细胞，胞体多散在分布于表皮基底细胞之间和毛囊内，在 HE 染色标本上不易分辨，特殊染色可显示细胞全貌。黑素细胞胞体较大，圆形或卵圆形，并有许多较长的突起，其突起伸入基底细胞和棘细胞之间；核小，呈圆形或椭圆形。电镜下，胞质内含有丰富的核糖体、粗面内质网和发达的高尔基复合体。黑素细胞基底部由半桥粒连接于基板，与角质形成细胞间无桥粒连接。黑素细胞的主要特征是胞质内含有膜包裹的黑素体（melanosome）（图 12 - 2），内含酪氨酸酶，能把酪氨酸转化成黑色素（melanin）。当黑素体内出现黑色素后，改称黑素颗粒（melanin granule），多巴染色法呈棕褐色。黑素颗粒迅速迁移到细胞突起的末端，经胞吐方式释放黑素颗粒，被邻近的基底细胞和棘细胞吞入。黑色素能吸收紫外线，可防止表皮深层的幼稚细胞受辐射损伤。紫外线可刺激酪氨酸酶的活性，促进黑素颗粒的形成并向表层推移。故长期在室外工作的人肤色较深。

2. 朗格汉斯细胞（Langerhans cell） 是具有树枝状突起的细胞，散在于棘层浅部，在 HE 染色切片上不易辨认。电镜下，胞质内有特征性的伯贝克颗粒（Birbeck granule），颗粒有膜包被，呈杆状或网球拍状（图 12 - 4）。用 ATP 酶组织化学染色可显示，该细胞具有树枝状突起（图 12 - 5）。朗格汉斯细胞能捕获皮肤中的抗原物质，处理后形成抗原肽 - MHC 分子复合物，分布于细胞表面，利于 T 细胞识别，引发免疫反应。朗格汉斯细胞来源于血液中的单核细胞，并不长期固定在表皮内，而是不断游走于毛细淋巴管、淋巴结、血液等处，且不断更新。

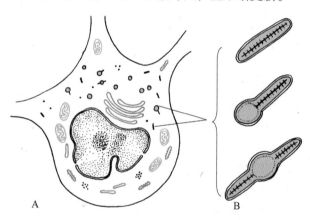

图 12 - 4　朗格汉斯细胞电镜结构模式图
A. 朗格汉斯细胞；B. 伯贝克颗粒

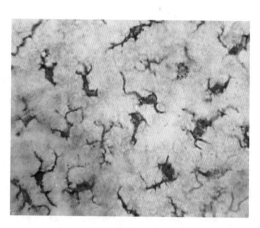

图 12 - 5　皮肤朗格汉斯细胞光镜结构像
（ATP 酶组织化学染色法，高倍）

3. 梅克尔细胞（Merkel cell） 在 HE 染色标本上不易辨别，是一种扁圆形、有短指状突起的细胞，数量很少，常分布在毛囊附近的表皮基底细胞之间。电镜下，梅克尔细胞最显著的特征是基底部的胞质内含有许多有膜包被的、有致密核心的颗粒，这些颗粒多聚集在与神经末梢接触的一侧（图 12 - 6）。梅克尔细胞的功能尚不清楚，可能为感受触觉刺激。

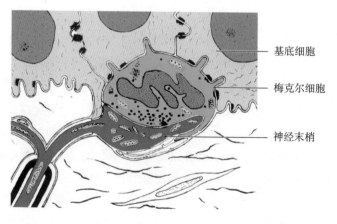

基底细胞

梅克尔细胞

神经末梢

图 12 - 6　梅克尔细胞与神经末梢超微结构模式图

二、真皮

真皮 (dermis) 位于表皮下方，由结缔组织构成。真皮的厚度因身体部位的不同而异，通常为 1 ~ 2mm。眼睑、腋窝、包皮部较薄，约 0.6mm；手掌、脚掌部较厚，约 3mm。真皮可分为乳头层和网织层，两者互相移行，无明显界限（图 12 – 1）。

1. **乳头层（papillary layer）** 位于真皮的浅层，较薄，由疏松结缔组织构成。结缔组织向表皮底部突出形成乳头状隆起，称真皮乳头，使表皮与真皮的交界面呈凹凸不平状，扩大了两者的接触面积，有利于两者的牢固连接和表皮的营养。乳头层含丰富的毛细血管和神经末梢。富含毛细血管的乳头称为血管乳头；富含游离神经末梢和触觉小体的乳头称为神经乳头。

2. **网织层（reticular layer）** 位于乳头层下方，较厚，是真皮的主要组成部分，由不规则致密结缔组织构成。内有较多粗大的胶原纤维束交织成网，并有许多弹性纤维夹杂其间，纤维网使皮肤具有较大的韧性和弹性。老年人此层中的部分胶原纤维变性、弹性纤维减少或弹性减弱，故皮肤皱纹增加。网织层内还有较多的血管、淋巴管、神经、毛囊、皮脂腺、汗腺和环层小体等（图 12 – 1）。

真皮下方为皮下组织 (hypodermis)，即解剖学上所称的浅筋膜，由疏松结缔组织和脂肪组织构成。皮下组织不属于皮肤的组成部分，它将皮肤与深部组织相连，使皮肤具有一定的活动性。皮下组织的厚度随个体、年龄、性别和部位等的不同而有较大差异，具有连接、缓冲机械压力、保持体温和贮存能量等作用。由于此层组织疏松、血管丰富，临床上常在此层做皮下注射。

三、皮肤附属器

（一）毛

人体皮肤除手掌和足底等部位外，均有毛 (hair) 分布。身体各部位毛的粗细和长短不一，头发、腋毛等较粗长；其他部位的毛较细短。

每根毛伸出皮肤外的部分称为毛干 (hair shaft)，埋入皮肤内的部分称为毛根 (hair root)，毛根外包毛囊 (hair follicle)（图 12 – 7），毛根和毛囊下端融合并膨大，形成毛球 (hair bulb)（图 12 – 8，图 12 – 9）。毛球底部内陷，结缔组织突入其中，形成毛乳头 (hair papilla)（图 12 – 7，图 12 – 9），毛乳头内含丰富的毛细血管和神经。毛球是毛和毛囊的生长点，毛乳头对其生长起诱导和营养作用，如毛乳头被破坏或退化，毛即停止生长并脱落。

毛干和毛根由排列规则的角化上皮细胞组成。角化上皮细胞的长轴与毛平行，细胞内充满角蛋白，并含数量不等的黑素颗粒。毛囊由上皮根鞘和结缔组织鞘组成（图 12 – 9）。上皮根鞘包裹毛根，与表皮相连续，其结构也与表皮相似。结缔组织鞘位于上皮根鞘的外面，由结缔组织构成。毛球由毛母质细胞 (hair matrix cell) 和黑素细胞组成。毛母质细胞是一种幼稚的细胞，呈柱状或立方形，它们可以不断分裂增殖，向上移动，逐渐角化，形成毛根和上皮根鞘的细胞。黑素细胞位于毛母质细胞之间，可产生并输送黑素颗粒至形成毛干的上皮细胞中。毛的颜色取决于毛干内角质细胞含色素的量：黑素颗粒多时，呈黑色；黑素颗粒少时，呈灰色；介于二者之间时，呈棕黑或棕黄色；无黑色素时，呈白色。

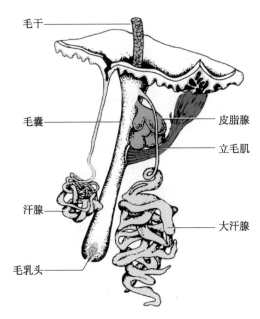

图 12 – 7 皮肤附属器模式图

毛和毛囊斜长在皮肤内，在它们与表皮表面呈钝角的一侧，有一束斜行平滑肌，称立毛肌（图 12-7，图 12-8）。它一端附着在毛囊上，另一端与真皮乳头层的结缔组织相连。立毛肌受交感神经支配，当寒冷或情绪紧张激动时，立毛肌收缩，可使毛竖立，皮肤呈现鸡皮样；同时也有助于皮脂腺排出分泌物。

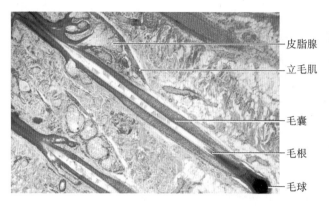

图 12-8　头皮光镜结构像（低倍）

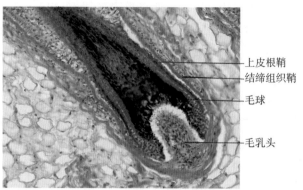

图 12-9　毛球和毛囊光镜结构像（高倍）

毛有一定的生长周期，身体各部位毛的生长周期长短不等。在生长期的毛，毛囊长，毛球和毛乳头也大，毛母质细胞分裂活跃。由生长期转入退化期（即换毛的开始），此时毛囊变短，毛球和毛乳头萎缩变小，毛母质细胞停止分裂并发生角化，毛与毛球和毛囊连接不牢，故易脱落。在下一个周期开始时，毛囊的底端形成新的毛球和毛乳头，开始生长新毛。新毛长入原有的毛囊内，将旧毛推出，新毛伸出皮肤表面。

（二）皮脂腺

除手掌、足底和足外侧外，其余部位的皮肤均有皮脂腺（sebaceous gland）。在有毛的皮肤，皮脂腺位于毛囊与立毛肌之间；在无毛的皮肤，则位于真皮浅层。皮脂腺为泡状腺，由分泌部和导管部组成（图 12-7）。

1. 分泌部　呈囊泡状，由多层细胞组成。腺泡周边部是一层较小的幼稚细胞，称基细胞，其核染色淡，胞质嗜碱性。基细胞有活跃的增殖能力，可不断生成新的腺细胞。新生的腺细胞逐渐变大，胞质中脂滴逐渐增多，并向腺泡中心移行，至腺泡中央，腺细胞较大，呈多边形，细胞核固缩，胞质内充满脂滴和溶酶体（图 12-10）。最后，由于溶酶体的作用，腺细胞解体，连同脂滴一起排出，这些排出的分泌物称为皮脂（sebum）。皮脂对皮肤和毛发有润滑和保护作用。此外，皮脂在皮肤的表面形成脂质膜，有抑菌作用。

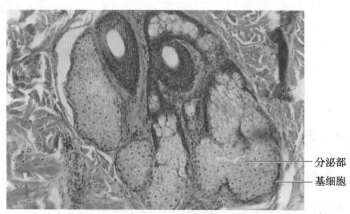

图 12-10　皮脂腺光镜结构像（高倍）

2. 导管部 由复层扁平上皮构成，短而粗，多开口于毛囊上段，也有直接开口于皮肤表面的。

⊕ 知识链接

青春痘

　　青春痘又称为痤疮，是青春期常见的一种毛囊皮脂腺慢性炎性病变，以粉刺、丘疹、脓疱、结节、囊肿及瘢痕为特征。其病因主要是雄性激素水平过高，导致皮脂腺分泌过多，皮脂腺导管或毛囊口角化堵塞，过多的皮脂不能及时排出，淤积在毛囊内形成脂栓，即所谓的粉刺。痤疮棒状杆菌的多种酶可分解皮脂中的三磷酸甘油酯为游离脂肪酸，游离脂肪酸能破坏毛囊壁，使毛囊内含物进入并刺激真皮及毛囊周围组织，引起毛囊皮脂腺周围炎症反应，导致一系列痤疮症状。当有蠕形螨寄生或表皮葡萄球菌继发感染时，可形成脓疱。

（三）汗腺

　　汗腺（sweat gland）为单曲管状腺。根据分泌方式、分泌物的性质以及腺所在部位的不同，可分为外泌汗腺和顶泌汗腺两种。

　　1. 外泌汗腺（eccrine sweat gland） 又称局泌汗腺，即通常所指的汗腺，遍布全身皮肤，以手掌、足底和腋窝等处最多。外泌汗腺由分泌部和导管部组成（图12-7，图12-11）。分泌部管径较粗，盘曲成团，位于真皮深层或皮下组织内，由单层矮柱状或锥体形细胞组成；在腺细胞与基膜之间有肌上皮细胞，其收缩有助于排出汗液。汗腺的导管细长而弯曲，由两层小立方形细胞围成，胞质嗜碱性。导管从真皮深部上行，进入表皮后，呈螺旋形上升，开口于皮肤表面的汗孔。

　　腺细胞分泌的汗液除含大量水分外，还含钠、钾、氯、乳酸盐和尿素等。导管部能吸收一部分钠和氯。汗液分泌可散发机体热量以调节体温、湿润皮肤和排泄部分代谢产物。

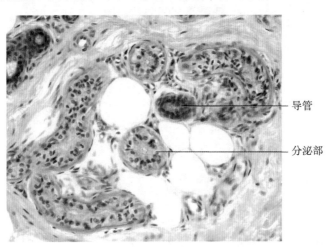

图12-11 外泌汗腺光镜结构像（高倍）

　　2. 顶泌汗腺（apocrine sweat gland） 又称大汗腺，主要分布在腋窝、乳晕、肛门周围及会阴等处。其分泌部管径粗，腺腔大，盘曲成团。腺上皮由一层扁平、立方或矮柱状细胞围成。导管细而直，由两层立方细胞围成，开口于毛囊上段。分泌物为较浓稠的乳状液，内含少量蛋白质、糖和脂类，被细菌分解后产生特殊气味。分泌过盛而致气味过浓时，则导致狐臭。腺体的分泌活动受性激素的影响，青春期分泌较旺盛，至老年时渐退化。

（四）指（趾）甲

指（趾）甲（nail）为指（趾）端背面的硬角质板，由多层紧密排列的角化细胞组成。露在外面的部分为甲体，埋于皮肤内的部分为甲根，甲的远端游离而不附着于皮肤的部分为游离缘（图 12 - 12）。甲体深部的皮肤为甲床，由表皮的基底层、棘层和真皮组成。甲根附着处的甲床上皮为甲母质，该部位的细胞增殖活跃，是甲的生长区。甲母质细胞分裂增生，不断向指（趾）的远端移动并角化形成甲。拔除指（趾）甲后，若能保留甲母质，甲仍能再生。甲体两侧和近侧的皮肤为甲襞。甲襞与甲体之间的沟为甲沟。甲对指（趾）末节起保护作用。甲床真皮中有丰富的感觉神经末梢，故指（趾）甲能感受精细的触觉。

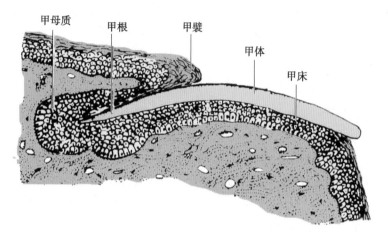

图 12 - 12 指（趾）甲光镜结构纵切面模式图

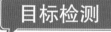

答案解析

一、选择题

（一）A 型题

1. 厚表皮由深至浅的分层顺序是（   ）

    A. 基底层、棘层、角质层、透明层、颗粒层

    B. 基底层、棘层、透明层、角质层、棘层

    C. 基底层、棘层、颗粒层、透明层、角质层

    D. 棘层、颗粒层、透明层、角质层、基底层

    E. 基底层、颗粒层、棘层、角质层、透明层

2. 下列关于朗格汉斯细胞的描述中，错误的是（   ）

    A. 分布于棘层   B. 胞质含板层颗粒   C. 能捕获抗原

    D. 是抗原呈递细胞   E. 胞质含伯贝克颗粒

3. 表皮中的干细胞是（   ）

    A. 基底细胞   B. 棘细胞   C. 朗格汉斯细胞

    D. 梅克尔细胞   E. 角质细胞

4. 表皮角质形成细胞不含有 （ ）

    A. 角蛋白丝   B. 板层颗粒   C. 透明角质颗粒

    D. 伯贝克颗粒   E. 黑素颗粒

5. 下列关于黑素细胞的描述中，错误的是 （ ）

    A. 是多突起的细胞

    B. 含有大量黑素颗粒

    C. 可把黑素颗粒转移给角质形成细胞

    D. 白种人和黑种人的黑素细胞数量相差不大

    E. 酪氨酸酶丰富

6. 下列关于黑素颗粒的描述中，错误的是 （ ）

    A. 充满黑色素   B. 光镜下呈黑色

    C. 黑色素由酪氨酸转化而成   D. 黑色素有吸收紫外线以保护机体的作用

    E. 黑素细胞内存在很少

7. 毛的生长点是 （ ）

    A. 上皮根鞘   B. 毛球   C. 毛乳头

    D. 毛根   E. 毛囊

8. 下列关于真皮乳头层的描述中，错误的是 （ ）

    A. 和表皮以基膜相隔   B. 向表皮突出形成真皮乳头   C. 有触觉小体

    D. 含丰富的毛细血管   E. 有环层小体

9. 角质形成细胞之间的细胞连接是 （ ）

    A. 紧密连接   B. 中间连接   C. 桥粒

    D. 缝隙连接   E. 连接复合体

10. 透明角质颗粒存在于表皮的 （ ）

    A. 基底层   B. 棘层   C. 颗粒层

    D. 透明层   E. 角质层

（二）X 型题

11. 明显受性激素调节的皮肤附属器有 （ ）

    A. 大汗腺   B. 皮脂腺   C. 毛

    D. 指甲   E. 汗腺

12. 皮肤的功能包括 （ ）

    A. 阻挡病原体侵入机体   B. 防止体液丢失   C. 感受外界刺激

    D. 调节体温   E. 排泄废物

13. 下列关于角质细胞结构特点的描述中，正确的是 （ ）

    A. 胞质内含大量角蛋白丝   B. 细胞膜增厚

    C. 细胞间隙充满脂质膜状物   D. 浅层的角质细胞间桥粒消失

    E. 表层的角质细胞不断脱落

14. 下列关于朗格汉斯细胞的描述中，正确的是 （ ）

    A. 有树枝状突起   B. 含伯贝克颗粒

    C. 可形成抗原肽 – MHC 分子复合物   D. 可进入淋巴循环

    E. 为抗原呈递细胞

15. 下列关于汗腺结构的描述中，正确的有（　　）

　　A. 为分支管状腺　　　　　B. 有分泌部和导管部　　　　　C. 分泌部盘曲成团

　　D. 导管开口于毛囊上部　　E. 有肌上皮细胞

16. 下列关于基底细胞的描述中，正确的是（　　）

　　A. 附着于基膜　　　　　　B. 富含游离核糖体　　　　　　C. 胞质嗜碱性

　　D. 是表皮的干细胞　　　　E. 不含黑素颗粒

二、问答题

1. 表皮的结构、角化的过程与功能的关系。

2. 黑素细胞和朗格汉斯细胞的结构与功能。

（林冬静）

书网融合……

本章小结

微课

题库

第十三章　眼和耳

PPT

📖 学习目标

知识要求：

1. 掌握　角膜和视网膜的结构；膜蜗管和螺旋器的结构与功能。

2. 熟悉　膜半规管和壶腹嵴的结构与功能；椭圆囊、球囊和位觉斑的结构与功能。

3. 了解　巩膜、血管膜的结构；眼内容物和眼附属器官的结构与功能；外耳、中耳的组织结构与功能。

技能要求：

能在光学显微镜下辨认眼球壁的各层结构及螺旋器的微细结构。

素质要求：

通过查阅我国眼科医生捐献眼角膜的相关资料，培养爱国和敬业精神。

⇨ 案例引导

案例　患者，男，55岁。高度近视，平日在电脑前工作，压力较大，经常熬夜。高血压病史2年。因左眼视物遮挡半月余就医。眼底检查发现视盘边界清，颜色可；周边视网膜青灰色隆起，累及黄斑区；鼻的上方视网膜可见一个约2PD大小的马蹄形裂孔。初步诊断为左眼孔源性视网膜脱离。

讨论　1. 此病发生的组织学基础是什么？

　　　　2. 从这个案例中，我们还能得到什么启示？

一、眼

眼为视觉器官，由眼球和眼的附属器官如眼睑、泪腺等构成。眼球由眼球壁和眼球内容物构成。眼球内容物和角膜共同构成眼的屈光装置（图13-1，图13-2）。

（一）眼球壁 📱微课1

眼球壁由外向内依次为纤维膜、血管膜和视网膜。

1. 纤维膜（fibrous tunic）　为眼球壁最外层，前1/6为角膜，后5/6为巩膜，二者移行处为角膜缘。

（1）角膜（cornea）　为无色透明的圆盘，略向前突出。角膜的营养靠房水和角膜外侧部的血管渗透供给。角膜内富含神经末梢，感觉灵敏，其组织结构由前向后分为五层（图13-3）。

①角膜上皮（corneal epithelium）：为未角化的复层扁平上皮，由5~6层细胞规律排列构成。其特点包括：基底面平整；基底层细胞为矮柱状，其不断增殖并向表层推移；中间有2~3层多边形细胞；表面是1~2层扁平细胞。角膜上皮更新速度很快。角膜边缘的上皮逐渐增厚，与球结膜的复层扁平上皮相延续。

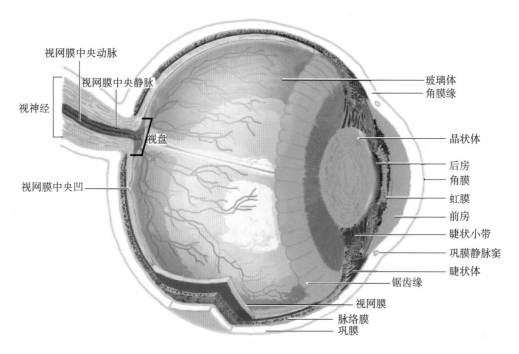

图 13-1　眼球水平切面模式图

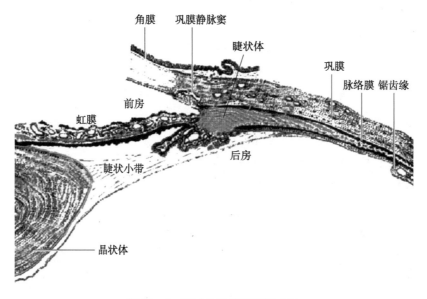

图 13-2　眼球前半部切面模式图

②前界层（anterior limiting layer）：为厚 10～16μm 的均质透明膜，电镜下主要由胶原原纤维和基质构成。

③角膜基质（corneal stroma）：又称固有层，约占角膜全层厚度的 90%，主要由多层与表面平行的胶原板层构成。胶原板层由胶原原纤维平行排列形成，相邻板层之间纤维排列方向相互垂直。层间少量扁平的成纤维细胞又称为角膜细胞。

④后界层（posterior limiting lamina）：较前界层薄，也由胶原原纤维和基质构成，均质透明。后界层由角膜内皮分泌形成，属于角膜内皮的基膜。

⑤角膜内皮（corneal endothelium）：为单层扁平上皮，能合成和分泌蛋白质，参与后界层的形成和更新。

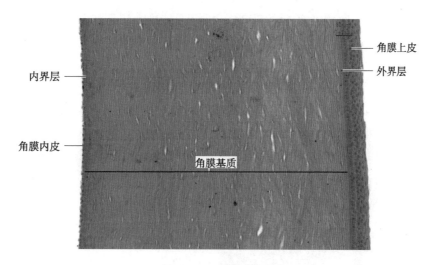

图 13-3 角膜光镜像

角膜内无血管、淋巴管和色素颗粒，基质内的胶原原纤维直径一致，屈光指数相同，排列规则，是保持角膜透明的形态学基础。

（2）巩膜（sclera） 由致密结缔组织构成，胶原纤维粗大，排列不规则，坚韧不透明，对眼球起支持、保护作用。

角膜缘（corneal limbus）：为巩膜和角膜交界的移行区，外表面有球结膜的起始部附着，内侧部有小梁网和巩膜静脉窦分布。角膜缘的血管较丰富，外伤时易出血。巩膜静脉窦（scleral venous sinus）为一环行小管，管壁由内皮、不连续的基膜和薄层结缔组织构成，腔内流动着房水。小梁网（trabecular meshwork）位于巩膜静脉窦的内侧，起自角膜后界层，止于巩膜距。巩膜在与角膜交界处的内侧形成的环行嵴状突起为巩膜距，是小梁网和睫状肌附着处。角膜基质纤维、后界层和角膜内皮向后扩展形成小梁和小梁间隙，小梁相互交织成网。小梁以胶原纤维为轴心，表面覆以内皮。房水从前房角注入小梁间隙，进而汇入外侧的巩膜静脉窦（图 13-4）。

2. 血管膜（vascular tunic） 由富含血管和色素细胞的结缔组织构成。自前向后分别为虹膜、睫状体和脉络膜。

（1）虹膜（iris） 为环形薄膜，中央是瞳孔，周边与睫状体相连。虹膜自前向后分三层。①前缘层：位于虹膜前面，由一层不连续的成纤维细胞和色素细胞构成。②虹膜基质：疏松结缔组织，含丰富的血管和色素细胞。③上皮层：由两层细胞组成。前层细胞特化为肌上皮细胞；后层细胞较大，立方形，胞质内充满黑素颗粒（图 13-2，图 13-4）。

（2）睫状体（ciliary body） 是位于虹膜与脉络膜之间的环状结构。在眼球矢状切面上呈三角形，后部较平坦，前部有许多突起，称睫状突。由睫状突发出许多辐射状的微原纤维，即睫状小带，止于晶状体囊（图 13-1，图 13-2）。睫状体由三部分组成（图 13-2）。①睫状肌：为睫状体的主要组成部分，为平滑肌，排列成纵行、放射状和环行，起自巩膜距，止于脉络膜或睫状体内。②基质：是富含血管和色素细胞的疏松结缔组织。③睫状上皮层：由两层细胞组成。外层为立方形色素上皮细胞；内层为立方形非色素上皮细胞，能分泌房水、形成睫状小带。

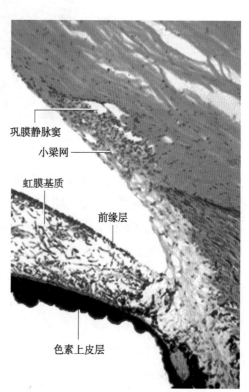

图 13-4 眼前部切片光镜像（中倍）

（3）脉络膜（choroid） 构成血管膜的后2/3，衬于巩膜内面，是富含血管和色素细胞的疏松结缔组织。脉络膜的最内层为玻璃膜，是由纤维和基质构成的薄层均质透明膜。脉络膜的血管为视网膜的外侧1/3提供营养。

3. 视网膜（retina） 视网膜为眼球壁最内层，分为盲部和视部。盲部即虹膜上皮和睫状体上皮；视部贴附在脉络膜内面，有感光能力，即一般所称的视网膜。视部与盲部交界处呈锯齿状，称锯齿缘。视网膜视部是高度特化的神经组织，自外向内主要由四层细胞构成，依次为色素上皮层、视细胞层、双极细胞层和节细胞层（图13-5）。在眼球壁的后部，有黄斑和视盘两个特殊区域分布（图13-1）。

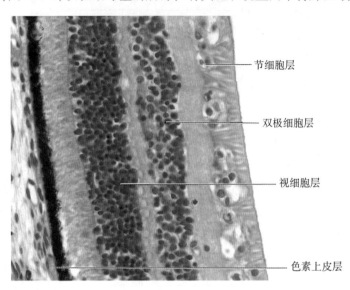

节细胞层

双极细胞层

视细胞层

色素上皮层

图13-5 眼球壁光镜像

（1）色素上皮层（pigment epithelium） 位于视网膜最外层，为单层立方上皮，基底部紧贴在玻璃膜上。顶部有许多细长突起，伸入视细胞之间但与其缺乏连接结构，是视网膜剥离的好发部位。色素上皮细胞的胞质及突起内有许多黑素颗粒，可以调节感光细胞所感受的光强度（图13-6）。

（2）视细胞层（visual cell layer） 又称感光细胞层（photoreceptor cell layer）。细胞为一种高度分化的感觉神经元，能将光刺激转换成神经冲动。视细胞由外突（树突）、细胞体、内突（轴突）三部分构成；胞核位于胞体中央。根据外突的形态，将视细胞分为视杆细胞和视锥细胞两种（图13-6）。

①视杆细胞（rod cell）：外突呈细长杆状，称视杆，嵌入色素上皮细胞的突起之间。视杆中段有一缩窄处，将视杆分为内节、外节，缩窄处为纤毛性结构，称连接纤毛。内节富含线粒体、粗面内质网、高尔基复合体，是合成蛋白质的部位，为外节提供原料和能量；外节细长，有许多平行排列的膜盘（membranous disc）。膜盘是由外节基部一侧的胞膜内陷并反复折叠形成，最终与细胞膜分离，并逐渐向细胞外端推移、脱落，脱落的膜盘碎片由色素上皮细胞吞噬，同时基部又不断形成。膜盘上含有感光物质——视紫红质（rhodopsin），能感受暗光或弱光。视紫红质由11-顺视黄醛（11-cis retinal）和视蛋白（opsin）构成，能将光能转换成电信号。维生素A是合成11-顺视黄醛的原料，因此，维生素A缺乏时，膜盘对弱光的敏感度降低，发生夜盲症。视杆细胞的内侧突起末端膨大成小球状，与双极细胞、水平细胞形成突触。视杆细胞感受弱光和暗光。

②视锥细胞（cone cell）：与视杆细胞结构相似，但外侧突起呈圆锥状，称视锥。外节的膜盘与胞膜不分离，也不脱落。视锥细胞的膜盘上嵌有视紫蓝质（iodopsin）。人类有三种视锥细胞，分别感受红敏、绿敏和蓝敏色素。如果缺少感受红光或绿光的视锥细胞，则不能分辨红色或绿色，为红色盲或绿色

盲。内侧突起末端膨大呈足状,可与一个或多个双极细胞的树突以及水平细胞形成突触。视锥细胞感受强光和颜色。

(3) 双极细胞层(bipolar cell layer) 是连接感光细胞和节细胞的中间神经元。其树突与视细胞的内突形成突触,轴突与节细胞的树突形成突触。多数双极细胞可与多个视细胞形成突触联系;但位于视网膜中央凹周围的双极细胞只与一个视细胞和一个节细胞联系,称侏儒双极细胞(图13-6)。此层还有多种其他的中间神经元,形成广泛的突触联系,构成局部环路,参与视觉信号的传导和调控。

(4) 节细胞层(ganglion cell layer) 位于视网膜最内层,为多极神经元。其树突与双极细胞的轴突形成突触,其轴突向视盘集中,形成视神经。多数节细胞胞体较大,与多个双极细胞形成突触联系;少数胞体较小的侏儒节细胞,只和一个侏儒双极细胞形成突触联系(图13-6)。

放射状胶质细胞:又称米勒(Müller)细胞,是一种长柱形神经胶质细胞。细胞狭长,几乎贯穿视网膜全层(色素上皮层除外);胞核位于双极细胞层,突起伸展于神经元之间。放射状胶质细胞具有支持、营养、保护、绝缘等作用(图13-6)。

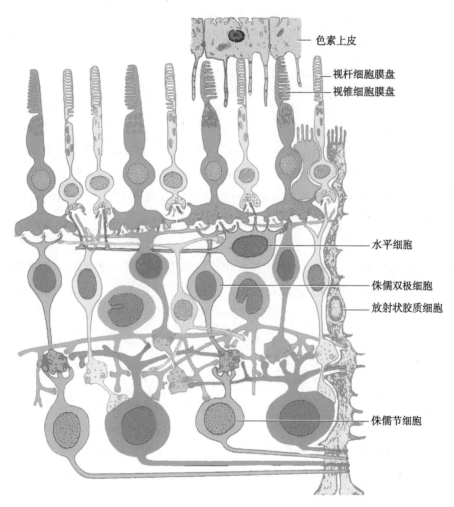

色素上皮

视杆细胞膜盘
视锥细胞膜盘

水平细胞

侏儒双极细胞

放射状胶质细胞

侏儒节细胞

图13-6 视杆细胞和视锥细胞模式图

视盘(optic disc):又称视神经乳头或生理盲点,是视网膜节细胞发出的轴突在眼球后端集中的区域,圆盘状,轴突穿出巩膜筛板,成为视神经。视网膜中央动脉和视网膜中央静脉也由此进出(图13-1)。

黄斑(macula lutea):在视盘颞侧有一浅黄色区域,称黄斑。黄斑中央有一直径为1.5mm的浅凹,为中央凹。该处视网膜最薄，只有视锥细胞和色素上皮细胞，双极细胞和节细胞均斜向周围。视锥细胞至节细胞间为一对一的联系，故中央凹的视力最敏锐、最精确（图13-7）。

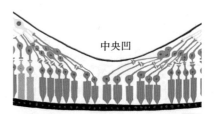

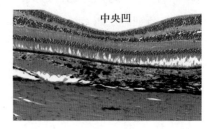

图13-7　黄斑中央凹模式图（上）和光镜像（下）

（二）眼球内容物

1. 房水（aqueous humor）　为无色透明液体，由睫状体血管渗透和非色素上皮细胞分泌产生。首先进入后房，经瞳孔入前房，再经前房角注入小梁间隙，进而引流入巩膜静脉窦，最终由睫状前静脉导出。房水有屈光作用，并可营养角膜、晶状体和玻璃体，维持眼内压。正常情况下，房水的生成和排出保持动态平衡。如房水产生过多或排出通路受阻，则眼球内压增高，导致青光眼。

2. 晶状体（lens）　为椭圆形有弹性的双凸透明体，借睫状小带悬挂于睫状体（图13-1，图13-2）。晶状体由晶状体囊、晶状体上皮和晶状体纤维组成。晶状体内无血管和神经，靠房水营养。睫状肌的舒缩可改变晶状体曲度，调节视力。如晶状体发生混浊，则引起白内障。

⊕ **知识链接**

白内障

　　衰老、遗传、局部营养紊乱、免疫和代谢异常、创伤、中毒、辐射等各种原因均可导致晶体代谢紊乱，晶状体蛋白质变性而发生混浊，称白内障。这种情况下，进入眼内的光线被混浊的晶状体遮挡，无法正常地投射到视网膜上，导致视物模糊。白内障多见于中老年人，随年龄增长，发病率也会增高。

3. 玻璃体（vitreous body）　为无色透明胶状物，充填于晶状体、睫状体与视网膜之间的大腔内，99%为水，还有玻璃蛋白、透明质酸、胶原原纤维和透明细胞（图13-1）。透明细胞能分泌透明质酸和胶原。玻璃体不只具有屈光作用，还有维持眼球形状和防止视网膜内层与色素上皮层脱离的作用。

⊕ **知识链接**

飞蚊症

　　飞蚊症（muscae volitantes）：玻璃体损伤后不能再生，由房水填充。因炎症或其他原因引起玻璃体液化，其中的颗粒可浮动，患者会感到眼前有飘动的黑点，临床上称"飞蚊症"。

　　自视神经乳头至晶状体后方有一贯穿的小管，是胚胎时期玻璃体动脉的遗迹，称玻璃体导管，如果出生后还有血液供应，也会发生"飞蚊症"。

（三）眼附属器

眼附属器包括眼睑、泪器、眼外肌等。

眼睑（eyelid）覆盖在眼球的前方，有保护眼球、防止异物和强光损伤眼球以及避免角膜干燥的作用。眼睑的组织结构自外向内分为五层（图13-8）。

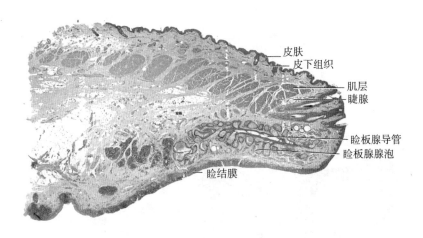

皮肤
皮下组织
肌层
睑腺
睑板腺导管
睑板腺腺泡
睑结膜

图 13 - 8　眼睑光镜像

1. 皮肤　薄而柔软，睑缘处有睫毛。睫毛根部的皮脂腺，称睑缘腺或 Zeis 腺，腺体发炎时即睑腺炎（麦粒肿）。睑缘处分布一种腺腔较大的汗腺，称睫腺或 Moll 腺，开口于睑缘或睫毛毛囊。

2. 皮下组织　为疏松结缔组织，脂肪少，易发生水肿或淤血。

3. 肌层　主要为骨骼肌。

4. 睑板（tarsus）　由致密结缔组织构成，质如软骨，形成眼睑的支架。睑板内有睑板腺，是一种特殊的皮脂腺，导管开口于睑缘，分泌的皮脂可润滑眼睑和角膜。分泌物阻塞发炎时，形成睑板腺囊肿（霰粒肿）。

5. 睑结膜　为薄层黏膜，表面为复层柱状上皮，上皮细胞间有杯状细胞，固有层为薄层结缔组织。睑结膜与穹隆部黏膜及球结膜相连续，总称结膜。

二、耳

由外耳、中耳和内耳组成。外耳收集和传递声波，中耳将声波进一步传入内耳，内耳分布位觉和听觉感受器。

（一）外耳

外耳由耳廓、外耳道和鼓膜构成。耳廓以弹性软骨为支架，外覆以薄层皮肤；外耳道皮肤内有类似大汗腺的耵聍腺，其分泌物称为耵聍；鼓膜为半透明薄膜，分隔外耳道与中耳。鼓膜外表面为复层扁平上皮，内表面为单层扁平上皮，中间为薄层结缔组织。鼓膜很薄，容易在炎症、外力和强声的作用下发生穿孔或破裂。

（二）中耳

中耳包括鼓室和咽鼓管。鼓室是颞骨内一个不规则的含气腔室，内有锤骨、砧骨和镫骨三块听小骨，它们通过关节依次连接，构成一条听骨链。

（三）内耳　[e] 微课2

内耳位于颞骨岩部，由骨迷路和膜迷路组成。骨迷路是颞骨岩部内的骨性隧道，腔面衬有骨膜，由骨半规管、前庭和耳蜗三部分组成；膜迷路悬于骨迷路内，其管壁黏膜由单层扁平上皮和薄层结缔组织构成，相应地分为膜半规管、椭圆囊、球囊和膜蜗管（图 13 - 9）。膜迷路内充满内淋巴，膜迷路与骨迷路之间充满外淋巴，内、外淋巴互不交通。膜迷路中某些部位的黏膜增厚特化形成位觉感受器和听觉感受器，分别经前庭神经和耳蜗神经传至中枢，感受位觉和听觉。

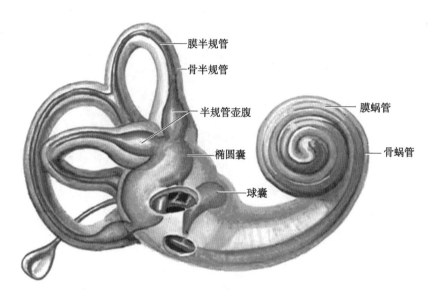

图 13 - 9　内耳结构模式图

1. 膜半规管和壶腹嵴　三个互相垂直的膜半规管与椭圆囊相连处各形成一个膨大，称壶腹。膜半规管壶腹部一侧黏膜增厚形成嵴样突起突入壶腹内，称壶腹嵴（crista ampullaris）。壶腹嵴上皮由支持细胞和毛细胞组成。支持细胞呈高柱状，细胞分泌物形成胶质状的壶腹帽。支持细胞对毛细胞有支持、营养作用。毛细胞游离端有数十根静纤毛和一根较长的动纤毛，都伸入壶腹帽内。毛细胞基部与前庭神经末梢形成突触（图 13 - 10）。

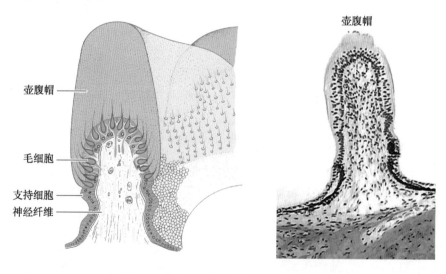

图 13 - 10　壶腹嵴结构模式图（左）和光镜像（右）

2. 椭圆囊、球囊和位觉斑　前庭的膜迷路包括椭圆囊和球囊。椭圆囊的外侧壁和球囊的前壁局部黏膜向腔内隆起，分别形成椭圆囊斑（macula utriculi）和球囊斑（macula sacculi），二者均为位觉感受器，统称位觉斑，两个斑的位置互成直角（图 13 - 11）。斑的结构与壶腹嵴基本相似，也由支持细胞和毛细胞组成，所不同的是斑的黏膜较平坦，毛细胞的毛较短，顶部覆有位砂膜，也称耳石膜。位砂膜由胶质膜和其表面的位砂组成，位砂是碳酸钙结晶，其比重大于内淋巴。毛细胞的毛伸入耳石膜内，毛细胞基部与前庭神经形成突触。

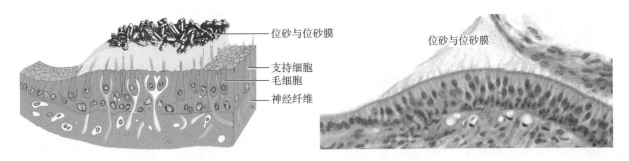

图 13-11　位觉斑结构模式图（上）和光镜像（下）

3. 膜蜗管和螺旋器

（1）膜蜗管　耳蜗外形似蜗牛，其中轴是圆锥形的骨松质，称蜗轴，内有血管、神经和螺旋神经节分布。蜗管以蜗轴为中心呈螺旋形盘绕两圈半。膜蜗管横断面呈三角形，衬于骨蜗管内（图 13-9），将骨蜗管分为上、下两部分，上为前庭阶，下为鼓室阶，二者在蜗顶处经蜗孔相通（图 13-12A）。

膜蜗管有三个壁。上壁为前庭膜，膜的表面为单层扁平上皮，中间为少量结缔组织；外侧壁为骨膜增厚形成的螺旋韧带和被覆于其表面的血管纹，血管纹由含血管的复层上皮组成，能分泌内淋巴；下壁由骨螺旋板的外侧部、基底膜和螺旋器组成。由蜗轴向蜗管伸出的螺旋形薄骨片称为骨螺旋板。骨螺旋板与螺旋韧带之间的薄膜称为膜螺旋板，又称基底膜。基底膜上表面的上皮增高特化的听觉感受装置称为螺旋器。骨螺旋板起始处骨膜增厚，突入膜蜗管形成螺旋缘。螺旋缘向蜗管中伸出一薄板状的胶质性盖膜，覆盖于螺旋器上方（图 13-12B）。

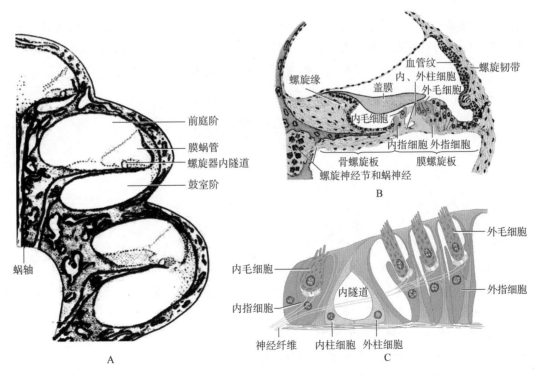

图 13-12　耳蜗、膜蜗管、螺旋器结构模式图
A. 耳蜗；B. 膜蜗管和螺旋器；C. 螺旋器

（2）螺旋器（spiral organ）　又称 Corti 器（图 13-12），由支持细胞和毛细胞构成（图 13-12C，图 13-13）。

①支持细胞（supporting cell）：种类较多，主要有柱细胞和指细胞。A. 柱细胞：排成两行，并列于基底膜上。由于其基部宽，体部窄，顶部嵌合在一起，在两行细胞间形成一个三角形的内隧道，其中有神经纤维穿行。靠蜗轴侧的为内柱细胞，远侧的为外柱细胞。柱细胞的核位于基部，胞质内含大量张力原纤维，起支持作用。B. 指细胞：在内柱细胞的内侧有一排内指细胞，在外柱细胞的外侧有3~5排外指细胞。指细胞呈柱状，顶部有一指状突起抵达螺旋器的游离面，底部位于基底膜上，胞体上部凹陷内分别托着一个毛细胞（图13-12B和C）。

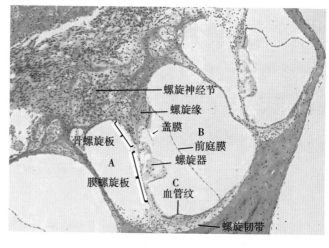

图 13-13   耳蜗光镜结构像（低倍）

A. 鼓室阶；B. 前庭阶；C. 膜蜗管

②毛细胞（hair cell）：分为内毛细胞和外毛细胞两类。内毛细胞1列，外毛细胞3~5列，是感觉性上皮细胞。内毛细胞呈烧瓶状，由内指细胞撑托。外毛细胞呈柱状，由外指细胞撑托（图13-12C）。毛细胞的游离面有许多规则排列的静纤毛，称听毛。毛细胞底部胞质内有突触小泡，内含神经递质，细胞底部与螺旋神经节细胞的周围突形成突触。

⊕ 知识链接

听力障碍

听觉传导通路中任一环节发生器质性或功能性病变，均可导致不同程度的听力障碍。近年来，由于生活噪音的增多和用耳不当等，听力障碍的发生逐渐年轻化。因此，学会正确用耳，减少戴耳机、掏耳朵等坏习惯，可以帮助人们留住一双健康的耳朵。

目标检测

答案解析

一、选择题

（一）A 型题

1. 眼球壁由外向内依次为（ ）

    A. 巩膜、血管膜、视网膜

    B. 角膜、血管膜、视网膜

    C. 纤维膜、虹膜、视网膜

    D. 纤维膜、脉络膜、视网膜

    E. 纤维膜、血管膜、视网膜

2. 视网膜的四层细胞，由外向内依次为（ ）

    A. 色素上皮细胞、节细胞、视细胞、双极细胞

    B. 视细胞、色素上皮细胞、节细胞、双极细胞

    C. 色素上皮细胞、视细胞、节细胞、双极细胞

    D. 色素上皮细胞、视细胞、双极细胞、节细胞

    E. 节细胞、双极细胞、色素上皮细胞、视细胞

3. 光线进入眼内时，视网膜首先感受刺激的是（　　）

    A. 色素上皮层　　　　　　　　B. 视细胞层　　　　　　　　C. 节细胞层

    D. 内核层　　　　　　　　　　E. 外核层

4. 视网膜中，感受强光和颜色的细胞是（　　）

    A. 视锥细胞　　　　　　　　　B. 视杆细胞　　　　　　　　C. 双极细胞

    D. 色素细胞　　　　　　　　　E. 节细胞

5. 房水产生于（　　）

    A. 睫状体上皮　　　　　　　　　　　　B. 睫状体上皮的色素上皮细胞

    C. 晶状体上皮　　　　　　　　　　　　D. 虹膜的色素上皮层

    E. 睫状体的血液渗出和非色素上皮细胞分泌

6. 中央凹处有（　　）

    A. 色素上皮细胞、视锥细胞、节细胞　　　B. 色素上皮细胞、视锥细胞

    C. 视锥细胞、节细胞　　　　　　　　　　D. 视锥细胞、双极细胞

    E. 视杆细胞、视锥细胞

7. 视网膜剥离的好发部位在（　　）

    A. 视网膜与脉络膜之间　　　　　　　　　B. 视细胞与双极细胞之间

    C. 双极细胞与节细胞之间　　　　　　　　D. 视细胞与色素上皮细胞之间

    E. 视杆细胞与视锥细胞之间

8. 听觉感受器是（　　）

    A. 壶腹嵴　　　　　　　　　　B. 椭圆囊斑　　　　　　　　C. 球囊斑

    D. 位砂膜　　　　　　　　　　E. 螺旋器

9. 下列关于螺旋器的描述中，错误的是（　　）

    A. 位于膜蜗管下壁

    B. 位于基底膜上

    C. 由支持细胞和毛细胞组成

    D. 内毛细胞排列成 3~4 列，外毛细胞排成 1 列

    E. 毛细胞的游离面有规则排列的静纤毛

10. 下列关于内耳毛细胞的描述中，错误的是（　　）

    A. 毛细胞呈烧瓶状　　　　　　　　　　　B. 分布于指细胞顶部的凹陷内

    C. 毛细胞有许多静纤毛　　　　　　　　　D. 毛细胞属于感觉上皮细胞

    E. 毛细胞属于感觉神经元

（二）X 型题

11. 角膜透明的因素有（　　）

    A. 基质主要由胶原原纤维构成　　　　　　B. 基质含适量的水分

    C. 无血管和色素　　　　　　　　　　　　D. 细胞成分较多

    E. 胶原原纤维平行排列

12. 构成螺旋器的主要细胞有（　　）

    A. 柱细胞　　　　　　　　　　B. 指细胞　　　　　　　　　C. 毛细胞

    D. 节细胞　　　　　　　　　　E. 上皮细胞

13. 下列关于角膜上皮的描述中，正确的是（　　）

    A. 是未角化的复层扁平上皮   B. 由 10 余层细胞构成

    C. 含有朗格汉斯细胞   D. 基部凹凸不平

    E. 基底层细胞有一定的增殖能力

二、简答题

1. 试述角膜的微细结构。

2. 试述视网膜的微细结构。

3. 试述内耳螺旋器的微细结构。

（张晓丽）

书网融合……

    本章小结   微课1   微课2   题库

第十四章　消化管

PPT

📋 学习目标

知识要求：

1. 掌握　消化管的一般结构；食管的结构特点和功能；胃的结构特点和功能；小肠各段的结构特点和功能。

2. 熟悉　黏液 – 碳酸氢盐屏障的组成和生理功能；大肠的组织结构和功能。

3. 了解　口腔各部分的组织结构；消化管的肠相关淋巴组织的组成和功能；胃肠内分泌细胞的组成、分类及生理意义。

技能要求：

能够在光学显微镜下辨识食管、胃、小肠和大肠的结构，陈述其结构、功能与常见疾病的关系。

素质要求：

通过提高"消化系统疾病属于身心疾病"的意识，践行"以患者为中心"的护理理念。

⇨ 案例引导

案例　患者，男，36岁。间断性上腹痛2年多，以空腹痛为主，伴反酸、嗳气，进食后可暂时缓解。近1个月发作频繁并加重入院。体格检查：患者神志清楚，腹平软，剑突下轻压痛，无反跳痛，肝脾肋下未及。胃镜检查：十二指肠球部前壁见0.4cm×0.5cm大小的溃疡，周围黏膜充血水肿。Hp检测（－）。诊断：十二指肠溃疡。

讨论　1. 十二指肠溃疡的病因及发病机制是什么？为什么患者多空腹痛，进食后缓解？

2. 十二指肠防御胃酸和胃蛋白酶侵蚀的结构有哪些？

3. 对消化性溃疡患者的健康教育有哪些？

消化系统由消化管和消化腺组成，将摄入的食物通过物理性和化学性消化，将大分子物质分解为小分子物质吸收入血，供机体生长发育和代谢活动。消化管（digestive tract）是从口腔至肛门的连续性管道，依次分为口腔、咽、食管、胃、小肠和大肠，主要具消化、吸收及排泄等功能。

一、消化管壁的一般结构

消化管除口腔和咽外，从食管至大肠的管壁结构相似，自内向外依次分为黏膜层、黏膜下层、肌层和外膜（图14 –1）。

（一）黏膜层

黏膜层（mucosa）由上皮、固有层和黏膜肌层组成，是消化管各段结构差异最大、功能最重要的部分。

1. 上皮　类型因部位而异。消化管两端（口腔、咽、食管和肛门）为未角化的复层扁平上皮，以保护功能为主；其余各段均为单层柱状上皮，以消化、吸收功能为主。

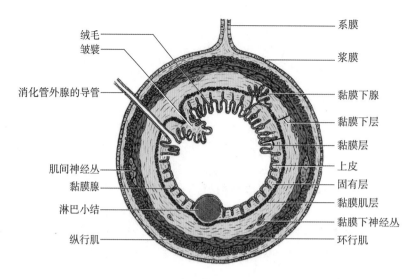

图 14-1 消化管一般结构模式图

2. 固有层（lamina propria） 由细密结缔组织构成，细胞较多，纤维细密，含丰富的毛细血管和毛细淋巴管，胃肠固有层内富含腺体和淋巴组织。

3. 黏膜肌层（muscularis mucosae） 为薄层平滑肌，其收缩可促进固有层内腺体分泌物的排出和血液运行，有利于食物的消化和吸收。

（二）黏膜下层

黏膜下层（submucosa）为疏松结缔组织，内含有较大的血管、淋巴管和黏膜下神经丛（submucosal nervous plexus），后者由副交感神经元和无髓神经纤维组成，具有调节黏膜肌收缩和腺体分泌的功能。在食管及十二指肠的黏膜下层内，分别有食管腺和十二指肠腺。在食管、胃、小肠等部位，黏膜和黏膜下层共同向腔面凸起，形成皱襞（plica），具有扩大黏膜面积的作用。

（三）肌层

除口腔、咽、食管上段和肛管的肌层（muscularis）为骨骼肌外，其余大部分为平滑肌。肌层一般分为内环行和外纵行两层，胃的肌层较厚，分为内斜行、中环行和外纵行三层。肌间有少量结缔组织，内含肌间神经丛，结构与黏膜下神经丛相似，可调节肌层的运动。

（四）外膜

外膜（adventitia）分为纤维膜和浆膜两种类型。纤维膜（fibrosa）仅由薄层结缔组织构成，主要分布于食管、直肠及十二指肠后壁，与周围组织无明显界限。浆膜（serosa）由薄层结缔组织和覆盖在外表面的间皮组成，主要分布于胃、小肠和大肠大部分，其表面光滑，有利于胃肠活动。

二、口腔

（一）口腔黏膜的一般结构

口腔腔面为黏膜，由上皮和固有层组成，无黏膜肌层。上皮为复层扁平上皮，仅在硬腭部位有角质层。口腔底部的上皮菲薄，利于某些化学物质的通过与吸收，某些舌下含化药物就是依据这种结构特点研制的。固有层细密结缔组织向上皮内突起形成乳头，其内富含毛细血管和感觉神经末梢，故新鲜黏膜呈红色。固有层内含有黏液性和浆液性的小唾液腺。部分口腔黏膜深部有由疏松结缔组织组成的黏膜下层（唇、颊、口底、软腭、舌腹），其余部分的固有层直接与骨骼肌（舌背）或骨膜（如牙龈和硬腭）相连。

（二）舌

舌由表面黏膜和深部舌肌组成。黏膜由复层扁平上皮和固有层共同组成。舌肌由相互交织的纵行、横行和垂直走行的骨骼肌纤维构成，故舌可以向不同方向运动。舌根部黏膜内含有许多淋巴小结，构成舌扁桃体。舌腹部黏膜较薄，表面光滑；舌背部黏膜较厚，表面粗糙，上皮和固有层向表面形成许多乳头状突起，称舌乳头（lingual papillae），主要分为三种（图 14-2）。

1. 丝状乳头（filiform papillae） 数量最多，遍布舌背。乳头呈圆锥状，尖端略向咽部倾斜；浅层上皮细胞角化，呈白色，称舌苔（图 14-3）。

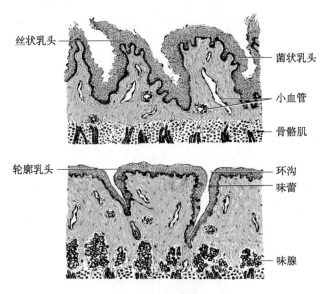

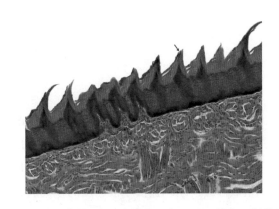

图 14-2 舌乳头模式图   图 14-3 舌丝状乳头光镜像（↓）（HE 染色，低倍）

2. 菌状乳头（fungiform papillae） 数量较少，多散在分布于舌尖与舌缘处的丝状乳头之间。乳头呈蘑菇状，上皮不角化，内有味蕾。固有层内富含毛细血管，使乳头外观呈红色（图 14-2，图 14-4）。

3. 轮廓乳头（circumvallate papillae） 有 6~14 个，位于舌界沟前方。体积较大，顶部平坦，乳头周围的黏膜凹陷形成环沟，沟两侧的上皮内含有较多味蕾。固有层内浆液性味腺较多，分泌的稀薄液体可通过环沟底部的导管开口排出（图 14-2，图 14-4），不断冲洗味蕾表面的食物残渣，利于味蕾不断感受新的刺激。

味蕾（taste bud）为卵圆形小体，成年人约有 3000 个，主要分布在轮廓乳头和菌状乳头内，少量分散在软腭、会厌及咽部等上皮内。光镜下，味蕾着色较浅，呈纺锤形，顶端表面有味孔，内部有大量长梭形的味细胞平行排列成团（图 14-5）。味细胞属于感觉上皮细胞，根据染色深浅和形态，可分为明细胞和暗细胞，前者为成熟味细胞，后者为幼稚味细胞。味蕾深部还含有锥体形的基细胞，属未分化细胞，可先分化为暗细胞，再成熟为明细胞，其寿命为 10~12 天。电镜下，味细胞游离面有微绒毛伸入味孔，基底部胞质内含突触小泡样颗粒，与味觉神经末梢形成突触。味蕾是味觉感受器。舌不同部位的味蕾感受不同的味觉刺激，舌尖主要感受甜味和咸味刺激，舌侧面主要感受酸味刺激，舌背部和软腭主要感受苦味刺激。

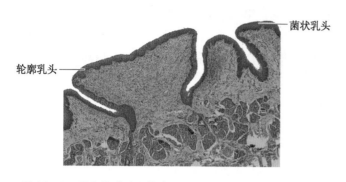

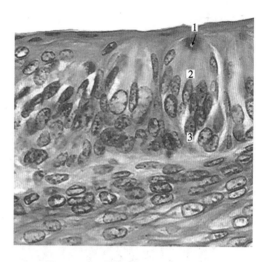

图 14-4　舌菌状乳头和轮廓乳头光镜像（HE 染色，低倍）

图 14-5　味蕾（HE 染色，高倍）
1. 味孔；2. 味细胞；3. 基细胞

轮廓乳头

菌状乳头

（三）牙

牙分为三部分，外露部分为牙冠，埋于牙槽骨内的部分为牙根，牙冠与牙根交界处称为牙颈。牙的中央是牙髓腔，内含结缔组织、血管和神经，通过牙根底部的牙根孔与牙周组织相通。牙体组织由牙本质、牙釉质、牙骨质和牙髓组成。牙周组织包括牙根周围的牙周膜、牙槽骨骨膜和牙龈（图 14-6）。

1. 牙本质（dentin）　构成牙的主体硬组织，淡黄色。其冠部和根部表面分别由牙釉质和牙骨质覆盖。牙本质中央为牙髓腔，内有牙髓组织。牙本质由内表面的成牙本质细胞、牙本质小管（dentinal tubule）和间质构成。牙本质小管从牙髓腔面向周围呈放射状排列，近髓端较粗，越向表面越细，并不断分出侧支，彼此吻合成网状。牙髓腔近牙本质内表面有单层排列的成牙本质细胞，突起细长伸入牙本质小管内，形成牙本质纤维（dentinal fiber）。牙本质小管之间为间质，由胶原原纤维和钙化的基质构成，化学成分与骨相似，但无机成分较多，约占80%，故较骨质坚硬。牙本质对冷、热、酸、甜和机械刺激敏感。

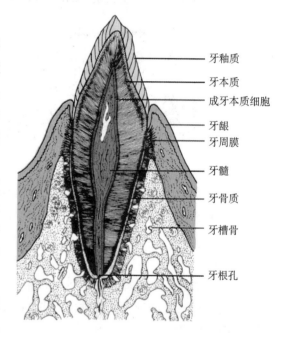

牙釉质
牙本质
成牙本质细胞
牙龈
牙周膜
牙髓
牙骨质
牙槽骨
牙根孔

图 14-6　牙结构模式图

2. 牙釉质（enamel）　覆盖在牙冠部分的牙本质表面，无机成分占96%~97%，有机成分很少，是体内最坚硬的组织。其基本组织结构为釉柱，细长柱状，贯穿釉质全层。

3. 牙骨质（cementum）　覆盖在牙根部的牙本质外面，其结构与密质骨相似，但无骨单位、血管、神经。靠近牙颈部的牙骨质较薄，不含骨细胞。

4. 牙髓（dental pulp）　为疏松结缔组织，内含细胞、血管、淋巴管和神经纤维。单层成牙本质细胞位于牙髓组织最外层。牙髓对牙本质和牙釉质具有营养作用。

5. 牙周膜（peridental membrane）　是位于牙根与牙槽骨之间的致密结缔组织，内含较粗的胶原纤维束。其一端埋入牙骨质，另一端伸入牙槽骨，对牙根与牙槽骨的牢固连接起重要作用。牙周膜萎缩时，可导致牙松动或脱落。

6. 牙龈（gingiva）　是口腔黏膜包绕牙颈的部分，由复层扁平上皮和固有层组成。牙龈萎缩时，可导致牙颈外露。

三、咽

咽位于消化道和呼吸道的交叉部位，分口咽、鼻咽和喉咽三部分。咽壁由黏膜、肌层和外膜三层组成。

1. 黏膜　由上皮和固有层组成。口咽表面为未角化的复层扁平上皮，鼻咽和喉咽表面主要为假复层纤毛柱状上皮。固有层较厚，由结缔组织构成，内含丰富的淋巴组织、混合腺和弹性纤维，咽后壁黏膜内散在分布的淋巴组织构成咽扁桃体，肿胀可影响呼吸通畅。

2. 肌层　由内纵行、外斜行或环行排列的骨骼肌组成，其间可有黏液腺。

3. 外膜　为纤维膜，富含血管和神经纤维。

四、食管

食管是运送口腔内食物到胃的通道，腔面有纵行皱襞。当食物通过时，皱襞消失（图 14 - 7）。

1. 黏膜　表面为未角化的复层扁平上皮，下端与胃贲门相接处，由复层扁平上皮骤然变为单层柱状上皮，是肿瘤的好发部位（图 14 - 8）。固有层为细密结缔组织，形成乳头凸入上皮。食管上端与下端的固有层内，可见少量黏液腺。黏膜肌层主要由纵行的平滑肌束和其间的弹性纤维网组成。

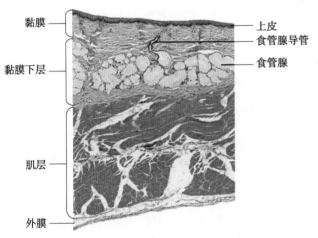

图 14 - 7　食管光镜像（HE 染色，低倍）

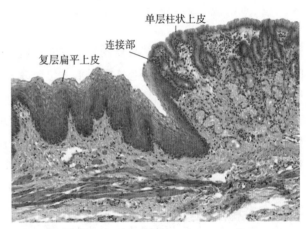

图 14 - 8　食管贲门连接部光镜像（HE 染色，高倍）

2. 黏膜下层　为疏松结缔组织，内含较丰富的黏液性食管腺，其导管穿过黏膜开口于上皮表面。食管腺周围有较多的淋巴细胞，偶见淋巴小结。

3. 肌层和外膜　肌层由内环行和外纵行两层肌组织构成。食管上段为骨骼肌，下段为平滑肌，中段平滑肌与骨骼肌混合存在。食管上、下两端的环行肌增厚，分别形成食管上、下括约肌，有防止气体进入食管和阻止食物反流的功能。外膜为纤维膜。

五、胃

食物进入胃后，胃腔面的纵行皱襞消失。胃可贮存食物，吸收部分水、无机盐和醇类等。

（一）黏膜 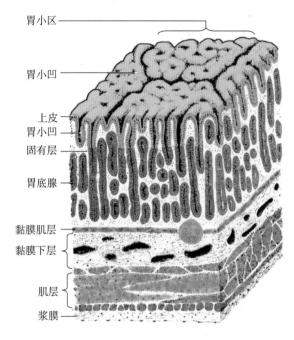 微课

胃黏膜表面有许多浅沟，将胃黏膜分成许多胃小区（gastric area）。胃黏膜表面遍布不规则小孔，称胃小凹（gastric pit）。每个小凹基底部有 3 ~ 5 条胃腺开口（图 14 – 9，图 14 – 10）。

图 14 – 9　胃底和胃体立体结构模式图

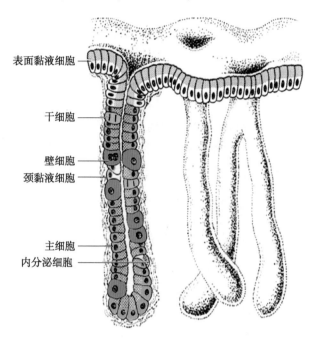

图 14 – 10　胃上皮和胃底腺立体结构模式图

1. 上皮　主要由呈单层柱状的表面黏液细胞（surface mucous cell）构成。细胞核椭圆形，位于基底部，游离面胞质内充满大量黏原颗粒，PAS 染色呈强阳性，在 HE 染色切片中，黏原颗粒溶解，着色浅淡，使细胞核上区呈空泡状（图 14 – 11）。表面黏液细胞的分泌物在上皮表面形成一层不溶性黏液，起重要的保护作用。黏液细胞不断脱落，由胃小凹底部的干细胞增殖补充，约 3 ~ 5 天更新一次。

2. 固有层　内含大量管状的胃腺和少量结缔组织。胃腺排列密集，依部位的不同，分为胃底腺、贲门腺和幽门腺。结缔组织内有成纤维细胞、浆细胞、肥大细胞、嗜酸性粒细胞和较多淋巴细胞等。固有层内还富含毛细血管和少量平滑肌纤维。

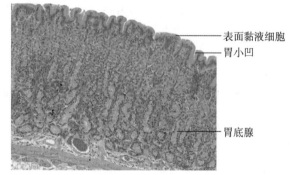

图 14 – 11　胃底部黏膜光镜像（HE 染色，低倍）

（1）**胃底腺**（fundic gland）　又称泌酸腺（oxyntic gland），为单管状腺或分支管状腺，分颈、体、底三部，由主细胞、壁细胞、颈黏液细胞、干细胞和内分泌细胞组成（图 14 – 10，图 14 – 11，图 14 – 12）。

①**主细胞**（chief cell）：又称胃酶细胞（zymogenic cell），数量多，主要分布于腺体的体部和底部。细胞呈柱状，核圆形，位于细胞基底部。核下方含丰富的粗面内质网和游离核糖体，在 HE 染色切片上呈强嗜碱性。高尔基复合体发达，位于核上方。游离面胞质内充满酶原颗粒（图 14 – 12，图 14 – 13）。颗粒内含胃蛋白酶原（pepsinogen），以胞吐方式释放后，被盐酸激活为胃蛋白酶。

②壁细胞（parietal cell）：又称泌酸细胞（oxyntic cell），主要分布在腺体的颈部和体部。细胞体积较大，直径可达 25 μm，胞体多呈圆形或锥体形；核小、圆，居中，可见双核；胞质强嗜酸性，HE 染色呈鲜红色（图 14-12）。电镜下可见壁细胞顶部细胞膜内陷，形成细胞内分泌小管（intracellular secretory canaliculus）。小管腔面和细胞顶部均有许多微绒毛。分泌小管周围的胞质内有许多表面光滑的小管与小泡，构成壁细胞的微管泡系统（tubulovesicular system）。壁细胞的结构在不同的分泌时相有明显差异（图 14-14）。静止期的分泌小管多不与腺腔相通，微绒毛短而稀疏，微管泡系统十分发达；分泌期的分泌小管开放而与腺腔相通，微绒毛增长，数量也增加，细胞表面积可增加到原来的 5 倍，微管泡系统数量减少。这提示微管泡系统可能是分泌小管的储备形式。壁细胞含有丰富的线粒体，少量粗面内质网和高尔基复合体。

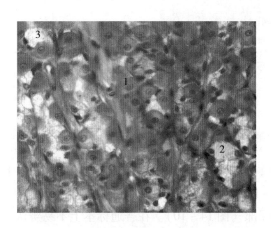

图 14-12　胃底腺光镜像（HE 染色，高倍）
1. 壁细胞；2. 主细胞；3. 颈黏液细胞

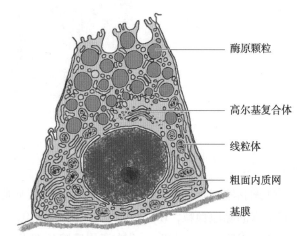

图 14-13　胃主细胞透射电镜模式图

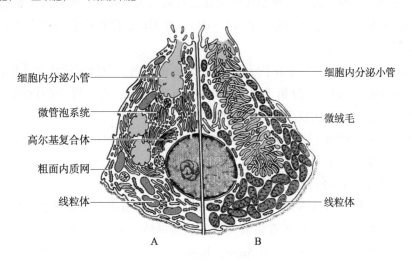

图 14-14　壁细胞超微结构模式图
A. 静止期；B. 分泌期

壁细胞可分泌盐酸。细胞从血液摄取或代谢产生的 CO_2，在碳酸酐酶的作用下与 H_2O 结合形成 H_2CO_3。H_2CO_3 解离为 H^+ 和 HCO_3^-，H^+ 被主动运输至分泌小管，HCO_3^- 与来自血液的 Cl^- 交换，Cl^- 也被运到分泌小管，H^+ 与 Cl^- 结合形成盐酸后进入腺腔（图 14-15）。所需能量由线粒体中的 ATP 供给。盐酸有杀菌作用；还能激活胃蛋白酶原，使其转化为胃蛋白酶，对蛋白质进行初步分解。人的壁细胞还可分泌内因子（intrinsic factor），内因子是一种糖蛋白，可与食物中的维生素 B_{12} 结合为复合物，防止维

生素 B_{12} 在小肠内被酶分解，有利于回肠对 B_{12} 的吸收，以供红细胞生成所用。如果内因子缺乏，维生素 B_{12} 吸收障碍，将导致恶性贫血。

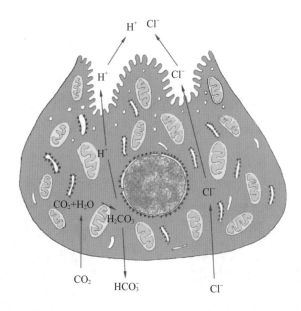

图 14 - 15　壁细胞合成盐酸过程示意图

③颈黏液细胞（mucous neck cell）：位于胃底腺颈部，数量少，核扁平，位于细胞基底部，核上方含有丰富的黏原颗粒，HE 染色浅淡（图 14 - 10，图 14 - 12）。其分泌物为可溶性的酸性黏液。

④干细胞（stem cell）：分布于胃底腺颈部至胃小凹深部（图 14 - 10）。在普通标本上不易辨认，可用 ^{3}H 标记胸腺嘧啶核苷和放射自显影等方法显示。干细胞具有多向分化能力，可增殖分化为表面黏液细胞、主细胞、壁细胞及其他细胞。主细胞和壁细胞的寿命约为 200 天，颈黏液细胞的寿命约为一周。

⑤内分泌细胞：种类较多，散在分布（图 14 - 10）。在 HE 染色切片上不易辨认，可用镀银染色或免疫组织化学方法显示。

（2）贲门腺（cardiac gland）　分布于近贲门 1～3cm 范围内，为分支管状黏液腺，含少量壁细胞。

（3）幽门腺（pyloric gland）　分布于幽门部 4～5cm 范围内。此区胃小凹较深，腺体分支多而弯曲，分泌黏液，并含少量壁细胞和较多内分泌细胞。

上述三种腺体的分泌物组成胃液，成人每日分泌 1.5～2.5L，pH 为 0.9～1.5，主要成分为盐酸、胃蛋白酶、内因子、黏蛋白、水和电解质等。

3. 黏膜肌层　由薄层的内环行和外纵行两层平滑肌组成。

胃黏液 - 碳酸氢盐屏障：胃液内含有腐蚀力极强的盐酸和分解蛋白质的胃蛋白酶，胃黏膜却未被侵蚀和破坏，主要原因是胃黏膜表面存在着黏液 - 碳酸氢盐屏障（mucous-HCO_3^- barrier）。胃黏膜上皮表面覆盖一层不溶性凝胶黏液，其厚度可达 0.5mm，其内含大量 HCO_3^-（图 14 - 16）。黏液层可阻断胃蛋白酶与上皮接触，高浓度的 HCO_3^- 与渗入的 H^+ 结合形成 H_2CO_3，经碳酸苷酶分解为 H_2O 和 CO_2。这样既中和了盐酸对上皮的侵蚀，又抑制了胃蛋白酶的活性。此外，胃上皮细胞的快速更新可对局部小的损伤部位进行及时修复。

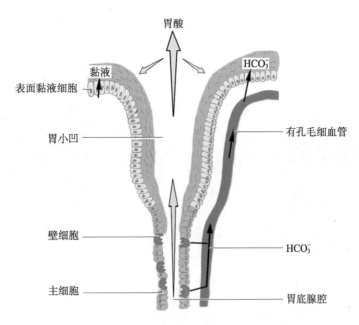

胃酸

表面黏液细胞 —— 黏液

HCO₃⁻

胃小凹 ——

—— 有孔毛细血管

壁细胞 ——

—— HCO₃⁻

主细胞 ——

—— 胃底腺腔

图 14 - 16　胃黏液 - 碳酸氢盐屏障示意图

⊕ 知识链接

消化性溃疡

　　消化性溃疡是以胃或十二指肠黏膜形成慢性溃疡为特征的常见病。病因与发病机制复杂，目前认为与幽门螺杆菌感染、黏膜抗消化能力降低、胃液的消化作用、神经与内分泌功能失调、遗传等因素相关。内镜检查是确诊消化性溃疡的首选方法。

（二）黏膜下层

　　黏膜下层由疏松结缔组织构成，含较粗的血管、淋巴管和神经，可见淋巴细胞、肥大细胞和成群的脂肪细胞。

（三）肌层和外膜

　　肌层由内斜行、中环行和外纵行三层平滑肌组成，较厚。环行肌在贲门部和幽门部增厚，分别形成贲门括约肌和幽门括约肌。外膜为浆膜。

六、小肠

　　小肠是消化吸收的主要部位，分为十二指肠、空肠和回肠。

（一）黏膜

　　小肠黏膜由上皮、固有层和黏膜肌层构成。小肠腔面有许多环行、半环行或螺旋状走行的皱襞，由黏膜和黏膜下层共同向肠腔凸起形成。皱襞从距幽门约5cm处开始出现，于十二指肠末段和空肠头段最发达，以后逐渐减少和变低，至回肠中段以下消失。黏膜表面有许多细小突起，称肠绒毛（intestinal villus），由上皮和固有层共同向肠腔凸起形成。绒毛在十二指肠和空肠发达，分别呈宽大的叶状和长指状，至回肠则逐渐变为短锥体形。皱襞和肠绒毛使小肠内表面积扩大约30倍。绒毛根部的上皮向固有层内陷形成管状小肠腺（small intestinal gland），直接开口于肠腔。小肠腺上皮与绒毛上皮相延续（图14 - 17 至图14 - 19）。

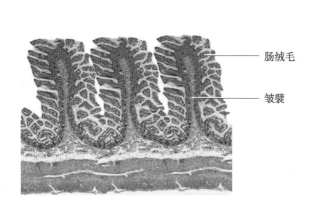

图 14-17　空肠横切面光镜像（示皱襞）（HE 染色，低倍）

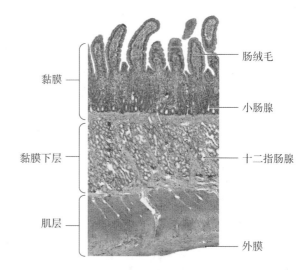

图 14-18　十二指肠光镜像（HE 染色，低倍）

1. 上皮　为单层柱状上皮，绒毛部上皮主要由吸收细胞、杯状细胞和少量内分泌细胞组成；小肠腺上皮除上述细胞外，还有帕内特（Paneth）细胞和干细胞（图 14-20，图 14-21）。

①吸收细胞（absorptive cell）：数量最多，呈高柱状；核椭圆形，位于细胞基底部。光镜下可见细胞游离面有明显的纹状缘，电镜下则为密集而规则排列的微绒毛，有 2000～3000 根，能使细胞游离面表面积扩大约 20 倍。微绒毛表面还有一层厚为 0.1～0.5μm 的细胞衣，是消化吸收的重要部位，主要由细胞膜内镶嵌蛋白的胞外部分构成，含有双糖酶和肽酶，同时还有吸附的胰蛋白酶和胰淀粉酶等。吸收细胞胞质内含丰富的滑面内质网和高尔基复合体，可将细胞吸收的脂类物质结合形成乳糜微粒，从细胞侧面释出，进入中央乳糜管。相邻细胞顶部之间有紧密连接、中间连接等特殊结构，

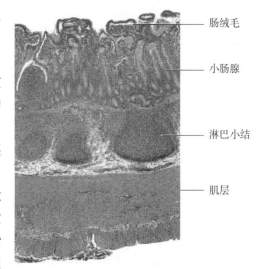

图 14-19　回肠光镜像（HE 染色，低倍）

可阻止肠腔内物质进入组织，保证选择性吸收的进行。吸收细胞参与分泌型免疫球蛋白 A（secretory immunoglobulin A，sIgA）的释放过程，十二指肠和空肠上段的吸收细胞分泌肠致活酶，可将胰蛋白酶原激活为胰蛋白酶。

②杯状细胞（goblet cell）：散在于吸收细胞之间，分泌黏液，起润滑和保护作用。从十二指肠至回肠，杯状细胞的数量逐渐增多。

③内分泌细胞：种类很多（见后述）。其中，I 细胞分泌缩胆囊素-促胰酶素（cholecystokinin-pancreozymin，CCK-PZ），具有促使胆囊收缩、胆汁排出和促进胰腺腺泡分泌胰酶的作用。S 细胞分泌促胰液素（secretin），促进胰腺导管分泌水和碳酸氢盐，使胰液分泌增加。

④帕内特细胞：又称潘氏细胞，呈锥体形，核上方胞质内充满粗大的嗜酸性分泌颗粒，常三五成群分布在小肠腺底部，是小肠腺的标志性细胞。帕内特细胞分泌防御素和溶菌酶，对肠道细菌有一定的杀灭作用。

⑤干细胞：位于小肠腺下部，胞体较小，结构简单。干细胞可增殖分化为小肠上皮的各种细胞。绒毛上皮的更新周期通常为 3～6 天。

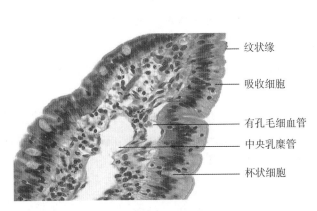

图 14-20 小肠绒毛光镜像（HE 染色，高倍）

（标注：纹状缘、吸收细胞、有孔毛细血管、中央乳糜管、杯状细胞）

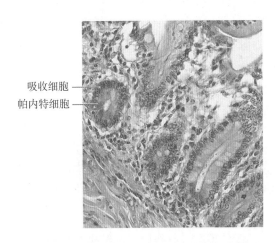

图 14-21 小肠腺光镜像（HE 染色，高倍）

（标注：吸收细胞、帕内特细胞）

2. 固有层 由细密结缔组织组成，内含大量肠腺以及丰富的淋巴细胞、浆细胞、巨噬细胞等。绒毛中轴的结缔组织内有 1~2 条纵行毛细淋巴管，腔大，内皮细胞间隙宽，无基膜，通透性大，称中央乳糜管（central lacteal），以空肠多见，吸收细胞释放的乳糜微粒进入中央乳糜管后输出；此管周围有丰富的有孔毛细血管（图 14-20），肠上皮吸收的氨基酸、单糖等水溶性物质主要经此入血；绒毛内有少量的平滑肌，其收缩有利于淋巴和血液运行。固有层淋巴组织丰富，在十二指肠和空肠多为孤立淋巴小结，在回肠（尤其下段）多为若干淋巴小结聚集而成的集合淋巴小结（aggregated lymphoid nodule），可穿越黏膜肌，到达黏膜下层（图 14-21）。

3. 黏膜肌层 由内环行和外纵行的薄层平滑肌组成。

（二）黏膜下层

黏膜下层由疏松结缔组织构成，含有较多血管和淋巴管。十二指肠黏膜下层含有复管泡状的十二指肠腺（duodenal gland），开口于小肠腺底部，分泌碱性黏液（pH 8.2~9.3），可保护小肠上皮免受盐酸侵蚀（图 14-18）。十二指肠腺可分泌表皮生长因子（epidermal growth factor，EGF），具有促进小肠上皮细胞增殖的作用。

小肠上皮和腺体的分泌物统称为小肠液（pH 7.6 左右），成年人每天分泌 1~3L。

（三）肌层和外膜

肌层由内环行和外纵行两层平滑肌组成，其间有肌间神经丛。外膜主要为浆膜。

七、大肠

大肠由盲肠、阑尾、结肠、直肠和肛管组成，具有吸收水分与电解质以及形成粪便的功能。

（一）盲肠、结肠和直肠

盲肠、结肠和直肠管壁的四层结构基本相似。

1. 黏膜 表面光滑，无绒毛；在结肠袋之间的横沟处，有半月形皱襞；在直肠下段，则有三个横行皱襞。黏膜上皮为单层柱状，由吸收细胞和杯状细胞组成。固有层内含有密集排列的单管状大肠腺，由柱状细胞、杯状细胞以及少量干细胞和内分泌细胞组成，无帕内特细胞。固有层内可见孤立淋巴小结。黏膜肌由薄层内环行和外纵行平滑肌组成（图 14-22）。

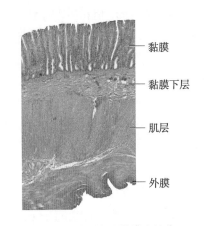

图 14-22 结肠黏膜光镜像
（HE 染色，低倍）

（标注：黏膜、黏膜下层、肌层、外膜）

2. 黏膜下层 结缔组织内含有小动脉、小静脉和淋巴管，并可见成群分布的脂肪细胞。

3. 肌层和外膜 肌层由内环行和外纵行平滑肌组成。内环肌节段性增厚形成结肠袋，外纵肌局部增厚形成三条结肠带，带间纵行肌减少甚至缺如。外膜除升结肠与降结肠后壁和直肠下段大部为纤维膜外，盲肠、横结肠、乙状结肠及其余各部均为浆膜。外膜结缔组织内可见较多脂肪细胞积聚，形成肠脂垂。

（二）阑尾

阑尾腔细小，不规则，大肠腺短而少。固有层内含有丰富的淋巴组织，形成许多淋巴小结，可突入黏膜下层，黏膜肌不完整。肌层由薄层内环肌与外纵肌构成。外膜为浆膜（图14－23）。

（三）肛管

肛管黏膜在齿状线以上的结构与直肠相似，仅肛管上段黏膜出现了由纵行皱襞形成的肛柱。在齿状线处，单层柱状上皮骤变为复层扁平上皮，肠腺与黏膜肌消失（图14－24）。白线以下为与皮肤相同的角化的复层扁平上皮，固有层中出现环肛腺（顶泌汗腺），并富含皮脂腺。肛管黏膜下层的结缔组织内有密集的静脉丛，如静脉淤血扩张，则形成痔。

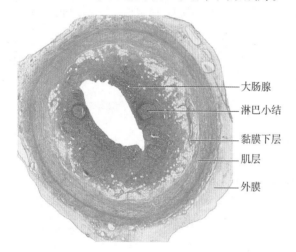

图14－23 阑尾光镜像（HE染色，低倍）

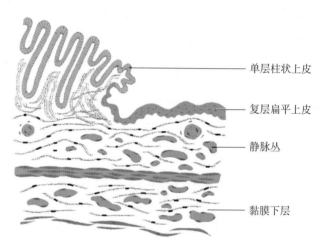

图14－24 肛管齿状线部结构模式图

八、消化管的淋巴组织

消化管与外环境相通，各种细菌、病毒、寄生虫（卵）等有害病原物质极易随饮食进入，大部分可被胃酸、消化酶以及帕内特细胞分泌的防御素、溶菌酶等破坏，其余则受到消化管淋巴组织的免疫抵御或以原形排出体外。消化管淋巴组织又称为肠相关淋巴组织（gut-associated lymphoid tissue），包括黏膜淋巴小结（咽、回肠、阑尾处发达）及弥散淋巴组织（固有层中的淋巴细胞、浆细胞、巨噬细胞及上皮内的淋巴细胞等成分），是抵御肠道病原微生物的第一道防线。

在肠集合淋巴小结处，局部黏膜向肠腔呈圆顶状隆起，无绒毛和肠腺。此处上皮内有散在的微皱褶细胞（microfold cell，M细胞）。M细胞游离面有一些微皱褶与短小的微绒毛，基底面成穹窿状凹腔，凹腔内含有一至多个淋巴细胞。M细胞下方的基膜多不完整，有利于淋巴细胞通过。电镜下可见M细胞胞质很少，但有较多线粒体和丰富的囊泡。M细胞可摄取肠腔内的抗原物质，借囊泡将其传递给下方的淋巴细胞。后者进入黏膜淋巴小结与肠系膜淋巴结内增殖分化，经淋巴细胞再循环，大部分返回黏膜，并转变为浆细胞。浆细胞产生免疫球蛋白A（IgA），与吸收细胞产生的分泌片（secretory piece）结合，形成分泌型IgA（sIgA）。sIgA再被吸收细胞吞入胞质，而释入肠腔（图14－25）。sIgA能特异性地与肠腔内的抗原结合，从而抑制细菌增殖并中和病毒，保护肠黏膜。部分增殖的淋巴细胞还可经血流至其他器官（如呼吸道黏膜、女性生殖道黏膜和乳腺等），发挥相似的免疫作用，使消化管免疫成为全身免疫的一部分。

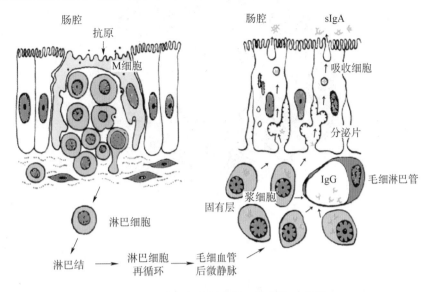

图 14-25　消化管黏膜的免疫功能示意图

九、胃肠的内分泌细胞

在胃、肠的上皮及腺体中散布着 40 余种内分泌细胞（表 14-1），以胃幽门部和十二指肠上段最多。胃肠道黏膜面积巨大，超过所有内分泌腺腺细胞的总和。因此，某种意义上，胃肠是体内最大、最复杂的内分泌器官。所分泌的激素主要协调胃肠道自身的消化吸收功能，也参与调节其他器官的生理活动。

表 14-1　胃肠道的主要内分泌细胞

细胞名称	分布部位	分泌物	主要作用
D 细胞	胃、肠	生长抑素	抑制胃酸、胰液及胰岛 A 细胞、胰岛 B 细胞分泌
D1 细胞/血管活性肠多肽细胞	胃、肠	血管活性肠多肽	扩张血管，促进离子和水分泌
EC 细胞或肠嗜铬细胞	胃、肠	5-羟色胺、P 物质	增加胃肠运动，使胆囊收缩，抑制胃液分泌
ECL 细胞或组胺细胞	胃底	组胺	刺激壁细胞分泌盐酸
G 细胞或胃泌素细胞	幽门、十二指肠	胃泌素	刺激壁细胞分泌盐酸
I 细胞或胆囊收缩素细胞	十二指肠	缩胆囊素 – 促胰液素	促进胆汁和胰液分泌
K 细胞或抑胃多肽细胞	小肠	抑胃多肽	抑制胃酸分泌，促进胰岛素分泌
L 细胞或肠高血糖素细胞	小肠	肠高血糖素	促进肌层缓慢运动

　　胃肠内分泌细胞大多单个夹于其他上皮细胞之间，呈不规则的锥体形；基底部附于基膜，并可有基底侧突与邻近细胞相接触。细胞底部胞质含有大量分泌颗粒。颗粒的大小、形状与电子密度依细胞种类而异。绝大多数细胞面向管腔游离面，称开放型，游离面上有微绒毛，对管腔内食物和 pH 等化学变化信息有较强感受性；少数细胞被相邻细胞覆盖，未暴露于管腔，称封闭型，主要受胃肠运动的机械刺激或其他激素的调节而改变其内分泌状态（图 14-26）。细胞的分泌颗粒含肽类和（或）胺类激素，多在细胞基底面释出，经血液循环运送并作用于靶细胞；少数激素（如生长抑素）直接作用于邻近细胞，以旁分泌方式调节靶细胞的生理功能。在 HE 染色切片上，胃肠内分泌细胞不易辨认，可用镀银染色或免疫组织化学方法显示这些细胞。

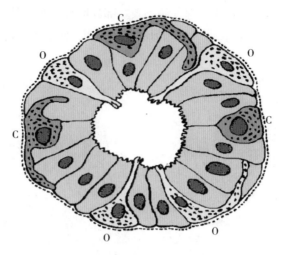

图 14－26　消化管内分泌细胞模式图

O：开放型；C：封闭型

答案解析

目标检测

一、选择题

（一）A 型题

1. 消化管各段中，结构差异最大、功能最重要的部分是（　　）

    A. 黏膜层 　　　　　　　　B. 黏膜下层 　　　　　　　　C. 黏膜肌层

    D. 外膜 　　　　　　　　　E. 肌层

2. 下列不属于食管结构特点的是（　　）

    A. 黏膜表面为未角化的复层扁平上皮 　　　　B. 腔面有纵行皱襞

    C. 黏膜下层含黏液性食管腺 　　　　　　　　D. 肌层含骨骼肌和平滑肌

    E. 外膜为纤维膜和浆膜

3. 构成胃黏膜上皮的主要细胞是（　　）

    A. 表面黏液细胞 　　　　　B. 干细胞 　　　　　　　　C. 主细胞

    D. 壁细胞 　　　　　　　　E. 内分泌细胞

4. 黏膜上皮内不含杯状细胞的器官是（　　）

    A. 十二指肠 　　　　　　　B. 空肠 　　　　　　　　　C. 胃

    D. 回肠 　　　　　　　　　E. 结肠

5. 下列关于主细胞的描述中，错误的是（　　）

    A. 主要分布于腺体的体部和底部 　　　　　　B. 细胞呈柱状，核圆形，位于基底部

    C. 核下方富含滑面内质网和游离核糖体 　　　D. 游离面胞质内充满酶原颗粒

    E. 分泌胃蛋白酶原

6. 下列关于壁细胞的描述中，错误的是（　　）

    A. 主要分布于腺体的颈部和体部 　　　　　　B. 胞体呈圆形或锥体形

    C. 核小、圆形，居中 　　　　　　　　　　　D. 胞质强嗜碱性

    E. 可分泌盐酸

7. 胃腺主要分布于（ ）

    A. 黏膜下层   B. 黏膜肌层   C. 黏膜固有层

    D. 肌层   E. 外膜

8. 小肠腺的标志性细胞是（ ）

    A. 吸收细胞   B. 内分泌细胞   C. 干细胞

    D. 帕内特细胞   E. 杯状细胞

9. 下列关于肠绒毛构成的描述中，正确的是（ ）

    A. 黏膜   B. 黏膜层和黏膜下层   C. 上皮和固有层

    D. 固有层和黏膜肌层   E. 肌层和外膜

10. 下列不属于小肠腺组成细胞的是（ ）

    A. 吸收细胞   B. 杯状细胞   C. 帕内特细胞

    D. 干细胞   E. 表面黏液细胞

（二）X 型题

11. 下列结构中，参与构成消化管管壁的是（ ）

    A. 内膜   B. 黏膜下层   C. 黏膜层

    D. 外膜   E. 肌层

12. 下列结构中，参与构成消化管皱襞的是（ ）

    A. 黏膜层   B. 肌层   C. 浆膜

    D. 黏膜下层   E. 纤维膜

13. 扩大小肠吸收面积的结构有（ ）

    A. 小肠腺   B. 肠绒毛

    C. 皱襞   D. 吸收细胞游离面的微绒毛

    E. 帕内特细胞

14. 下列腺体中，位于消化管黏膜下层的有（ ）

    A. 小肠腺   B. 十二指肠腺   C. 食管腺

    D. 大肠腺   E. 胃底腺

15. 胃底腺壁细胞分泌（ ）

    A. 盐酸   B. 胃蛋白酶原   C. 胃泌素

    D. 内因子   E. 维生素 B_{12}

二、简答题

1. 简述胃底腺主细胞和壁细胞的结构特点与功能。

2. 简述小肠扩大吸收面积的结构。

（李 莉）

书网融合……

本章小结   微课   题库

第十五章　消化腺

PPT

📖 学习目标

知识要求：

1. 掌握　胰腺外分泌部的结构与功能；内分泌部（胰岛）的结构、分泌激素及生理作用；肝小叶和门管区的光镜结构。

2. 熟悉　肝细胞的电镜结构及功能；大唾液腺的一般结构，三对大唾液腺的结构特点。

3. 了解　肝的血液循环特点及胆汁排出途径；胆囊的结构与功能。

技能要求：

1. 能够在光学显微镜下辨别胰腺腺泡、胰岛，肝小叶、门管区和肝细胞。

2. 获得初步分析肝脏疾病和胰腺相关常见疾病的能力。

素质要求：

铭记中国首次人工合成牛胰岛素的历史，激发自身民族自豪感，树立热爱医学事业、勇于攻克科学难题的坚定信念。

⇒ **案例引导**

案例　患者，男，48岁。在朋友聚会上饮大量白酒，餐后出现剧烈上腹痛并向腰背部放射，伴恶心、呕吐1天入院。体格检查：患者神志清楚，表情痛苦，体温38.9℃，腹肌紧张，上腹部压痛明显。辅助检查：血清淀粉酶和尿淀粉酶明显升高。腹部超声检查显示胰头、胰体明显肿大，胰管增粗。诊断：急性胰腺炎。随后给予解痉止痛、抑制胰酶分泌、抗感染、营养支持等治疗，患者病情好转。

讨论

1. 该病的主要诱因是什么？会出现哪些临床症状和体征？为什么血清淀粉酶和尿淀粉酶明显升高？

2. 胰腺有哪些自我保护机制？胰蛋白酶激活的部位和条件是什么？

3. 针对急性胰腺炎患者，列举护理方面需要注意的事项。

消化腺（digestive gland）包括分布于消化管壁内的小消化腺（如口腔黏膜内的小唾液腺、食管腺、胃腺、小肠腺、大肠腺等）和构成独立器官的大消化腺（如大唾液腺、胰腺和肝）。大消化腺的分泌物经导管排入消化管内，能分解食物中的蛋白质、脂肪和糖类，使之成为能够被吸收的小分子物质。有的消化腺还有内分泌或其他重要功能。

一、唾液腺

唾液腺（salivary gland）是经导管开口于口腔的外分泌腺的总称，因其分泌物排入口腔内混合形成唾液而得名。按其大小，分为小唾液腺和大唾液腺。小唾液腺的腺体小，位于口腔黏膜固有层、黏膜下层或肌层之中，如唇腺、颊腺、腭腺等。大唾液腺位于口腔周围，包括腮腺、下颌下腺和舌下腺各一对。

（一）大唾液腺的一般结构

大唾液腺为复管泡状腺，腺体表面覆以结缔组织被膜，结缔组织进入腺体内，将腺实质分隔为许多小叶。每个小叶由许多腺泡和分支的导管组成，血管、淋巴管和神经走行于小叶间的结缔组织内。

1. 腺泡（acinus）　为腺的分泌部，呈泡状或管泡状，由单层排列的锥体形腺细胞围成。腺细胞与基膜之间存在一种扁平、有突起的细胞，称肌上皮细胞。此细胞收缩，可促进腺泡分泌物的排出。根据腺细胞分泌物性质的不同，腺泡分为浆液性腺泡、黏液性腺泡和混合性腺泡。浆液性腺泡由浆液性腺细胞构成，分泌物较稀薄，含唾液淀粉酶。黏液性腺泡由黏液性腺细胞构成，分泌物黏稠，主要含糖蛋白（又称黏蛋白），与水结合可形成黏液。混合性腺泡由浆液性腺细胞和黏液性腺细胞共同构成，整个腺泡的大部分常由黏液性腺细胞构成。几个浆液性腺细胞排成半月形，附着在腺泡的底部或末端，称浆半月（serous demilune）。见图 15 - 1。

2. 导管　是反复分支的上皮性管道，末端与腺泡相连。根据导管的结构和分布部位，可分为以下几部分（图 15 - 1）。

（1）闰管（intercalated duct）　与腺泡直接相连，是导管的起始部。管壁由单层扁平或单层立方上皮构成。

（2）纹状管（striated duct）　又称分泌管，与闰管相连，位于小叶内。管壁由单层高柱状上皮构成，核大，位于细胞顶部。HE 染色标本中，胞质嗜酸性，细胞基底部可见纵纹。电镜下，纵纹由质膜内褶和纵行的线粒体构成。此结构有利于细胞与组织液之间进行水和电解质的转运。纹状管上皮细胞能主动吸收 Na^+、排出 K^+，从而调节唾液的电解质含量和唾液量。

（3）小叶间导管和总导管　小叶间导管由纹状管汇合而成，位于小叶间结缔组织内，管径较粗，管壁上皮由单层柱状上皮逐渐移行为假复层柱状上皮。小叶间导管再逐级汇合成一条或多条总导管，开口于口腔，其开口处上皮逐渐移行为复层扁平上皮。

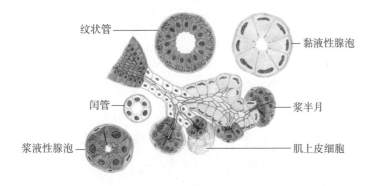

图 15 - 1　唾液腺腺泡和导管模式图

（二）三对大唾液腺的结构特点

1. 腮腺　位于耳前下方，为纯浆液性腺，闰管长，纹状管较短，分泌物含大量唾液淀粉酶（图 15 - 2）。

2. 下颌下腺　位于下颌骨内侧，为混合性腺，以浆液性腺泡为主，也有少量的黏液性腺泡和混合性腺泡，闰管短，纹状管发达（图 15 - 3）。分泌物除含唾液淀粉酶和黏液外，腺泡分泌颗粒内还含有多种生物活性物质，有的与细胞、组织的分化和生长有关，如内皮生长刺激因子（EGSF）、神经生长因子（NGF）、表皮生长因子（EGF）等；有的是内环境稳定因子，如肾素、红细胞生成素。这些物质可直接入血或随唾液进入消化道，对多种组织和细胞的生理功能起调节作用。

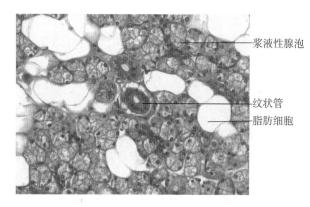

图 15-2   腮腺光镜像（高倍）

浆液性腺泡

纹状管
脂肪细胞

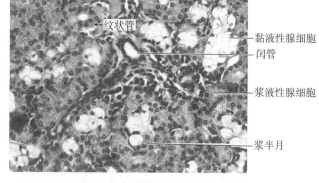

图 15-3   下颌下腺光镜像（高倍）

纹状管

黏液性腺细胞
闰管

浆液性腺细胞

浆半月

3. 舌下腺   位于腭舌骨肌上方，为混合性腺，以黏液性腺泡为主，浆半月较多，无闰管，纹状管较短（图 15-4）。分泌物主要是黏液。

（三）唾液

唾液由大、小唾液腺的分泌物混合组成，成年人正常每天分泌 1000～1500ml。95% 的唾液来自三对大唾液腺，其中约 70% 由下颌下腺分泌，约 25% 由腮腺分泌，约 5% 由舌下腺分泌。唾液含有水、溶菌酶、淀粉酶、黏液和生物活性物质等多种成分。水和黏液起润滑口腔的作用；淀粉酶可初步分解食物中的淀粉；溶菌酶有杀菌作用。唾液腺间质中的浆细胞分泌的 IgA 与腺细胞产生的分泌片结合，形成 sIgA，具有免疫保护作用。

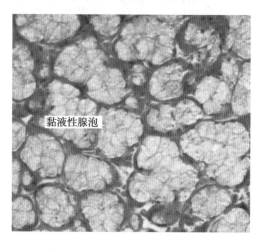

黏液性腺泡

图 15-4   舌下腺光镜像（高倍）

二、胰腺

胰腺（pancreas）表面被覆薄层结缔组织被膜，血管、淋巴管及神经伴随结缔组织伸入胰腺内，将实质分隔为许多小叶。胰腺实质由外分泌部和内分泌部组成（图 15-5）。

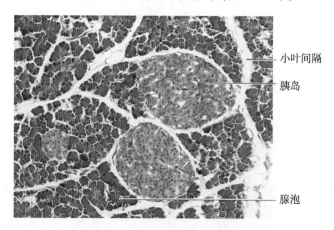

小叶间隔

胰岛

腺泡

图 15-5   胰腺光镜像（低倍）

（一）外分泌部 🔵 微课1

外分泌部为纯浆液性的复管泡状腺。

1. 腺泡　由浆液性腺细胞构成。腺细胞与基膜之间无肌上皮细胞。腺细胞顶部的分泌颗粒数量因功能状态的不同而有差异，如饥饿时分泌颗粒增多，进食后分泌颗粒减少。腺细胞具有合成和分泌蛋白质细胞的超微结构特点，可分泌多种消化酶，对食物进行消化。在腺泡腔内可见扁平或立方形细胞，称泡心细胞，胞体较小、染色较浅，是闰管的起始部细胞（图 15 – 6）。

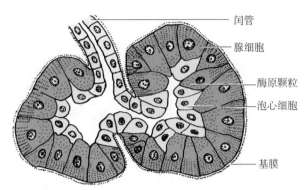

图 15 – 6　胰腺腺泡模式图

（图中标注：闰管、腺细胞、酶原颗粒、泡心细胞、基膜）

2. 导管　胰腺的闰管较长，无纹状管，闰管逐渐汇合形成小叶内导管。小叶内导管在小叶间汇合成小叶间导管，最后汇合成一条主导管，贯穿胰腺全长，在胰头部与胆总管汇合，开口于十二指肠乳头。从小叶内导管至主导管，管腔逐渐增大，管壁由单层立方上皮逐渐移行为单层柱状上皮。主导管由单层高柱状上皮构成，上皮内可见杯状细胞。胰腺导管上皮可分泌水和碳酸氢盐等多种电解质，其分泌活动受小肠 S 细胞分泌的促胰液素的调节。

3. 胰液　外分泌部分泌的胰液是无色无味的等渗碱性液体（pH 7.8 ~ 8.4），成年人每天分泌 1000 ~ 2000ml。胰液中除水外，还含有无机物（如 Na^+、HCO_3^-）和有机物（各种消化酶）。无机物中，HCO_3^- 含量最高，能中和进入十二指肠的胃酸。有机物中的各种消化酶由腺细胞分泌：一类是无活性的酶原，如胰蛋白酶原和胰糜蛋白酶原，排入小肠后被肠激酶激活，成为有活性的酶，将蛋白质分解为小分子的肽和氨基酸；另一类是具有生物活性的酶，如胰脂肪酶、胰淀粉酶等，胰脂肪酶分解三酰甘油为脂肪酸，胰淀粉酶分解淀粉为麦芽糖。胰液含有水解糖、脂肪和蛋白质三大营养物质的消化酶，是最重要的消化液。

胰腺细胞还分泌一种胰蛋白酶抑制因子，防止胰蛋白酶原在胰腺内激活。如果这种内在机制失调或某些致病因素使胰蛋白酶原在胰腺内激活，可引起胰腺组织的分解破坏，导致胰腺炎。

🌐 **知识链接**

致命的腹痛——急性胰腺炎

急性胰腺炎（acute pancreatitis）是多种病因导致胰酶过早在胰腺内被激活而引起胰腺组织自身消化，出现胰腺水肿、出血及坏死等炎症性损伤。临床上以急性上腹痛及血淀粉酶或脂肪酶升高等为特点。根据病理变化，可分为急性水肿型和急性出血坏死型两型。急性水肿型较多见，病变累及部分或整个胰腺，预后较好，少数病例可发展为急性出血坏死型胰腺炎。急性出血坏死型胰腺炎相对少见，但发病急骤，病情危重，可伴发多器官功能障碍及胰腺局部并发症，死亡率高。

（二）内分泌部

内分泌部又称为胰岛（pancreas islet），是由内分泌细胞组成的索团状结构，大小不等，大的可有数百个细胞，小的仅由数个细胞组成（图 15 - 5）。成人胰腺约有 100 万个胰岛。胰岛散在分布于腺泡之间，在胰腺尾部较多。HE 染色标本中，胰岛细胞着色浅，不易与其他各种细胞区分，采用特殊染色法、电镜或免疫组织化学法可进行鉴别。

1. A 细胞　约占胰岛细胞总数的 20%，多分布于胰岛的周边，细胞体积较大。A 细胞可分泌胰高血糖素，能促进肝细胞内的糖原分解为葡萄糖，同时抑制糖原合成，使血糖浓度升高。

2. B 细胞　数量最多，约占胰岛细胞总数的 70%，多位于胰岛中央，细胞体积较小。B 细胞可分泌胰岛素，其主要作用是使肝细胞等细胞吸收血液中的葡萄糖，同时促进肝细胞合成糖原，从而使血糖降低。体内胰岛素和胰高血糖素协同作用，使血糖浓度保持相对稳定。若胰岛发生病变，B 细胞退化，胰岛素分泌不足，可致血糖升高并从尿中排出，即糖尿病。胰岛 B 细胞肿瘤或细胞功能亢进，胰岛素分泌过多，可导致低血糖症。

3. D 细胞　数量较少，约占胰岛细胞的 5%，散在分布于 A、B 细胞之间。D 细胞可分泌生长抑素。它以旁分泌的方式作用于邻近的其他细胞，调节这些细胞的分泌活动。

4. PP 细胞　数量最少，位于胰岛和外分泌部的导管内。PP 细胞可分泌胰多肽，具有抑制胃肠运动、胆囊收缩及胰液分泌的作用。

⊕ **知识链接**

"甜蜜"的杀手——糖尿病

糖尿病（diabetes mellitus）是以慢性高血糖为特征的代谢性疾病。高血糖是由胰岛 B 细胞合成胰岛素缺陷和（或）胰岛素作用缺陷而引起，但其病因和发病机制至今未完全阐明。胰岛素经血液循环到达体内各组织器官的靶细胞，与特异性受体结合并引发细胞内物质代谢的效应。在此过程中，任何一个环节发生异常均可导致糖尿病。胰岛素是控制高血糖的重要和有效手段，根据其来源和化学结构的不同，分为动物胰岛素、人胰岛素和胰岛素类似物。牛胰岛素是第一个被测定一级结构的蛋白质分子，由英国化学家 F. Sanger 于 1953 年完成。我国科学家勇于攻克科学难题，于 1965 年首先采用人工方法成功合成了具有生物活性的结晶牛胰岛素，开辟了人工合成蛋白质的时代。

三、肝

肝（liver）是人体最大的消化腺，具有复杂的生物化学功能。它能分泌胆汁，参与脂肪的消化，又能合成多种蛋白质类物质并直接分泌入血。此外，肝还参与多种物质的贮存、转化和分解。因此，肝是物质代谢的重要器官，对维持机体正常的生命活动有重要的作用。

肝的表面被覆致密结缔组织被膜，大部分为浆膜。结缔组织在肝门处随肝门静脉、肝动脉和肝管的分支进入肝实质，将实质分隔成许多肝小叶。肝小叶之间管道聚集的部位称为门管区（图 15 - 7）。

（一）肝小叶 📱微课2

肝小叶（hepatic lobule）是肝的基本结构和功能单位，呈多角棱柱体，长约 2mm，宽约 1mm，成年人肝内有 50 万～100 万个肝小叶（图 15 - 7，图 15 - 8）。人肝小叶间结缔组织少，相邻的肝小叶分界不清。有的动物（如猪）的肝小叶因结缔组织多而分界明显。每个肝小叶中央有一条中央静脉，走行方向与肝小叶的长轴平行。肝细胞以中央静脉为中心，呈放射状排列形成肝板（hepatic plate），在切面上呈索状，称肝索（hepatic cord）。肝板之间为肝血窦，血窦经肝板上的孔互相通连。肝细胞相邻面的细

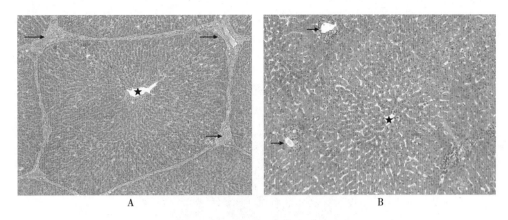

图 15 - 7 肝组织光镜像（低倍）

A. 猪肝；B. 人肝；★：中央静脉；→：门管区

胞膜凹陷，形成微细的胆小管（图 15 - 8）。

中央静脉、肝板、肝血窦、窦周隙和胆小管构成肝小叶，在小叶内形成各自独立而又密切相关的复杂网络。

1. 中央静脉（central vein） 位于肝小叶长轴的中央，管壁仅由内皮细胞和少量结缔组织围成，并有肝血窦开口（图 15 - 9，图 15 - 10）。

2. 肝板 是肝细胞单行排列形成的板状结构。切片中，肝板呈索条状，称肝索。相邻肝板彼此相连成网。肝板之间走行着肝血窦（图 15 - 9，图 15 - 10）。

肝细胞（hepatocyte）构成肝实质的主要成分，约占肝内细胞总数的 80%。肝细胞体积较大，直径为 15 ~ 30μm，呈多面体形。肝细胞因周围接触结构的不同，而有三种不同的功能面，即肝细胞连接面、血窦面和胆小管面。血窦面和胆小管面有发达的微绒毛，可以扩大肝细胞的表面积。相邻肝细胞的连接面

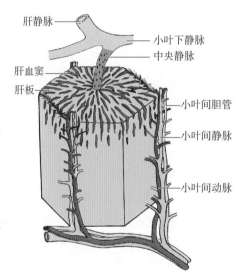

图 15 - 8 肝小叶立体结构模式图

有紧密连接、桥粒和缝隙连接等结构。肝细胞胞质呈嗜酸性，含有散在的、大小不等的嗜碱性颗粒状物质；胞核大而圆，居中，部分肝细胞有双核，一般认为双核肝细胞功能比较活跃。电镜下，肝细胞胞质内有丰富的细胞器和内含物（图 15 - 11）。

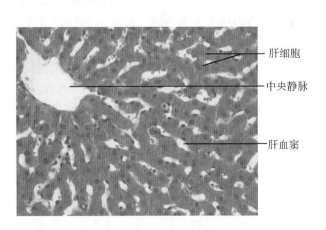

图 15 - 9 肝小叶光镜像（高倍）

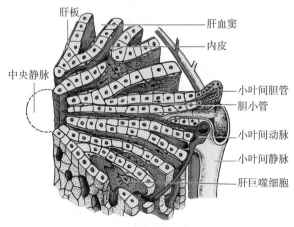

图 15 - 10 肝板、肝血窦和胆小管模式图

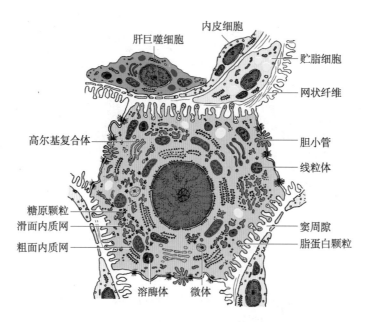

图 15 –11　肝细胞、肝血窦、窦周隙和胆小管关系模式图

（1）线粒体　数量较多，每个肝细胞约有 2000 个线粒体，遍布于胞质中，为肝细胞的功能活动提供能量。

（2）粗面内质网　成群分布于胞质内。它们能合成多种血浆蛋白，如凝血因子 I、纤维蛋白原、白蛋白和脂蛋白等。

（3）滑面内质网　广泛分布于胞质内。滑面内质网膜上存在多种酶系，如氧化还原酶、转移酶、水解酶、合成酶等，故其与胆汁合成，脂类、糖类、激素代谢及解毒等功能密切相关。

（4）高尔基复合体　每个肝细胞约有 50 个高尔基复合体，主要分布于胆小管周围及细胞核附近。由粗面内质网合成的蛋白质将转移到高尔基复合体加工，再释放入窦周隙。高尔基复合体还参与胆汁的分泌过程。

（5）溶酶体　数量较多，参与肝细胞的细胞内消化、胆红素的转运和铁的贮存。

（6）过氧化物酶体（微体）　数量较多，为大小不等的圆形小体。微体内主要含过氧化物酶和过氧化氢酶，它们可将细胞代谢产生的过氧化氢还原成水，以消除过氧化氢对细胞的毒害作用。

（7）内含物　包括脂滴、糖原、色素等物质，其含量随机体的生理和病理状况的不同而变化。

3. 肝血窦（hepatic sinusoid）　位于肝板之间，血窦腔大而不规则，相互吻合形成网状管道。血液从肝小叶周边经血窦流向肝小叶中央，最后汇入中央静脉。窦壁由内皮细胞构成，窦腔内可见肝巨噬细胞和肝内大颗粒淋巴细胞（图 15 –9，图 15 –10）。

（1）内皮细胞　胞体扁而薄，有窗孔，孔上无隔膜，胞质内有较多的吞饮小泡。内皮细胞之间的间隙较大，细胞外无基膜覆盖，仅有少量散在的网状纤维。因此，肝血窦壁的通透性较强，血浆中除乳糜微粒外，其他大分子物质均可自由通过，这种结构特点有利于肝细胞和血液间进行物质交换。

（2）肝巨噬细胞（hepatic macrophage）　又称库普弗细胞（Kupffer cell），胞体较大，形态不规则，细胞表面有大量皱褶和微绒毛，并以突起附于内皮细胞上或穿过内皮细胞窗孔及细胞间隙伸入窦周隙内（图 15 –11）。肝巨噬细胞来自血液中的单核细胞，具有活跃的变形运动和较强的吞噬功能（图 15 –12）。

（3）肝内大颗粒淋巴细胞（hepatic large granular lymphocyte）　附着于内皮细胞或肝巨噬细胞上，细胞核为肾形，常偏于细胞一侧。具有 NK 细胞活性，具有杀伤病毒感染细胞和肿瘤细胞的作用。

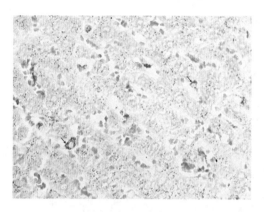

图 15 - 12　台盼蓝注射显示肝巨噬细胞（↓）（高倍）

4. 窦周隙（perisinusoidal space）　又称 Disse 间隙，是位于肝血窦内皮细胞与肝细胞之间的狭小间隙，宽约 0.4μm。电镜下，窦周隙内充满从肝血窦内渗出的血浆，肝细胞血窦面的微绒毛伸入其中。窦周隙是肝细胞与血液之间进行物质交换的重要场所（图 15 - 11）。

窦周隙内还存在散在的网状纤维和贮脂细胞（fat-storing cell）。贮脂细胞形态不规则，有突起附着于肝细胞和内皮细胞表面，HE 染色不易辨认，用免疫组织化学技术和氯化金法可显示。电镜下，胞质内含有大小不等的脂滴。贮脂细胞有贮存维生素 A 和产生网状纤维的功能。在慢性肝病时，贮脂细胞增生活跃，肝内纤维增多，可致肝纤维化。

5. 胆小管（bile canaliculi）　是相邻肝细胞的质膜局部凹陷形成的微细管道。在肝板内相互连接成网，直径为 0.5 ~ 1.0μm，从肝小叶中央向周边部汇集。用镀银染色法或 ATP 酶组化法能显示胆小管的分布（图 15 - 13）。电镜下，胆小管腔内有肝细胞胆小管面的微绒毛突入；胆小管周围的肝细胞膜形成紧密连接和桥粒，封闭胆小管，防止胆汁由胆小管进入窦周隙。当肝细胞发生变性、坏死或胆管阻塞时，胆小管的正常结构被破坏，胆汁进入肝血窦，从而出现黄疸。

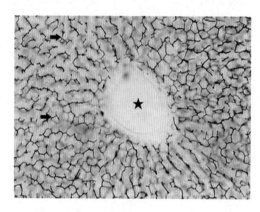

图 15 - 13　胆小管镀银染色（低倍）（董为人供图）
★：中央静脉；→：胆小管

（二）门管区

相邻肝小叶之间含较多的结缔组织和三种伴行管道的区域称为门管区（portal area）。这三种管道分别称为小叶间动脉、小叶间静脉和小叶间胆管。小叶间动脉是肝动脉的分支，管径小，管壁厚。小叶间静脉是肝门静脉的分支，腔大，壁薄。小叶间胆管是肝管的属支，管壁由单层立方或低柱状上皮构成（图 15 - 8，图 15 - 14）。

（三）肝的血液循环

肝接受肝门静脉和肝动脉的双重血液供应。

1. 肝门静脉　是肝的功能血管，主要汇集来自胃肠道的血液，将肠道吸收的营养物质输入肝内供肝细胞代谢和转化，其血量约占肝总血量的 3/4。肝门静脉入肝后反复分支，在小叶间形成小叶间静脉，末端与肝血窦相连，将血液输入肝小叶内。

2. 肝动脉　是肝的营养血管，其内的血液富含氧，血量约占肝总血量的 1/4。肝动脉入肝后，其分支与肝门静脉的分支伴行，在小叶间结缔组织内形成小叶间动脉，末端也与肝血窦相通。

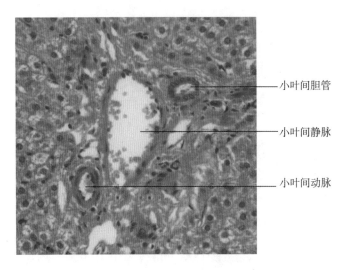

图 15 – 14　肝门管区光镜像（高倍）

肝血窦内含有来自肝门静脉和肝动脉的混合血液，血液从肝小叶周边流向中央静脉。若干中央静脉汇合成小叶下静脉，后者最终汇合成肝静脉出肝，进入下腔静脉。肝小叶内血液的流动方向导致肝小叶不同部位的营养物质供应有差别，引起肝细胞结构和功能的差异，称肝细胞的异质性。如肝小叶周边的肝血窦内皮细胞孔较大，物质交换和肝细胞的摄取功能活跃；而中央静脉周围肝细胞的这些功能相对较弱。血液中有毒物质对肝小叶周边肝细胞的损伤重于中央静脉周围的肝细胞。

（四）肝内胆汁排出途径

肝细胞分泌的胆汁进入胆小管并从肝小叶的中央流向周边，胆小管在小叶边缘汇合形成短小的管道，称闰管或赫令（Hering）管，管径细，由单层立方上皮围成。闰管与小叶间胆管相连，后者在肝门汇集成左、右肝管出肝。

四、胆囊

胆囊壁由黏膜、肌层和外膜三层组成（图 15 – 15）。

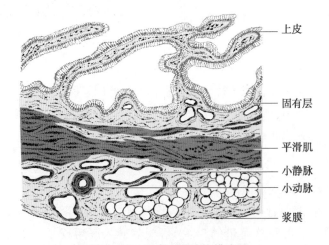

图 15 – 15　胆囊光镜结构模式图

1. **黏膜**　有发达的皱襞。上皮为单层柱状，固有层由薄层结缔组织构成，有较丰富的血管、淋巴管等。

2. **肌层**　较薄，由纵行或螺旋形排列的平滑肌构成。

3. 外膜 较厚，大部分为浆膜，少部分为纤维膜。

胆囊的功能是贮存和浓缩胆汁，胆囊的收缩与排空受小肠内分泌细胞分泌的缩胆囊素调节。进食时，胆囊收缩，胆汁排出。

目标检测

答案解析

一、选择题

（一）A 型题

1. 下列关于胰腺外分泌部的描述中，错误的是（ ）

    A. 腺泡为混合性，可见浆液性腺泡及黏液性腺泡

    B. 腺细胞具有蛋白质分泌细胞的超微结构特点

    C. 腺泡腔内可见的泡心细胞是导管的起始部分

    D. 导管上皮可以分泌水和电解质

    E. 胰液所含的多种消化酶是由腺细胞分泌的

2. 下列关于胰腺内分泌部的描述中，正确的是（ ）

    A. 散在分布于外分泌部之间的小叶间隔内

    B. 内分泌细胞呈条索状排列

    C. 细胞条索之间有窦状毛细血管分布

    D. HE 染色较深，不易与外分泌部相区分

    E. 是散在分布于外分泌部内的浅染的内分泌细胞团

3. 下列不属于胰岛细胞分泌物的是（ ）

    A. 生长抑素   B. 胰高血糖素

    C. 胰多肽   D. 胰蛋白酶

    E. 胰岛素

4. 胰腺不能分泌（ ）

    A. 胰高血糖素   B. 内因子

    C. 胰液   D. 消化酶

    E. 生长抑素

5. 胰腺的泡心细胞是一种（ ）

    A. 内分泌细胞   B. 腺细胞

    C. 导管的上皮细胞   D. 干细胞

    E. 肌上皮细胞

6. 下列肝小叶内的细胞或结构中，不直接与血浆接触的是（ ）

    A. 肝细胞血窦面的微绒毛   B. 肝细胞胆小管面的微绒毛

    C. 肝巨噬细胞   D. 肝血窦内皮细胞

    E. 贮脂细胞

7. 下列关于贮脂细胞特征的描述中，错误的是（　）

    A. HE 染色不易辨认
    B. 形态不规则，有突起

    C. 位于肝小叶周围的结缔组织内
    D. 可以产生纤维和基质

    E. 可以贮存维生素 A

8. 下列关于肝小叶中央静脉的描述中，错误的是（　）

    A. 位于肝小叶的中轴
    B. 管壁有肝血窦的开口

    C. 管壁有内皮和少量结缔组织
    D. 管壁有平滑肌分布

    E. 接受肝血窦的血流，汇入小叶下静脉

9. HE 染色光镜下，容易观察到的肝小叶结构有（　）

    A. 窦周隙
    B. 胆小管

    C. 血窦内皮窗孔
    D. 肝巨噬细胞

    E. 肝细胞微绒毛

10. 下列关于肝门管区的描述中，错误的是（　）

    A. 位于相邻肝小叶之间，结缔组织较多

    B. 每个肝小叶周围有且只有一个门管区

    C. 可见三种管道，分别是小叶间动脉、小叶间静脉及小叶间胆管

    D. 小叶间动脉为肝动脉的分支，小叶间静脉为门静脉的分支

    E. 小叶间胆管为肝管的属支

（二）X 型题

11. 胰液含有的成分包括（　）

    A. 肠激酶
    B. 胰蛋白酶原

    C. 糜蛋白酶原
    D. 胰淀粉酶

    E. 胰脂肪酶

12. 下列关于胰岛的描述中，正确的是（　）

    A. 大小不等，散在分布于腺泡之间

    B. 细胞排列成团索状

    C. 胰岛 B 细胞是胰岛中数量最多的一种

    D. 细胞间有丰富的有孔毛细血管

    E. 胰岛分泌的激素均为类固醇激素

13. 肝细胞的特征是（　）

    A. 胞质呈嗜酸性

    B. 胞核大而圆，部分肝细胞有双核

    C. 各种细胞器丰富而发达

    D. 蛋白质合成功能旺盛时，胞质中可见散在的嗜碱性颗粒

    E. 有三种不同的功能面

14. 肝血窦内的血液直接来自（　）

    A. 小叶下静脉
    B. 小叶间静脉

    C. 小叶间动脉
    D. 中央静脉

    E. 门静脉

15. 下列关于胆小管的描述中，正确的是（　　）

    A. 相邻肝细胞的质膜局部凹陷形成胆小管

    B. 在肝板内，胆小管相互连接成网

    C. 胆小管腔内有肝细胞的微绒毛伸入

    D. HE 染色切片中不易看到

    E. 肝细胞分泌的胆汁直接进入胆小管

二、简答题

1. 简述胰腺的结构特点和功能。

2. 试述阻塞性黄疸的产生原因。

3. 简述肝小叶的结构特点和功能。

（曹锡梅）

书网融合……

本章小结　　　　　　微课1　　　　　　微课2　　　　　　题库

第十六章　呼吸系统

PPT

➡ 案例引导

案例　患者，男，68岁。因"咳嗽5个月，加重伴痰中带血、胸闷气短1月余"入院就诊。既往体健，有吸烟史40余年，否认肺结核病史。体格检查：神志清楚，精神差，消瘦，左上肺呼吸音稍弱，可闻及少量湿啰音，右肺呼吸音正常，未闻及干湿性啰音。心界不大，心前区无异常隆起。辅助检查：胸部CT显示为左肺上叶前段占位性病变，周围型肺癌并纵隔及左肺门淋巴结转移。病理检查显示：左主支气管新生物形态改变考虑小细胞癌，癌组织CD56（＋），CgA（＋），CK（＋）和Ki67（阳性率约80%）。诊断：左肺小细胞癌，伴纵隔淋巴结转移癌。

讨论　1. 患者为何会出现咳嗽、咳痰？人体内的痰是如何形成和排出的？

2. 吸烟对人体有哪些危害？为何吸烟容易导致肺癌？

3. 护理肺癌患者有哪些注意事项？

呼吸系统（respiratory system）由鼻、咽、喉、气管、支气管和肺组成。从气管到肺内的肺泡，是一个连续而反复分支的管道系统（图16-1）。呼吸系统分为导气部和呼吸部。

导气部从鼻腔至肺内的终末细支气管，具有传导气体和净化空气的作用，无气体交换功能。呼吸部从肺内的呼吸性细支气管至终末的肺泡，其特点是含有肺泡，具有气体交换功能。此外，鼻有嗅觉功能，鼻和喉等与发音有关，肺还参与多种物质的合成和代谢。

一、鼻腔

鼻是呼吸系统的起始部，也是嗅觉器官。鼻腔内表面覆以黏膜，由上皮和固有层组成。黏膜深部与软骨膜、骨膜或骨骼肌相连。根据结构和功能的不同，鼻黏膜可分为前庭部、呼吸部和嗅部。

（一）前庭部

前庭部（vestibular region）为邻近外鼻孔的部分。黏膜表面为未角化的复层扁平上皮，近外鼻孔处出现角化，与皮肤的表皮相移行。生有鼻毛，能阻挡从空气中吸入的尘粒与异物。固有层为细密结缔组织，含有毛囊、皮脂腺与汗腺。固有层深部与软骨膜紧密相贴，由于组织致密，发生疖肿时，疼痛较为剧烈。

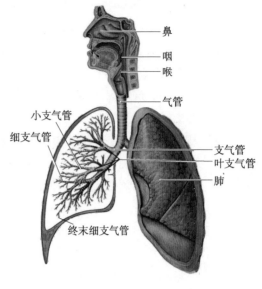

图 16-1　呼吸系统的组成

（二）呼吸部

呼吸部（respiratory region）占鼻黏膜的大部分，包括下鼻甲、中鼻甲、鼻道及鼻中隔中下部的黏膜，因富含血管而呈淡红色。黏膜表面覆盖假复层纤毛柱状上皮，含有较多的杯状细胞，且基膜较厚（图 16-2）。固有层为疏松结缔组织，内含混合腺，称鼻腺（nasal gland），分泌物经导管排入鼻腔，与上皮内杯状细胞的分泌物共同形成一层黏液覆盖于黏膜表面。被覆鼻腔的假复层纤毛柱状上皮细胞表面的纤毛快速摆动，可把黏液及黏着的细菌或异物推向咽部，经口腔咳出。此外，固有层含有丰富的静脉丛，对吸入的空气进行加温和加湿，同时这也是损伤时容易出血的原因。固有层深部与骨膜相连。

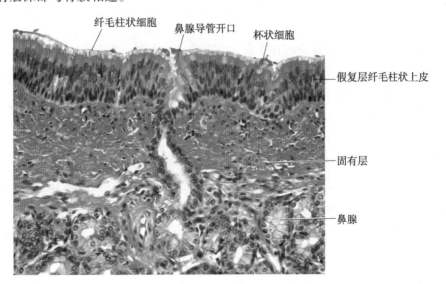

图 16-2　鼻呼吸部黏膜光镜像（高倍）

（三）嗅部

嗅部（olfactory region）位于鼻腔顶部、鼻中隔上部两侧和上鼻甲的表面，正常情况下呈浅黄色。人的嗅部黏膜面积约为 $2cm^2$，某些动物的嗅黏膜面积较大，如狗为 $100cm^2$。嗅黏膜表面为假复层柱状上皮，称嗅上皮，其比呼吸部上皮略厚，由嗅细胞、支持细胞和基细胞组成（图 16-3）。

1. **嗅细胞（olfactory cell）**　位于支持细胞之间，为双极神经元。细胞呈梭形，核居中，染色较浅，树突细长，伸至上皮游离面，末端膨大成球状的嗅泡（olfactory vesicle）。从嗅泡发出数十根嗅毛（olfactory cilia），嗅毛是一种静纤毛，不能摆动，而是常向一侧倾倒，浸于嗅腺分泌物中，感受气味的刺激。嗅细胞基部发出一条细长的轴突，穿过基膜进入固有层，被施万细胞包裹，形成无髓神经纤维，进而构成嗅神经（olfactory nerve）。嗅毛可接受不同气体化学物质的刺激，产生神经冲动，传入中枢，产生嗅觉。

2. **支持细胞（supporting cell）**　数目最多，呈高柱状，顶部宽大，基部较细，游离面有较多微绒毛。核呈卵圆形，位于胞质上部，胞质内线粒体较多，可见黄色色素颗粒，细胞侧面与嗅细胞构成连接复合体。支持细胞具有支持、保护和分隔嗅细胞的功能。

3. **基细胞（basal cell）**　呈圆形或锥体形，位于上皮的深部，是一种干细胞，可增殖分化为嗅细胞和支持细胞。

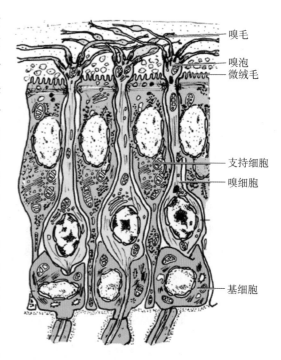

嗅毛
嗅泡
微绒毛

支持细胞
嗅细胞

基细胞

图 16 - 3　鼻嗅黏膜上皮细胞超微结构模式图

嗅黏膜的固有层为薄层结缔组织，其深部与骨膜相连。固有层富含血管、淋巴管和神经，并有较多浆液性嗅腺。嗅腺导管细而短，腺泡分泌物经导管排出至上皮表面，可溶解有气味的物质，刺激嗅毛，引起嗅觉。嗅腺不断分泌和更新浆液，可保持嗅细胞对气体物质的高度灵敏性。

二、喉

喉连接咽和气管，具有通气和发声两种功能。喉以软骨为支架，软骨之间借韧带、肌肉或关节相连而构成。会厌舌面及喉面上部的黏膜表面为复层扁平上皮，舌面上皮内有味蕾，会厌的喉面下部黏膜上皮为假复层纤毛柱状上皮。会厌各部黏膜固有层均为疏松结缔组织，内含较多弹性纤维、混合腺和淋巴组织，深部与会厌软骨的软骨膜相连。

喉的侧壁黏膜形成上下两对皱襞，即室襞和声襞，两者之间为喉室。室襞黏膜上皮为假复层纤毛柱状上皮，夹有杯状细胞；其固有层为细密结缔组织；黏膜下层为疏松结缔组织，含较多混合腺和淋巴组织。声襞即为声带，分为膜部和软骨部。膜部为声襞的游离缘，较薄；软骨部为声襞的基部。膜部上皮为复层扁平上皮，固有层较厚，其浅层为疏松结缔组织，炎症时易发生水肿；深层为致密结缔组织，内含大量弹性纤维，构成声韧带。固有层下方的骨骼肌构成声带肌。声带软骨部的黏膜结构与室襞相似。膜部是声带振动的主要发生部位，而声带小结、息肉和水肿等病变也都发生于此处。

三、气管和支气管 🅴 微课1

气管和支气管为肺外气体通道，管壁从内向外由黏膜、黏膜下层和外膜三层构成（图 16 - 4）。

（一）黏膜

黏膜由上皮和固有层构成（图 16 - 4）。上皮为假复层纤毛柱状上皮，由纤毛细胞、杯状细胞、基细胞、刷细胞和弥散神经内分泌细胞构成（图 16 - 5，图 16 - 6）。

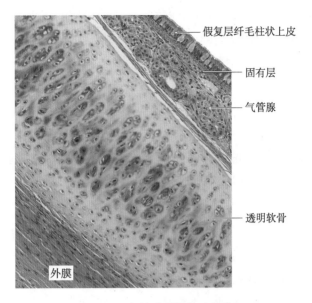

图 16 - 4　气管壁光镜像（低倍）

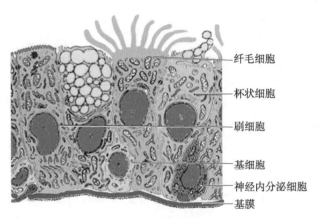

图 16 - 5　气管上皮超微结构模式图

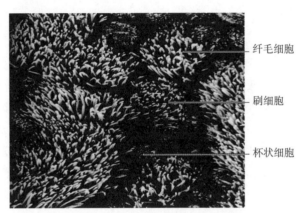

图 16 - 6　气管上皮扫描电镜像

1. 纤毛细胞（ciliated cell）　数量最多，胞体呈柱状，游离面有密集的纤毛。纤毛向咽部定向摆动，将黏附有尘埃或细菌等异物的黏液推向咽部咳出，故纤毛细胞具有清除异物和净化空气的功能。长期吸烟或患有慢性支气管炎，可使纤毛变形、减少或消失。

2. 杯状细胞（goblet cell）　数量较多，散在于纤毛细胞之间。其分泌的黏液覆盖在黏膜表面，与气管腺的分泌物共同构成黏液屏障，可黏附和溶解气体中的尘埃颗粒、细菌和其他有害物质。

3. 基细胞（basal cell）　位于上皮的深部，细胞矮小，呈锥体形，细胞顶部未达上皮的游离面。基细胞是一种干细胞，可增殖分化为上皮中其他类型的细胞。

4. 刷细胞（brush cell）　数量较少，呈柱状，游离面有许多整齐排列的微绒毛，形如刷状，胞质内含有丰富的粗面内质网，无分泌颗粒。目前，刷细胞的功能尚未确定，其可能为纤毛细胞过渡阶段的细胞。另有学者发现，刷细胞基部与传入神经末梢形成突触，认为该细胞可能具有感受刺激的功能。

5. 弥散神经内分泌细胞（diffuse neuroendocrine cell）　数量较少，呈锥体形，散在于上皮深部，在 HE 染色标本中与基细胞不易区别。电镜下，可见胞质内含有许多致密核心颗粒，因而又称小颗粒细胞（small granule cell）。在叶支气管至细支气管的上皮内，特别是小支气管分支处，可见小颗粒细胞成群分布，与神经纤维构成神经上皮小体（neuroepithelial body）。小颗粒细胞可释放 5-羟色胺、蛙皮素、降钙素、脑啡肽等物质，可调节呼吸道和血管平滑肌的收缩和腺体的分泌。

上皮与固有层之间有明显的基膜，是气管上皮的特征之一。固有层为细密结缔组织，含有许多弹性纤维和淋巴组织，其中的浆细胞能合成 IgA。当 IgA 通过黏膜上皮时，与上皮细胞产生的分泌片结合，形成 sIgA，释放入管腔，发挥免疫防御作用。

（二）黏膜下层

黏膜下层为疏松结缔组织，与固有层和外膜之间没有明显的界限，内含较多的混合性气管腺（tracheal gland）（图 16-4）。气管腺的黏液性腺泡所分泌的黏液与杯状细胞分泌的黏液共同形成较厚的黏液层，覆盖在黏膜表面；而其浆液性腺泡分泌的稀薄液体，则位于黏液层下方，有利于纤毛的正常摆动。此外，黏膜下层内还有弥散淋巴组织和淋巴小结。

（三）外膜

外膜较厚，主要由 16~20 个"C"字形的透明软骨和疏松结缔组织构成，软骨环之间以弹性纤维组成的膜状韧带相连接，使气管保持通畅并有一定的弹性。气管后壁为膜性部，含有弹性纤维组成的韧带、平滑肌束和较多的气管腺。咳嗽反射时，平滑肌收缩，管腔缩小，有助于咳出痰液。

与气管结构相比，支气管的管径变细，管壁变薄，三层的分界不明显，黏膜下层的气管腺逐渐减少，外膜的环状软骨逐渐变为软骨片，而平滑肌逐渐增多。

四、肺

肺表面被覆光滑的浆膜，即胸膜脏层。肺组织可分为实质和间质两部分。肺内支气管树和末端的肺泡为肺实质，肺内结缔组织及其中的血管、淋巴管和神经等构成肺间质。支气管经肺门进入肺后，分支为叶支气管，其中左肺 2 支，右肺 3 支；叶支气管的分支为段支气管；段支气管继续分支为小支气管和管径为 1.0 mm 左右的细支气管；每个细支气管再分出 4~5 个终末细支气管。从叶支气管到终末细支气管构成肺内导气部（conducting portion）。肺的呼吸部（respiratory portion）由呼吸性细支气管、肺泡管、肺泡囊和肺泡构成。支气管在肺内反复分支，形成支气管树（bronchial tree）。每一叶支气管连同它的各级分支和肺泡构成肺叶（pulmonary lobe），而每一细支气管连同其以下各级分支和肺泡构成肺小叶（pulmonary lobule）。肺小叶是肺的结构单位，每个肺叶约有 50~80 个肺小叶。肺小叶呈锥体形，其尖朝向肺门，底朝向肺表面。临床上的大叶性肺炎是指肺叶范围内的炎症；而所谓的小叶性肺炎，则是指侵犯多个肺小叶的炎症。

（一）肺导气部

肺导气部随着支气管的反复分支，管径渐小，管壁变薄，结构愈趋简单。

1. 叶支气管至小支气管 其管壁结构与支气管基本相似，但管径渐细，管壁渐薄，管壁三层结构分界渐不明显。主要的结构变化如下。

（1）黏膜上皮 仍为假复层纤毛柱状上皮，但随管径变细，上皮由高变低，杯状细胞数量逐渐减少。

（2）固有层 变薄，其外侧出现少量的环行平滑肌束。

（3）黏膜下层 腺体逐渐减少。

（4）外膜 结缔组织内的软骨由完整的"C"形气管软骨变为不规则的软骨片（图 16-7）。

2. 细支气管（bronchiole） 管径约 1.0mm，黏膜上皮由起始段的假复层纤毛柱状上皮逐渐变为单层纤毛柱状上皮，杯状细胞更少或消失。管壁内腺体和软骨片逐渐减少到消失。管壁环行平滑肌逐渐增多，黏膜皱襞随管径变细而逐渐明显（图 16-8）。

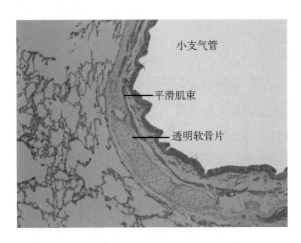

图 16-7　小支气管光镜像（低倍）

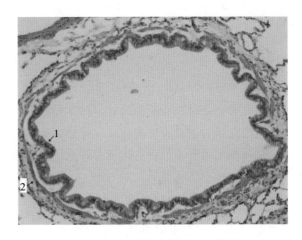

图 16-8　细支气管光镜像（低倍）

1. 上皮；2. 平滑肌

3. 终末细支气管（terminal bronchiole）　管径约为 0.5mm，黏膜皱襞更加明显。上皮为单层柱状上皮，无杯状细胞。腺体和软骨片均消失，平滑肌增多并形成完整的环形（图 16-9）。细支气管和终末细支气管失去软骨的支撑，故管壁平滑肌的收缩或舒张可调节进入肺小叶的空气流量。在某些病理情况下，如支气管哮喘，平滑肌发生痉挛性收缩，引起进出肺的气流量减少，导致呼吸困难。

终末细支气管上皮由较少的纤毛细胞和较多的分泌细胞组成。分泌细胞又称克拉拉细胞（Clara cell），呈高柱状，无纤毛，游离面呈圆顶状凸向管腔，胞质染色浅，胞核呈卵圆形，居中。电镜下，胞质顶部可见许多分泌颗粒，其分泌物含有蛋白酶和黏液溶解酶等，可分解管腔内的细胞碎片和黏液，保持气道畅通。克拉拉细胞内尚有较多的氧化酶系，对吸入的有毒气体或某些药物进行生物转化和解毒。上皮损伤再生时，克拉拉细胞可转变为纤毛细胞（图 16-10）。

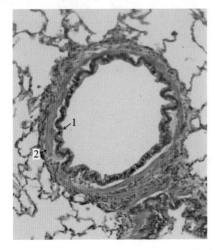

图 16-9　终末细支气管光镜像（低倍）

1. 上皮；2. 平滑肌

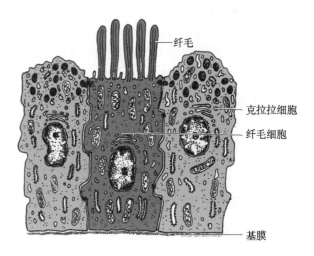

图 16-10　终末细支气管上皮细胞电镜模式图

⊕ **知识链接** ┈┈┈

哮喘

哮喘（asthma）是一种由多种炎症细胞、炎症介质和细胞因子共同参与的气道慢性炎症性疾病，久之会导致气道高反应性，对各种刺激出现过早和过强的收缩反应，引发广泛而多变的可逆性气流受限，患者出现发作性伴有哮鸣音的呼气性呼吸困难，常在夜间及凌晨发作或加重。引起哮喘的病因较复杂，一般认为其与遗传因素和环境因素有关。哮喘具有明显的家族聚集倾向，可通过检测哮喘易感基因来评估患病风险。环境因素包括：变应原性因素，如室内外变应原（尘螨、宠物、花粉）、职业性变应原（油漆、饲料）、食物（鱼、虾、蛋类）、药物（阿司匹林、抗生素）；非变应原性因素，如大气污染、吸烟和运动等。目前，哮喘尚无法根治，需通过长期规范化治疗来控制哮喘的急性发作，减少并发症的发生。

（二）肺呼吸部 e 微课2

肺的呼吸部包括呼吸性细支气管、肺泡管、肺泡囊及肺泡，前三者均有肺泡的开口（图16-11）。

1. 呼吸性细支气管（respiratory bronchiole）是终末细支气管的分支，导气部向呼吸部过渡的管道。其管壁结构与终末细支气管相似，但管壁结构不完整，开始出现少量肺泡的开口，且上皮变为单层立方上皮。在肺泡开口处，单层立方上皮移行为单层扁平上皮。上皮外有少量环行平滑肌和弹性纤维。

2. 肺泡管（alveolar duct） 是呼吸性细支气管的分支，由于管壁上存在大量肺泡开口，管壁自身的结构很少。

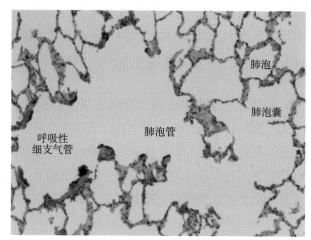

图16-11 肺呼吸部光镜像（低倍）

其表面覆以单层立方或扁平上皮，下方为少量平滑肌束和弹性纤维，因肌纤维环行围绕于肺泡开口处，镜下可见相邻肺泡开口之间有结节状膨大。

3. 肺泡囊（alveolar sac） 与肺泡管相连，是许多肺泡开口共同围成的囊腔。相邻肺泡开口之间没有环行平滑肌束，仅有少量结缔组织，故无结节状膨大。

4. 肺泡（pulmonary alveoli） 是肺支气管树的终末部分。肺泡呈半球形或多面形薄壁囊泡，直径约200μm，开口于肺泡囊、肺泡管或呼吸性细支气管，是气体交换的场所。成年人肺内有3亿~4亿个肺泡，总面积可达70~80m²。肺泡内表面覆以肺泡上皮及其基膜，相邻肺泡间有结缔组织构成的肺泡隔，属于肺间质成分。

（1）肺泡上皮 由Ⅰ型肺泡细胞和Ⅱ型肺泡细胞组成（图16-12）。

Ⅰ型肺泡细胞（type Ⅰ alveolar cell）：细胞扁平，含核部分略厚并向肺泡腔内突出，无核部分胞质菲薄，厚约0.2μm，光镜下难以辨认。其覆盖肺泡表面积的95%，参与构成气-血屏障。电镜下，相邻的Ⅰ型肺泡细胞或与Ⅱ型肺泡细胞之间均有紧密连接，可防止组织液进入肺泡内。Ⅰ型肺泡细胞的胞质内细胞器少，但含有较多的吞饮小泡，小泡内含细胞吞入的表面活性物质和微小的尘粒，细胞可将这些物质转运到肺泡外的间质内，以便清除。Ⅰ型肺泡细胞无分裂能力，损伤后由Ⅱ型肺泡细胞增殖分化补充。

Ⅱ型肺泡细胞（type Ⅱ alveolar cell）：数量较Ⅰ型肺泡细胞多，但仅覆盖肺泡表面积的 5% 左右。细胞呈立方形或圆形，顶端突入肺泡腔；细胞核圆形；细胞质着色浅，呈泡沫状。电镜下，细胞游离面有少量微绒毛，细胞质内富含线粒体、溶酶体和粗面内质网，有较发达的高尔基复合体，核上方有较多大小不等、电子密度高的分泌颗粒，颗粒内有同心圆或平行排列的板层状结构，被锇酸染成黑色，故称嗜锇性板层小体（osmiophilic multilamellar body）（图 16-13）。小体内的主要成分为磷脂，以二棕榈酰卵磷脂为主，此外还有糖胺聚糖及蛋白质等。细胞以胞吐方式释放颗粒内容物，铺于肺泡内表面形成一层薄膜，称表面活性物质（surfactant），有降低肺泡表面张力、稳定肺泡大小的作用。呼气时肺泡缩小，表面活性物质密度增加，表面张力降低，使肺泡不至于过度塌陷；相反，吸气时肺泡扩张，表面活性物质密度减小，表面张力增大，可防止肺泡过度膨胀。表面活性物质由Ⅱ型肺泡细胞不断产生，经Ⅰ型肺泡细胞吞饮转运，保持不断更新。表面活性物质的缺乏或变性均可引起肺不张。早产儿或新生儿常因先天缺陷致Ⅱ型肺泡细胞发育不良，表面活性物质合成和分泌障碍，肺泡表面张力增大，致使婴儿出生后肺泡不能扩张，引起新生儿呼吸窘迫综合征。此外，Ⅱ型肺泡细胞还有增殖分化能力，可修复受损的Ⅰ型肺泡细胞。

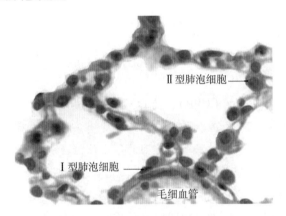

图 16-12　肺泡的光镜像（高倍）

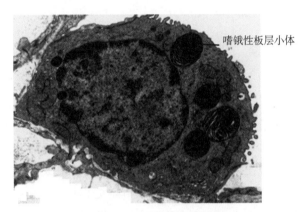

图 16-13　Ⅱ型肺泡细胞电镜像

（2）肺泡隔（alveolar septum）　是相邻肺泡之间的薄层结缔组织，属于肺的间质。其内含有密集的连续型毛细血管网、大量的弹性纤维以及成纤维细胞、肺巨噬细胞、肥大细胞等多种细胞。肺泡隔中的毛细血管网紧贴肺泡上皮，在气体交换中发挥重要作用；大量弹性纤维则与吸气后肺泡的弹性回缩有关，若肺泡弹性纤维变性，肺泡弹性减弱，使肺泡扩大，则可导致肺气肿。老年人弹性纤维逐渐退化，吸烟会加速其退化进程。

（3）肺泡孔（alveolar pore）　是相邻肺泡之间相通的小孔，直径 10~15μm，是相邻肺泡间的气体通路。一个肺泡有一个或数个肺泡孔，肺泡孔的数目随年龄而增加。当某个终末细支气管或呼吸性细支气管阻塞时，肺泡孔起侧支代偿通气作用，防止肺泡萎陷。但在肺部感染时，肺泡孔也可使炎症蔓延。

（4）气-血屏障（blood-air barrier）　是肺泡腔内的 O_2 与肺泡隔毛细血管内血液携带的 CO_2 之间进行气体交换所通过的结构，由肺泡表面液体层、Ⅰ型肺泡细胞与基膜、薄层结缔组织、毛细血管基膜与连续毛细血管内皮构成（图 16-14）。在有的部位，两层基膜之间没有结缔组织成分，两层基膜相贴而融合为一层。气-血屏障很薄，总厚度为 0.2~0.5μm，有利于气体快速交换。当肺纤维化或肺水肿时，可致气-血屏障增厚，使肺气体交换功能障碍。

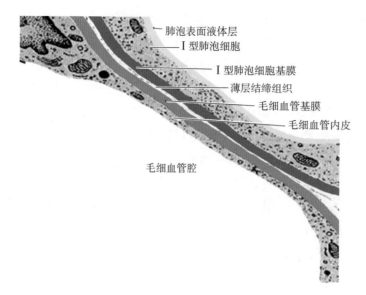

肺泡表面液体层
Ⅰ型肺泡细胞
Ⅰ型肺泡细胞基膜
薄层结缔组织
毛细血管基膜
毛细血管内皮
毛细血管腔

图 16-14 气-血屏障模式图

🌐 知识链接

"沉默的杀手"——慢阻肺

慢性阻塞性肺疾病（chronic obstruction pulmonary disease，COPD），简称慢阻肺，是一种因气道和肺泡受损而导致不完全可逆性持续气流受限的疾病，与气道和肺对香烟烟雾等有害气体或有害颗粒的异常慢性炎症反应有关。慢阻肺的发病率和死亡率高，居全球死因的第4位，在我国40岁以上人群中的发病率高达8.2%。患者常见的临床症状有慢性咳嗽、咳痰、气短、呼吸困难、喘息和胸闷等症状。慢阻肺涉及慢性支气管炎、慢性细支气管炎和肺气肿等病理变化，患者气道管壁会发生充血水肿、腺体增生以及纤毛清除功能障碍，导致黏液贮留阻塞气道；而肺泡壁会膨胀破坏，肺泡呼吸面积减少及肺泡周围毛细血管损害，导致肺的换气功能障碍，肺功能进行性减退，后期发展为呼吸衰竭，威胁生命健康。

（三）肺间质和肺巨噬细胞

肺内结缔组织及其中的血管、淋巴管和神经构成肺间质。肺间质主要分布于支气管树的周围，随支气管树分支增加，间质逐渐减少。肺间质的组成与一般疏松结缔组织相同，但有较多的弹性纤维和巨噬细胞。

肺巨噬细胞由单核细胞分化而来，广泛分布于肺间质内，数量较多，在细支气管以下的管道周围和肺泡隔内更多。肺巨噬细胞有十分活跃的吞噬、免疫和产生多种生物活性物质的功能，起重要的防御作用。肺巨噬细胞吞噬大量进入肺内的尘埃颗粒后，称尘细胞（dust cell）。在心力衰竭导致肺淤血时，大量红细胞穿过毛细血管壁进入肺间质内，被肺巨噬细胞吞噬，此时的肺巨噬细胞称为心力衰竭细胞（heart failure cell）。

（四）肺的血管

由于肺是血液和吸入的空气进行气体交换的器官，其血液供应与其他脏器明显不同。肺有两套功能不同的血管，即肺循环和支气管循环。

1. 肺循环 肺动脉和肺静脉是肺的功能性血管。肺动脉入肺后，随支气管树分支，到达肺泡后，在肺间隔形成毛细血管网，属于连续毛细血管，构成气-血屏障，完成气体交换后，汇集成肺静脉出肺。

2. 支气管循环 支气管动脉和支气管静脉是肺的营养血管。支气管动脉起自胸主动脉和肋间动脉，与支气管伴行入肺，向肺组织提供所需要的氧气和营养物质。

目标检测

答案解析

一、选择题

（一）A 型题

1. 鼻黏膜的嗅细胞 （ ）
   A. 呈高柱状，游离面的嗅毛为纤毛，可摆动
   B. 呈高柱状，游离面的嗅毛为纤毛，不能摆动
   C. 呈梭形，游离面的嗅毛为纤毛，可摆动
   D. 呈梭形，游离面的嗅毛为纤毛，不能摆动
   E. 呈梭形，游离面的嗅毛为微绒毛，不能摆动

2. 气管和支气管上皮中，具有内分泌功能的细胞是 （ ）
   A. 纤毛细胞　　　　　　B. 杯状细胞　　　　　　C. 刷细胞
   D. 小颗粒细胞　　　　　E. 基细胞

3. 肺小叶的组成是 （ ）
   A. 叶支气管与其下属分支至肺泡　　　　B. 每一细支气管与其下属分支至肺泡
   C. 每一呼吸性细支气管与其下属分支至肺泡　　　　D. 每一肺泡管与其下属分支至肺泡
   E. 以上均不对

4. 肺内支气管各级分支中，管壁形成完整环形平滑肌的是 （ ）
   A. 小支气管　　　　　　B. 细支气管　　　　　　C. 终末细支气管
   D. 呼吸性细支气管　　　E. 肺泡管

5. 肺的呼吸部包括 （ ）
   A. 小支气管、肺泡管、肺泡囊、肺泡　　　　B. 细支气管、肺泡管、肺泡囊、肺泡
   C. 终末细支气管、肺泡管、肺泡囊、肺泡　　　　D. 呼吸性细支气管、肺泡管、肺泡囊、肺泡
   E. 细支气管、呼吸性细支气管、肺泡管、肺泡囊

6. 在支气管树中，肺泡最早出现于 （ ）
   A. 细支气管　　　　　　B. 终末性细支气管　　　　C. 呼吸性细支气管
   D. 肺泡管　　　　　　　E. 肺泡囊

7. 分泌表面活性物质的细胞是 （ ）
   A. Ⅰ型肺泡细胞　　　　B. Ⅱ型肺泡细胞　　　　C. 尘细胞
   D. 杯状细胞　　　　　　E. 克拉拉细胞

8. 下列细胞中，参与气体交换的是 （ ）
   A. Ⅰ型肺泡细胞　　　　B. Ⅱ型肺泡细胞　　　　C. 尘细胞
   D. 基细胞　　　　　　　E. 克拉拉细胞

9. 平衡肺泡间气体流量的结构是 （ ）
   A. 气－血屏障　　　　　B. 细支气管　　　　　　C. 肺泡囊
   D. 肺泡管　　　　　　　E. 肺泡孔

10. 下列关于肺泡隔特征的描述中，错误的是（   ）
    A. 是相邻肺泡之间的薄层结缔组织   B. 有丰富的有孔毛细血管网
    C. 有较多的弹性纤维   D. 有肺巨噬细胞
    E. 与气 – 血屏障的形成有关

（二）X 型题

11. 下列关于鼻黏膜的描述中，正确的是（   ）
    A. 鼻黏膜分为前庭部、呼吸部和嗅部
    B. 鼻黏膜由上皮和固有层组成
    C. 鼻黏膜中有鼻毛和皮脂腺
    D. 嗅部黏膜含嗅细胞、支持细胞和基细胞三种细胞
    E. 嗅黏膜的支持细胞具有增殖分化能力

12. 下列关于Ⅰ型肺泡细胞的描述中，正确的是（   ）
    A. 数量比Ⅱ型肺泡细胞多   B. 胞质中有吞饮小泡
    C. 相邻细胞间有紧密连接   D. 基底面有基膜
    E. 参与构成气 – 血屏障

13. 下列结构中，构成气血屏障的是（   ）
    A. Ⅰ型肺泡细胞   B. Ⅱ型肺泡细胞   C. 肺泡上皮的基膜
    D. 内皮基膜   E. 肺泡上皮和毛细血管内皮之间的结缔组织

14. 下列关于肺导气部结构变化的描述中，正确的是（   ）
    A. 管径逐渐变细，管壁逐渐变薄   B. 杯状细胞逐渐减少，最后消失
    C. 腺体逐渐减少，最后消失   D. 软骨片逐渐减少，最后消失
    E. 平滑肌逐渐减少，最后消失

15. 下列关于气管的描述中，正确的是（   ）
    A. 管壁分为黏膜、黏膜下层、肌层和外膜   B. 管壁有完整的环形平滑肌束
    C. 上皮为假复层纤毛柱状上皮   D. 外膜有透明软骨环
    E. 黏膜下层含有较多的混合腺

二、简答题

1. 气管的组织结构和功能的关系。
2. 肺导气部的组成及各段的结构变化规律。
3. 气 – 血屏障的概念、组成和意义。

（张庆梅）

书网融合……

本章小结   微课1   微课2   题库

第十七章 泌尿系统

📖 **学习目标**

知识要求：

1. 掌握 肾单位的结构和功能；球旁复合体的结构和功能。

2. 熟悉 集合小管的结构和功能；肾间质的组织结构和功能；肾血液循环的特点。

3. 了解 输尿管的结构和功能；膀胱的结构和功能；肾脏的一般结构和其他功能。

能力要求：

能够在光镜下辨识肾脏的一般组织结构，识别肾单位中肾小体和肾小管各段、集合小管、球旁复合体的组织学结构。

素质要求：

在对通过滤过屏障形成原尿、通过肾小管和集合小管的重吸收形成终尿的过程进行学习后，结合急性肾小球肾炎案例，培养临床思维。

➡ **案例引导**

案例 患儿，男，9岁。因水肿、血尿、尿量明显减少3天入院。患者自述半月前曾患"化脓性扁桃体炎"，口服消炎药物后好转。入院检查：双眼睑水肿，双下肢可凹性水肿，扁桃体Ⅱ度肿大，双肾区轻度叩痛。辅助检查：血红蛋白90g/L。尿蛋白（++）。尿液镜检可见红细胞布满视野，可见管型。血清抗链球菌溶血素"O"滴度580 IU/ml（参考值：0~200IU/ml）。入院诊断：轻度贫血、急性肾小球肾炎。

讨论 1. 患者双下肢水肿、尿少提示患者的何种器官发生异常？

2. 蛋白尿、血尿提示患者肾脏的组织结构发生何种变化？

3. 本病例中急性肾小球肾炎的发生机制是什么？

泌尿系统（urinary system）由肾、输尿管、膀胱和尿道组成。肾是人体主要的排泄器官，通过形成尿液的方式排除体内各种代谢产物，参与调节机体内水和电解质的平衡，以维持内环境的稳定。此外，肾还分泌肾素、前列腺素和红细胞生成素等多种生物活性物质。尿液经输尿管导入膀胱暂时储存，再经尿道排出体外。

一、肾

肾（kidney）外形似蚕豆，外缘隆起，内缘中部凹陷为肾门（renal hilus），是肾的血管、淋巴管、神经和输尿管等结构出入的部位。肾表面有致密结缔组织被膜，其实质分为皮质和髓质。皮质位于浅层，呈暗红色，由髓放线（medullary ray）和皮质迷路（cortical labyrinth）组成。髓质位于肾的深部，由10~18个肾锥体（renal pyramid）构成。肾锥体的尖端钝圆，突入肾小盏内，称肾乳头，每个肾乳头有10~25个乳头管开口于此。每个肾锥体的底部朝向皮质，从肾锥体底部呈辐射状伸向皮质的条纹称为髓放线，位于髓放线之间的肾皮质称为皮质迷路。每条髓放线及其周围的皮质迷路构成一个肾小叶

（renal lobule）。每个肾锥体及其周围的皮质构成一个肾叶（renal lobe），位于肾锥体之间的肾皮质称为肾柱（renal column）。见图 17 - 1 和图 17 - 2。

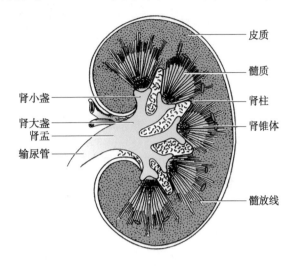

图 17 - 1　肾冠状剖面模式图

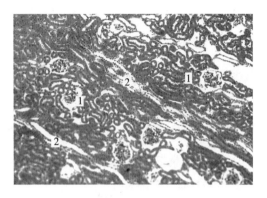

图 17 - 2　肾皮质的光镜像（低倍）

1. 皮质迷路；2. 髓放线

肾实质由大量肾单位和集合小管构成，肾内有少量结缔组织，内有血管和神经等构成肾间质。每个肾单位由一个肾小体和一条与它相连的肾小管构成，是尿液形成的结构和功能单位。肾小管与集合小管相接，它们都是单层上皮性管道，合称泌尿小管（uriniferous tubule）。肾单位和集合小管在肾实质内规律分布，肾小体、肾小管的曲部和弓形集合小管位于皮质迷路和肾柱内，肾小管的直部、细段、直集合小管和乳头管位于髓放线和肾锥体内（表 17 - 1）。

表 17 - 1　肾单位、集合小管的组成和各段位置

组成				分布位置
肾单位	肾小体	肾小球		皮质迷路、肾柱
		肾小囊		
	肾小管	近端小管	曲部	皮质迷路、肾柱
			直部（髓袢）	髓放线、肾锥体
		细段（髓袢）		
		远端小管	直部（髓袢）	
			曲部	皮质迷路、肾柱
集合管	弓形集合小管			皮质迷路
	直集合小管			髓放线、肾锥体
	乳头管			肾乳头

（一）肾单位　ⓔ 微课

肾单位（nephron）是肾的结构和功能单位，由肾小体和与其相连的肾小管两部分构成。每个肾约有 150 万个肾单位，与集合小管共同行使泌尿功能。

肾小体由肾小囊和血管球组成，一端与肾小管相连。肾小管起始部凹陷成杯状，构成肾小囊。肾小管在肾小体附近盘曲走行，为近端小管曲部，或称近曲小管；继而进入髓放线或髓质直行，为近端小管直部，或称近直小管；随后管径骤然变细，为细段。细段与远端小管相连，管径又骤然增粗，并反折向

上走行于肾锥体和髓放线内，为远端小管直部，或称远直小管。近端小管直部、细段和远端小管直部三者构成"U"形的袢，称髓袢（medullary loop）。髓袢由皮质向髓质方向下行的一段，称降支；而由髓质向皮质方向上行的一段，称升支。远端小管直部离开髓放线后，在皮质迷路内盘曲走行于肾小体附近，称远端小管曲部，或称远曲小管，最后汇入髓放线内的集合小管（表 17 – 1，图 17 – 3）。

根据肾小体在皮质中的位置，将肾单位分为浅表肾单位和髓旁肾单位两种。浅表肾单位的肾小体位于皮质浅层和中层，数量多，约占肾单位总数的85%，体积较小，髓袢较短，有的甚至不进入肾锥体，髓袢中的细段也短，仅位于降支内，有时可缺如，在尿液形成中起重要作用。髓旁肾单位的肾小体位于皮质深部，约占肾单位总数的15%，髓袢和细段均较长，对尿液浓缩具有重要的生理作用。

1. 肾小体（renal corpuscle） 位于皮质迷路和肾柱内，呈球状，直径约 200μm，由血管球（glomerulus）和肾小囊（renal capsule）两部分组

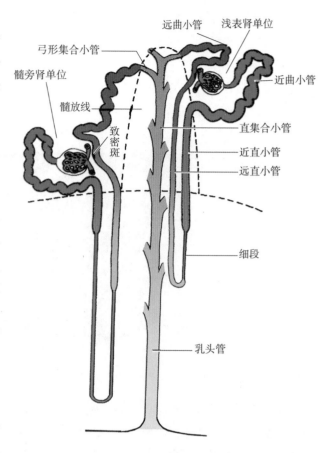

图 17 – 3 肾单位和集合小管模式图

成。每个肾小体有两极，有微动脉出入的一端为血管极，其对侧与近端小管曲部相连的一端为尿极（图 17 – 4，图 17 – 5）。

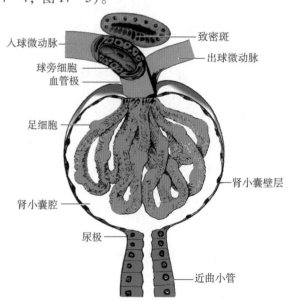

图 17 – 4 肾小体模式图

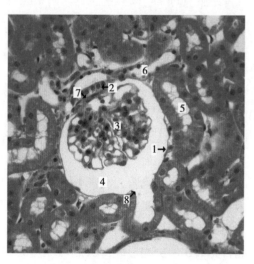

图 17 – 5 肾小体光镜结构像（高倍）

1. 小囊壁层；2. 致密斑；3. 肾小球；4. 肾小囊腔；
5. 近曲小管；6. 远曲小管；7. 血管极；8. 尿极

（1）血管球 又称肾小球，是肾小囊中的一团盘曲的毛细血管。一条较粗的入球微动脉（afferent arteriole）从肾小体血管极处进入肾小囊，先分成 4～5 支，每支再分出袢状毛细血管，其间充填有血管系膜。这些毛细血管相互吻合成网，继而汇合成一条较细的出球微动脉（efferent arteriole），由血管极处

离开肾小囊。由于入球微动脉管径较出球微动脉粗，毛细血管内压力较高，血液成分易于滤出毛细血管壁而进入肾小囊腔内（图17-4）。电镜下，毛细血管为有孔型，孔径50～100nm，多无隔膜，有利于血液中小分子物质滤过（图17-6，图17-7）。毛细血管内皮细胞的腔面覆有一层带负电荷的、富含唾液酸的糖蛋白（细胞衣），内皮基底面除内皮细胞与血管系膜相接触的部位外，都有基膜，对血液中的物质有选择性通透作用。

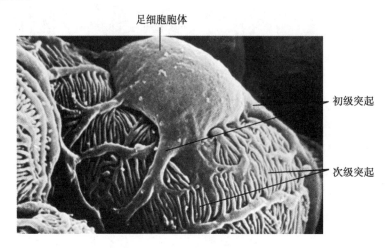

图17-6　肾血管球扫描电镜像

血管基膜：位于内皮细胞与足细胞之间，较厚（成年人的血管球基膜厚约330nm）。光镜下，基膜为均质状，PAS反应阳性。电镜下，基膜分为三层，中层厚而致密，内、外层薄而稀疏（图17-7）。基膜主要含IV型胶原蛋白、蛋白聚糖和层粘连蛋白等化学成分，共同形成以IV型胶原蛋白为骨架的分子筛结构。分子筛的孔径为4～8nm，因骨架上附有带负电荷的硫酸肝素，可阻止带负电荷的物质通过，故基膜对滤液中的大分子物质有选择性通透作用。

血管系膜（mesangium）：又称球内系膜（intraglomerular mesangium），连接于血管球毛细血管之间，主要由系膜细胞和系膜基质组成（图17-7）。系膜细胞（mesangial cell）形状不规则，细胞突起可伸至内皮与基膜之间，或经内皮细胞之间伸入毛细血管腔内。光镜下，球内系膜细胞不易辨认。目前认为，系膜细胞为特化的平滑肌细胞，具有合成血管基膜和系膜基质的能力，并通过吞噬、分泌、收缩等活动调节肾小体血管球毛细血管的滤过功能。系膜基质填充在系膜细胞之间，在血管球内起支持和通透作用。

（2）肾小囊　是肾小管的起始部膨大凹陷而成的双层杯状扁囊结构，两层间的狭窄腔隙为肾小囊腔，与近曲小管腔相通（图17-4，图17-5）。肾小囊外层也称为肾小囊壁层，为单层扁平上皮，细胞含核的部分突向肾小囊腔，在肾小体尿极处与近端小管上皮相连续，在血管极处返折为肾小囊内层，或称肾小囊脏层。肾小囊脏层由一层多突起的足细胞（podocyte）构成。足细胞胞体较大，细胞核染色较浅，光镜下不易鉴别。扫面电镜下，可见足细胞伸出几个大的初级突起，初级突起再分成许多指状的次级突起，相邻次级突起形成指状交叉，呈栅栏状紧贴在基膜外。突起之间有直径约25nm的裂隙，称裂孔（slit pore），孔上覆盖一层厚4～6nm的裂孔膜（slit membrane）（图17-6，图17-7）。突起内含较多微丝，微丝收缩可使突起活动而改变裂孔的宽度。

（3）滤过屏障　肾小体类似一个滤过器，当血液流经血管球毛细血管时，血浆内小分子物质经过有孔毛细血管内皮、基膜和足细胞裂孔膜滤入肾小囊腔，这三层结构称为滤过屏障（filtration barrier）或滤过膜（filtration membrane）（图17-7）。滤入肾小囊腔的液体称为滤液或原尿，成年人一昼夜可形成约180L原尿。原尿中除不含大分子蛋白质外，其成分与血浆相似。滤过膜对血浆成分具有选择性的

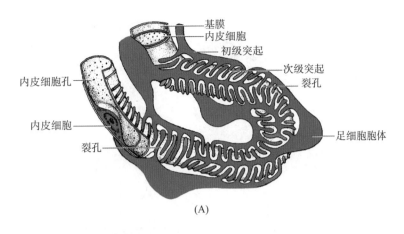

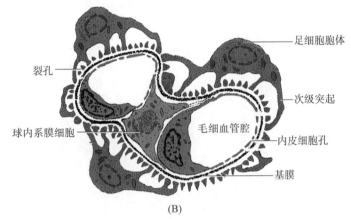

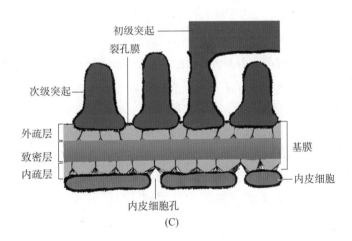

图 17-7 肾血管球毛细血管、基膜和足细胞模式图

A. 立体示意图；B. 横切面模式图；C. 滤过屏障模式图

通透作用，血浆中的水、溶质和小分子物质很容易通过滤过膜，而血浆蛋白和其他大分子物质则不易通过滤过膜，这与滤过物的分子大小、电荷及形状等因素有关。一般情况下，分子量在 70kDa 以下、直径在 4nm 以下的物质可通过滤过膜，其中又以带正电荷的物质易于通过，如葡萄糖、多肽、尿素、电解质和水等。若滤过膜受损，大分子蛋白质甚至血细胞均可滤过，形成蛋白尿或血尿。

2. 肾小管（renal tubule） 是由单层上皮围成的小管，包括近端小管、细段和远端小管三部分，有重吸收原尿成分和排泄等作用（图 17-8）。

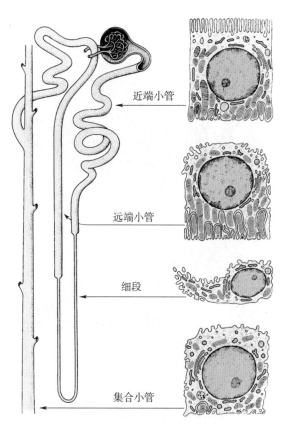

图 17 - 8　肾泌尿小管各段上皮细胞超微结构模式图

　　（1）近端小管（proximal tubule）　是肾小管中最粗最长的一段，管径 50 ~ 60 μm，长约 14mm，约占肾小管总长的一半，管腔不规则，分为曲部（近曲小管）和直部（近直小管）两段。

　　①近曲小管（proximal convoluted tubule）：位于皮质迷路和肾柱内，盘曲在肾小体附近。光镜下，近曲小管的管腔小而不规则，管壁由单层立方或锥体形细胞构成，细胞分界不清，胞质强嗜酸性，核大而圆，核仁明显，位于近基底部；细胞基部有明显的纵纹，游离面有刷状缘。电镜下可见小管上皮细胞的游离面有密集细长的微绒毛，构成光镜下的刷状缘，明显扩大细胞游离面的表面积；微绒毛基底部之间细胞膜内陷形成顶小管和顶小泡，为小管上皮细胞以胞饮方式重吸收蛋白质的方式；细胞基底面形成许多质膜内褶，褶间胞质内有大量纵行排列的杆状或弯曲状的线粒体，线粒体和质膜内褶共同形成光镜下所见的基底纵纹；细胞的侧面可向相邻细胞发出侧突，呈指状交叉，故光镜下细胞分界不清（图 17 - 8，图 17 - 9）。侧突和质膜内褶的存在也大大增加了细胞的侧面和基底面的表面积，有利于 Na^+ 和水的重吸收。

　　②近直小管（proximal straight tubule）：位于髓放线和肾锥体内，其结构与曲部相似，但上皮细胞略矮，细胞游离缘的微绒毛、侧面的侧突和基底面的质膜内褶等结构不如曲部发达（图 17 - 8，图 17 - 10）。

　　近端小管是原尿成分被重吸收的主要场所，几乎全部的葡萄糖、氨基酸、蛋白质以及 85% 以上的 Na^+ 和水等在此重吸收。另外，近端小管还分泌 H^+、NH_3、肌酐和马尿酸等代谢产物，排泄酚红、青霉素等药物。临床上通常利用马尿酸或酚红排泄试验检查近端小管的功能。

　　（2）细段（thin segment）　位于髓放线和肾锥体内，管径细，直径 10 ~ 15 μm，为单层扁平上皮组成，细胞含核的部分突向管腔，细胞质着色浅，无刷状缘。细段上皮很薄，更有利于水和离子通透（图 17 - 8，图 17 - 11）。

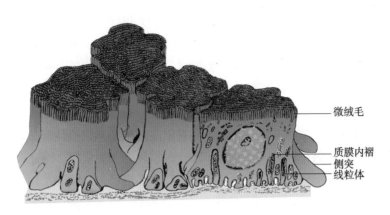

图 17 - 9　肾近端小管曲部上皮细胞立体结构模式图

右侧标注（自上而下）：微绒毛、质膜内褶、侧突、线粒体

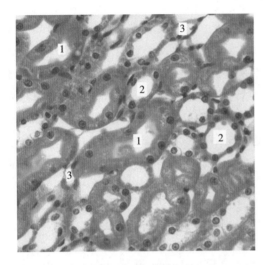

图 17 - 10　肾髓质浅层光镜像（高倍）

1. 近直小管；2. 远直小管；3. 细段

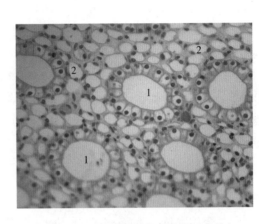

图 17 - 11　肾髓质深层光镜像（高倍）

1. 集合小管；2. 细段

（3）远端小管（distal tubule）　可分为直部（远直小管）和曲部（远曲小管）两段（图 17 - 5，图 17 - 8 至图 17 - 10）。远直小管与细段相连，位于髓质并经髓放线上行，构成髓袢升支的一部分。

①远直小管（distal straight tubule）：管腔大而规则，管径 30μm，长约 9mm。光镜下，由一层立方上皮组成，细胞体积较近直小管小，因此，管腔相对较大；细胞核位于细胞中央或靠近腔面。细胞质嗜酸性，着色较浅；上皮细胞分界线较清楚，游离面无刷状缘，基部纵纹较明显。远直小管能主动重吸收 Na^+，而对水不能通透，使小管液呈低渗状态。重吸收的 Na^+ 排至间质，使间质呈高渗状态，在尿液浓缩过程中起重要作用。

②远曲小管（distal convoluted tubule）：管径 25 ~ 50μm，长 4.6 ~ 5.2mm，位于皮质内肾小体周围。其结构与直部相似，但质膜内褶和线粒体不如直部发达。远曲小管是离子交换的重要部位，上皮细胞可重吸收水、Na^+ 和排出 K^+、H^+ 和 NH_3 等，对维持体液的酸碱平衡发挥重要作用。醛固酮能促进此段重吸收 Na^+ 和排出 K^+；抗利尿激素可促进上皮细胞重吸收水分，使尿液浓缩，尿量减少。

（二）集合小管

集合小管（collecting duct）长 20 ~ 38mm，由弓形集合小管、直集合小管和乳头管三段组成（图 17 - 3，图 17 - 8，图 17 - 11）。弓形集合小管很短，位于皮质迷路内，一端连接远曲小管，另一端呈弧形弯入髓放线，与直集合小管相连。直集合小管沿髓放线下行至肾锥体乳头，改称乳头管，开口于肾小盏。直集合小管在髓放线下行时，沿途有许多弓形集合小管汇入。

直集合小管的管径由细逐渐变粗，管壁上皮也由单层立方形逐渐增高为单层柱状，至乳头管处成为高柱状上皮。集合小管上皮细胞分界清楚，细胞质着色淡而明亮，细胞核圆形，位于中央或靠近基底部，着色较深。集合小管与远曲小管一样，受醛固酮和抗利尿激素的调节。集合小管能进一步重吸收水和交换离子，使原尿进一步浓缩。

综上所述，成年人每天肾小体形成的原尿，经过肾小管和集合小管后，绝大部分水、营养物质和无机盐被重吸收入血，部分离子也在此进行交换。肾小管上皮细胞还排出机体部分代谢产物，最后形成浓缩的终尿，经乳头管排入肾小盏，其量为每天 1~2L，占原尿的 1% 左右。因此，肾在泌尿过程中不仅排出机体的代谢废物，而且对维持机体水、电解质平衡和内环境稳定起重要作用。

⊕ 知识链接

肾功能衰竭

肾功能衰竭（renal failure）是临床上由各种原因引起的肾功能严重障碍综合征，会出现多种代谢产物、药物和毒物在体内蓄积，水、电解质和酸碱平衡紊乱，以及肾脏内分泌功能障碍的临床表现。在短期内肾功能急剧下降的，为急性肾功能衰竭（acute renal failure，ARF）。各种慢性肾脏疾病，随病情恶化，肾单位进行性破坏，以致残存肾单位不足以充分排出代谢废物和维持内环境稳定，进而发生泌尿功能障碍和内环境紊乱，为慢性肾功能衰竭（chronic renal failure，CRF）。血液透析俗称"人工肾"，为肾功能衰竭患者延长生命、提高生活质量提供保障。血管通路的建立是血液透析成功与否的关键，相关血管通路的建立和维护方法是急性和慢性血液透析的护理重点和难点。

（三）球旁复合体

球旁复合体（juxtaglomerular complex）又称为肾小球旁器（juxtaglomerular apparatus），位于肾小体的血管极处，大致呈三角形，由球旁细胞、致密斑和球外系膜细胞组成。致密斑为三角形的底，入球微动脉和出球微动脉分别构成三角形的两条侧边，球外系膜细胞则位于三角区的中央（图 17 – 12，图 17 – 13）。

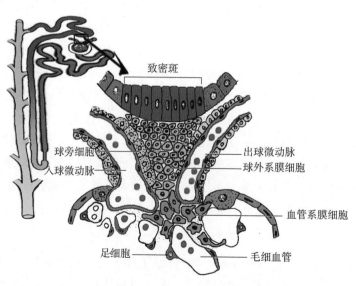

图 17 – 12　肾球旁复合体模式图

1. 球旁细胞（juxtaglomerular cell）　为入球微动脉末端行至近肾小体血管极处，管壁中膜的平滑肌细胞分化而成的上皮样细胞。球旁细胞体积较大，呈立方或多边形；细胞核大而圆；细胞质呈弱嗜碱性，含有分泌颗粒，颗粒内含有肾素（renin）。肾素可通过肾素－血管紧张素－醛固酮系统使血容量增多，致血压升高，是机体调节血压的重要机制之一。

2. 致密斑（macula densa）　为远端小管末端接近肾小体血管极处一侧的上皮细胞增高、变窄形成的一个椭圆形隆起。每个致密斑由排列紧密的 20～30 个柱状细胞构成。光镜下，细胞核椭圆形，排列紧密，常位于细胞顶部。由于细胞较窄，致密斑处细胞核较多（图 17-12，图 17-13）。致密斑是一种离子感受器，能感受远端小管滤液内 Na^+ 的浓度变化。当滤液内 Na^+ 浓度降低时，可将信息传递给球旁细胞和球外系膜细胞，促使球旁细胞分泌肾素，增强远端小管和集合小管重吸收 Na^+ 和排出 K^+ 的作用。

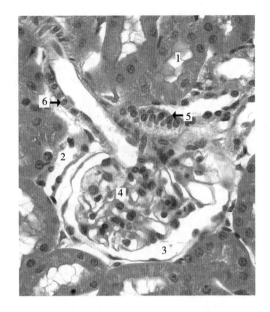

图 17-13　球旁复合体光镜像

1. 近曲小管；2. 远曲小管；3. 肾小囊腔；
4. 肾小球；5. 致密斑；6. 球旁细胞

3. 球外系膜细胞（extraglomerular mesangial cell）　又称极垫细胞（polar cushion cell），位于入球微动脉、出球微动脉和致密斑围成的三角形区域中央（图 17-12）。细胞形态结构与球内系膜细胞相似，并且与球旁细胞、球内系膜细胞之间有缝隙连接，因此，其可能在球旁复合体的功能活动中起信息传递的作用。

（四）肾间质

肾间质是指肾单位和集合小管之间的结缔组织，包含血管、神经等成分。在肾间质中，有一种特殊的细胞，称间质细胞（interstitial cell），此细胞能合成间质内的纤维和基质，还可以产生前列腺素。前列腺素可舒张血管，促进周围血管内的血液流动，加快重吸收水分的转运，从而促进尿液浓缩。另外，肾小管周围的血管内皮细胞能产生红细胞生成素，刺激骨髓中红细胞生成。因此，肾病综合征晚期常伴有贫血。

（五）肾的血液循环

肾动脉经肾门入肾后，分为数支叶间动脉，在肾柱内上行至皮髓交界处，横行分支为弓形动脉。弓形动脉向表面分出若干小叶间动脉，走行于皮质迷路内，直达被膜下形成毛细血管网。小叶间动脉，沿途向两侧分出许多入球微动脉进入肾小体，形成血管球，再汇合成出球微动脉离开肾小体后，分支形成球后毛细血管网，分布在肾小管周围。毛细血管网依次汇合成小叶间静脉、弓形静脉和叶间静脉，它们与相应动脉伴行，最后形成肾静脉出肾。髓旁肾单位的出球微动脉不仅形成球后毛细血管网，而且还发出若干直小动脉直行降入髓质，在髓质的不同深度又反折为直小静脉，构成"U"形直血管袢，并与髓袢伴行，二者功能关系密切。直小静脉汇入小叶间静脉或弓形静脉（图 17-14 至图 17-16）。

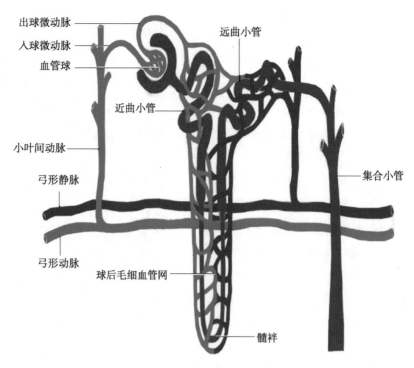

图 17 –14　肾血液循环模式图

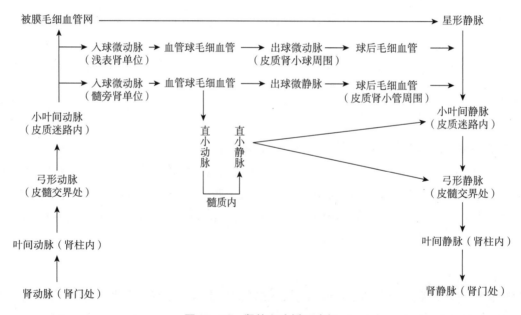

图 17 –15　肾的血液循环途径

　　肾的主要功能是过滤血液、形成尿液，肾的血液循环与其功能有密切的关系。其特点如下。①肾动脉直接起自腹主动脉，短而粗，血流量大、流速快，每4～5分钟，人体内的血液即经肾脏滤过一次。②肾内不同区域的血流不同，其中约90%的血液分布在皮质。③入球微动脉的管径比出球微动脉粗，使血管球内压力增高，有利于滤过。④肾内血管通路中两次形成毛细血管网。入球微动脉形成血管球毛细血管网，有利于过滤作用；出球微动脉形成的肾小管周围的球后毛细血管网，有利于肾小管上皮细胞执行重吸收功能。⑤髓质内，直小血管袢与"U"形髓袢伴行，有利于肾小管和集合小管的尿液重吸收和浓缩过程。

（六）肾的其他功能

肾的主要功能是泌尿功能，参与人体内水、电解质和酸碱平衡的调节。除此外，肾还能产生多种激素或生物活性物质，对机体的许多生理功能有重要调节作用。肾内许多细胞，如血管系膜细胞、皮质和髓质集合小管上皮细胞以及髓质中的间质细胞等均能合成前列腺素。肾球旁细胞可产生肾素。皮质的肾小管周围的血管内皮细胞可产生红细胞生成素，可刺激骨髓中红细胞的生成。近端小管上皮细胞含有 1, α-羟化酶，能羟化 25-(OH)D_3 成为 1, 25-(OH)$_2D_3$。1, 25-(OH)$_2D_3$ 可促进小肠吸收钙、转运磷，促进肾小管对钙、磷的重吸收和促进骨组织的重建。

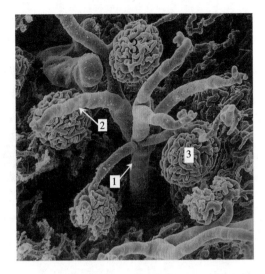

图 17-16　小叶间动脉、入球微动脉和血管球扫描电镜像
1. 小叶间动脉；2. 入球微动脉；3. 血管球

二、排尿管道

排尿管道包括肾盏、肾盂、输尿管、膀胱及尿道。肾盂和肾盏为肾内排尿管道，膀胱暂时储存尿液。除尿道外，排尿管道各部分的组织结构基本相似，均由黏膜、肌层和外膜三层构成，从肾小盏至膀胱，此三层结构逐渐增厚。黏膜均由变移上皮和固有层构成。

（一）肾盏和肾盂

1. 肾盏（renal calice）　上皮与乳头管上皮相移行，由 2~3 层变移上皮细胞组成。上皮外有少量的结缔组织和平滑肌。

2. 肾盂（renal pelvis）　由 3~4 层变移上皮细胞组成，平滑肌可分为内纵行和外环行两层。

（二）输尿管

输尿管（ureter）连接于肾盂和膀胱之间。黏膜形成多条纵行的皱襞，使管腔呈星形。上皮由 4~5 层变移上皮细胞构成，扩张时变移为 2~3 层。固有层为细密的结缔组织。输尿管的上 2/3 段肌层为内纵、外环两层平滑肌；下 1/3 段为内纵行、中环行和外纵行三层平滑肌。外膜是纤维膜，与周围的结缔组织相移行（图 17-17）。

（三）膀胱

膀胱（urinary bladder）是贮尿器官，其结构与输尿管大体相同。黏膜有许多皱襞，膀胱

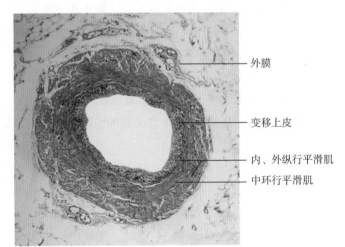

外膜

变移上皮

内、外纵行平滑肌

中环行平滑肌

图 17-17　输尿管下段横切面光镜像（低倍）

充盈时，皱襞减少或消失。膀胱空虚时，黏膜上皮的变移上皮细胞可达 8~10 层，表层的盖细胞大，呈矩形，可见双核；膀胱充盈时，上皮细胞仅 3~4 层，盖细胞变扁。固有层为较细密的结缔组织。肌层厚，由内纵行、中环行和外纵行平滑肌束组成（图 17-18）。外膜多为疏松结缔组织，仅膀胱顶部为浆膜。

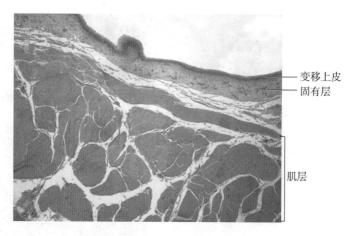

图 17 – 18　膀胱光镜像（低倍）

目标检测

答案解析

一、选择题

（一）A 型题

1. 肾单位的组成包括（　　）

A. 肾小体、肾小管和肾小囊　　　　　　　B. 肾小体和肾小管

C. 肾小体、肾小管和集合小管　　　　　　D. 肾小体、近端小管和远端小管

E. 肾小管和集合小管

2. 下列关于肾小体的描述中，正确的是（　　）

A. 由肾小管末端膨大而成，分布于皮质迷路

B. 由血管球和肾小囊组成，分布在皮质迷路和肾柱

C. 亦称血管球，位于皮质迷路和髓放线

D. 由肾小囊和血管球组成，位于肾锥体

E. 由血管球和近曲小管组成，位于肾锥体

3. HE 染色时，肾近端小管曲部细胞界限不清的原因在于（　　）

A. 细胞膜极薄　　　　　　B. 细胞膜易于溶解　　　　　　C. 细胞间质极少

D. 相邻细胞侧突互相嵌合　　E. 细胞质嗜色性太弱

4. 滤过屏障的组成为（　　）

A. 血管系膜、内皮、基膜、足细胞裂孔膜

B. 有孔毛细血管内皮、基膜、足细胞裂孔膜

C. 有孔毛细血管内皮、基膜、血管系膜

D. 内皮、基膜

E. 足细胞裂孔膜、基膜、血管系膜

5. 近端小管上皮基部纵纹在电镜下的结构为（　　）

A. 大量纵向的小管和小泡　　　　　　B. 大量纵向的微管和微丝

C. 许多侧突的分支　　　　　　　　　D. 质膜内褶和纵向排列的线粒体

E. 质膜内褶和纵向排列的粗面内质网

6. 下列关于远端小管曲部的描述中，正确的是（　　）

    A. 管壁上皮细胞胞质染色较深，嗜酸性强

    B. 上皮细胞为立方形，染色浅

    C. 上皮细胞基底面的基底纵纹不明显

    D. 上皮游离端有明显的刷状缘

    E. 上皮细胞分界不清

7. 肾小管细段的结构是（　　）

    A. 单层扁平上皮，核扁圆形凸向管腔   B. 单层柱状上皮，无刷状缘

    C. 单层立方上皮，胞质着色浅   D. 单层扁平上皮，胞质着色深

    E. 细胞呈锥体形，胞质着色浅

8. 球旁复合体包括（　　）

    A. 足细胞、球旁细胞、球外系膜细胞

    B. 球旁细胞、球内系膜细胞、球外系膜细胞

    C. 球外系膜细胞、远端小管细胞

    D. 球旁细胞、致密斑、球外系膜细胞

    E. 球旁细胞、致密斑、球内系膜细胞

9. 球旁细胞由（　　）分化而成

    A. 小叶间动脉的平滑肌细胞   B. 入球微动脉的内皮细胞

    C. 入球微动脉的平滑肌细胞   D. 出球微动脉的内皮细胞

    E. 出球微动脉的平滑肌细胞

10. 下列关于肾血液循环特点的描述中，错误的是（　　）

    A. 肾动脉直接来自腹主动脉，因而血流量大

    B. 肾小体血管球毛细血管两端均为微动脉

    C. 血管在肾内两次形成毛细血管网，即血管球毛细血管网和球后毛细血管网

    D. 髓质内，直小血管袢与髓袢伴行

    E. 肾内不同区域的血流量基本一致

（二）X 型题

11. 下列结构中，组成肾单位的包括（　　）

    A. 肾小体   B. 球旁复合体   C. 髓袢

    D. 弓形集合小管   E. 皮质集合小管

12. 下面关于足细胞的描述中，正确的是（　　）

    A. 是一种间质细胞   B. 胞体大，突向肾小囊腔

    C. 突起附在血管球毛细血管的外面   D. 表面的唾液酸糖蛋白带负电荷

    E. 胞质内的微丝收缩可使突起活动

13. 下列结构中，与近端小管的重吸收功能有关的是（　　）

    A. 细胞质内的线粒体   B. 细胞游离面的微绒毛

    C. 上皮细胞顶部的顶小管和顶小泡   D. 细胞侧面的侧突

    E. 细胞基底面的质膜内褶

14. 近曲小管与远曲小管的相似之处包括（ ）

　　A. 两者都分布在皮质迷路和肾柱中　　　　B. 两者管壁上皮细胞均为单层上皮

　　C. 上皮细胞游离面都有发达的微绒毛　　　D. 两者都具有重吸收功能

　　E. 两者的功能都受醛固酮和抗利尿激素的调节

15. 下列关于集合小管的描述中，正确的是（ ）

　　A. 弓形集合小管与远端小管直部相连

　　B. 管壁上皮细胞由单层立方逐渐转变为单层柱状

　　C. 集合小管的重吸收功能受醛固酮和抗利尿激素的调节

　　D. 上皮细胞界限较肾小管清楚

　　E. 多个集合小管汇聚开口于肾乳头

二、简答题

1. 论述与原尿形成相关的组织结构。

2. 比较近曲小管与远曲小管结构和功能的异同。

3. 试述球旁复合体的组成、结构和功能。

（杜　辉）

书网融合……

　　本章小结　　　　　　　微课　　　　　　　题库

第十八章 男性生殖系统

PPT

📖 学习目标

知识要求：

1. 掌握 睾丸生精小管的结构，精子发生的过程；睾丸间质细胞的光镜结构和功能。

2. 熟悉 附睾的光镜结构和功能；前列腺的光镜结构和功能。

3. 了解 睾丸的一般结构；睾丸直精小管和睾丸网的光镜结构；睾丸功能的内分泌调节机制；输精管、精囊、尿道球腺和阴茎的光镜结构。

技能要求：

能够在光学显微镜下识别各级生精细胞和支持细胞，明显异常的精子，睾丸间质和间质细胞。

素质要求：

通过学习精子的发生和影响精子发生的因素，了解人类生命起源，远离影响精子发生的不利因素，培养优生优育的观念。

⇒ 案例引导

案例 患儿，男，3岁。左侧阴囊空虚，无明显不适。辅助检查：于左侧腹股沟处探及一大小约11mm×9mm的回声区，似睾丸回声；右侧阴囊内探及一睾丸回声。入院诊断：单侧隐睾。全麻下，行左侧睾丸下降固定手术。

讨论 1. 精子是睾丸的什么结构产生的？

　　 2. 为什么会发生隐睾？

　　 3. 本病是否会影响男性生育能力？

男性生殖系统（male reproductive system）包括内生殖器和外生殖器两部分。内生殖器由睾丸（testis）、生殖管道（genital ducts）和附属腺（accessory glands）组成。外生殖器包括阴囊和阴茎。睾丸是产生精子和分泌雄激素的器官。生殖管道包括附睾、输精管、射精管和尿道，具有促进精子成熟以及营养、储存和运输精子的作用。附属腺包括前列腺、精囊和尿道球腺（图18－1）。附属腺和生殖管道的分泌物参与精浆的构成，精浆与睾丸产生的精子构成精液。

一、睾丸

睾丸位于阴囊内，表面覆以被膜，被膜包括鞘膜脏层和白膜（tunica albuginea）。鞘膜脏层由浆膜组成，位于最外层，很薄，与附在阴囊内表面的鞘膜壁层之间有一窄的鞘膜腔，腔

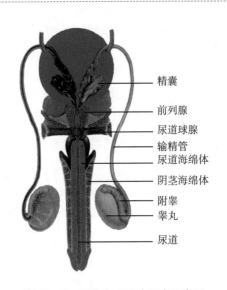

精囊
前列腺
尿道球腺
输精管
尿道海绵体
阴茎海绵体
附睾
睾丸
尿道

图 18－1　男性生殖系统组成示意图

内含少量液体，有润滑作用，能减少睾丸活动时两层鞘膜间的摩擦。白膜位于鞘膜脏层内侧，为致密结缔组织，其在睾丸后缘增厚形成睾丸纵隔（mediastinum testis）。纵隔的结缔组织呈辐射状伸入睾丸实质，将睾丸实质分割成约250个锥形的睾丸小叶（testicular lobules）。每个小叶含有1～4条弯曲细长的生精小管（seminiferous tubule），为产生精子的场所。生精小管在近睾丸纵隔处变为短而直的直精小管（straight tubule）。直精小管进入睾丸纵隔并相互吻合成网状的管道，称睾丸网（rete testis）。生精小管之间为富含血管和淋巴管的疏松结缔组织，称睾丸间质（interstitial tissue of testis）（图18-2，图18-3）。

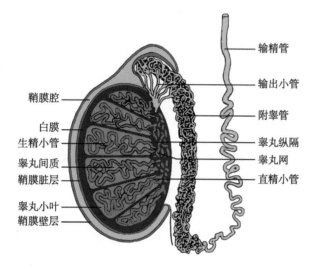

图18-2　睾丸与附睾模式图

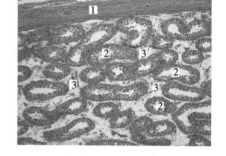

图18-3　睾丸光镜像（低倍）

1. 白膜；2. 生精小管；3. 睾丸间质

（一）生精小管 📱微课

　　生精小管为高度弯曲的上皮性管道。成年人的生精小管每条长30～70cm，直径150～250μm。生精小管管壁厚60～80μm，主要由生精上皮（spermatogenic epithelium）构成。生精上皮是特殊的复层上皮，由5～8层生精细胞（spermatogenic cell）和支持细胞构成。上皮下基膜明显，基膜外侧有胶原纤维和一些梭形的肌样细胞（myoid cell），肌样细胞收缩有助于精子进入生殖管道（图18-4）。

　　1. 生精细胞　包括精原细胞、初级精母细胞、次级精母细胞、精子细胞和精子。在生精小管管壁中，各级生精细胞从基底到腔面依次排列，镶嵌在支持细胞之间，代表着男性生殖细胞发生、分化过程的不同发育阶段。

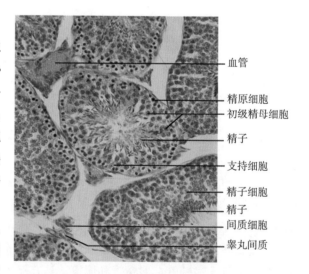

图18-4　生精小管光镜像（高倍）

血管
精原细胞
初级精母细胞
精子
支持细胞
精子细胞
精子
间质细胞
睾丸间质

　　（1）精原细胞（spermatogonium）　紧贴生精上皮的基膜，细胞圆形或椭圆形，直径约12μm。电镜下，胞质内核糖体较多，其他细胞器不发达。精原细胞分为A、B两型。A型精原细胞是生精细胞中的干细胞，A型精原细胞不断分裂增殖，一部分继续作为干细胞，另一部分分化为B型精原细胞。B型精原细胞经过数次分裂后，分化为初级精母细胞。

　　（2）初级精母细胞（primary spermatocyte）　位于精原细胞的近腔侧，体积较大，圆形，直径约18μm。细胞核大而圆，呈丝球状，染色体核型为46, XY。初级精母细胞经过DNA复制后（4n DNA），进行第一次减数分裂，形成两个次级精母细胞。由于第一次减数分裂历时较长，生精小管切片中较易观察到处于不同增殖阶段的初级精母细胞。

（3）次级精母细胞（secondary spermatocyte） 靠近管腔，直径约12μm，核圆形，染色较深，染色体核型为23，X 或 23，Y（2n DNA）。每条染色体由着丝粒相连的两条染色单体构成。次级精母细胞不进行 DNA 复制，即进入并很快完成第二次减数分裂，一个次级精母细胞形成两个精子细胞。由于次级精母细胞存在时间短，在生精小管切片标本中不易见到。

减数分裂又称为成熟分裂，只发生在生殖细胞的发育过程中。经过两次减数分裂后的生殖细胞，染色体数目减少一半，由二倍体细胞变成单倍体细胞。一个初级精母细胞形成四个精子细胞，同时，染色体核型也由46，XY（4n DNA）变成23，X 或 23，Y（每条染色体含一条染色单体，1n DNA）。

（4）精子细胞（spermatid） 更靠近管腔，细胞圆形，直径约8μm，核圆，染色质致密。精子是单倍体细胞，不再分裂。它经过复杂的形态变化演变为蝌蚪形精子，这一过程称为精子形成（spermiogenesis）。精子形成的主要变化包括如下。①细胞核染色质高度浓缩，核变长并移向细胞的一侧，构成精子头部的主要结构。②高尔基复合体形成许多顶体泡，顶体泡相互融合、逐渐增大，凹陷为双层帽状，覆盖在核的头端，形成顶体（acrosome）。③中心粒迁移到顶体的相对侧，其中一个中心粒的微管延长，形成轴丝，成为精子尾部（或称鞭毛）的主要结构，随着轴丝逐渐增长，精子细胞变长。④线粒体从细胞周边汇聚至轴丝近端的周围，盘绕成螺旋状，构成线粒体鞘。⑤多余的胞质汇集于尾部，形成残余胞质（residual cytoplasm），最后脱落（图18－5）。

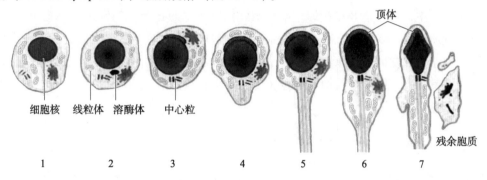

图 18－5　精子形成示意图

（5）精子（spermatozoon） 位于腔面，形似蝌蚪，长约60μm，分为头、尾两部分。头部嵌入支持细胞的顶部胞质中，尾部游离于生精小管内（图18－4）。头部正面观呈卵圆形，侧面观呈梨形，大部分为染色深、高度浓缩的细胞核，核的前2/3有顶体覆盖。顶体内含多种水解酶，如顶体蛋白酶、透明质酸酶和酸性磷酸酶等。在受精时，精子释放顶体酶，分解卵子周围的放射冠和透明带，进入卵内。尾部是精子的运动装置，可分为颈段、中段、主段和末段四部分。颈段短，内含中心粒，由中心粒发出9＋2排列的微管，构成整个尾部轴心的轴丝；中段较颈段长，轴丝外有9根纵行的外周致密纤维，其外侧包有线粒体鞘，供给尾部活动所需的能量；主段最长，同中段一样，轴丝外也有中段延伸而来的9根纵行的外周致密纤维，外周致密纤维外包有纤维鞘；末段短，其内仅有轴丝（图18－6）。

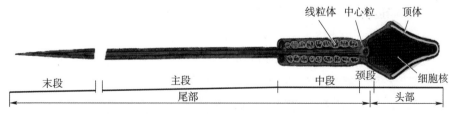

图 18－6　精子结构示意图

从精原细胞发育成精子的过程称为精子发生（spermatogenesis），约需（64 ± 4.5）天。精子发生分为三个阶段：①精原细胞分裂增殖形成精母细胞；②精母细胞成熟分裂形成单倍体精子细胞；③圆形精子细胞形态改变成蝌蚪形的精子（图 18 – 7）。

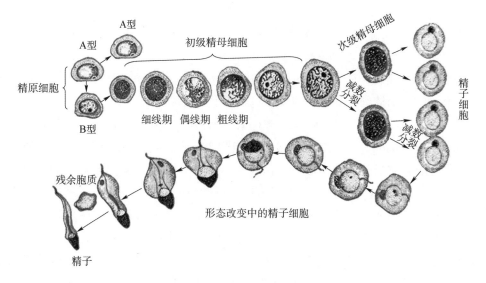

图 18 – 7　精子发生示意图

在精子发生过程中，由一个 B 型精原细胞增殖分化所产生的各级生精细胞，细胞质并未完全分开，细胞间始终有细胞质桥（cytoplasmic bridge）相连，形成一个同步发育的细胞群。从生精小管的全长来看，不同节段生精小管上皮内的精原细胞生成精子的过程是不同步的。因此，在睾丸组织切片上，可见生精小管的不同断面具有不同的生精细胞组合。

⊕ 知识链接

精子发生异常

精子发生异常是指精子的形态结构和数量异常。精子在发生和形成过程中常会形成一些形态结构异常的畸形精子，有些在光学显微镜下即可见到，如小头、大头、不规则形头、无尾或双尾等畸形的精子；有些如无顶体或小顶体等结构异常的精子则需在电子显微镜下才能辨别。在有生育能力男子的精液中，这些畸形的精子可占 20%~40%，原因不明。但许多因素可影响精子的正常发生，如营养不良、某些除草剂和杀虫剂、机体感染和疾病、高温、辐射、内分泌失调等均可造成结构异常的畸形精子数量增多，或者正常精子数量减少。若畸形精子的比例过高，超过40%，或精子数量过少，低于 400 万/ml，可致男性不育。

2. 支持细胞（sustentacular cell）　又称塞托利（Sertoli）细胞。成年人的支持细胞不再分裂，数量恒定，每个生精小管的横断面上有 8~11 个支持细胞。光镜下，支持细胞呈不规则长锥体形，基底面宽大，附于基膜上，顶端达管腔，侧面及顶部镶嵌着各级生精细胞，故细胞轮廓不清。细胞核呈卵圆形或三角形，染色浅，核仁明显（图 18 – 4）。电镜下，毗邻的支持细胞侧面的近基底部细胞膜间形成紧密连接，将生精上皮分成基底室（basal compartment）和近腔室（abluminal compartment）两部分。基底室位于生精上皮基膜和支持细胞紧密连接之间，内有精原细胞；近腔室位于紧密连接上方，内有精母细胞、精子细胞和精子。生精小管与血液之间存在血 – 生精小管屏障（blood-seminiferous tubule barrier），又称血 – 睾屏障（blood-testis barrier），由睾丸间质的有孔毛细血管内皮及其基膜、结缔组织、生精上皮基膜和支持细胞的紧密连接组成。其中，紧密连接是构成血-生精小管屏障的主要结构。该屏障可阻止某些物质进出生精上皮，形成有利于精子发生的微环境，同时还能防止精子抗原物质逸出生精小管而引发自体免疫反应（图18-8）。

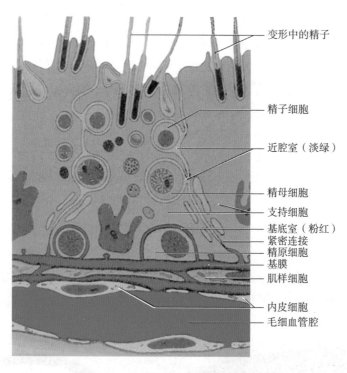

图18-8 支持细胞与血-睾屏障示意图

支持细胞有多方面的功能。①对生精细胞起支持、保护和营养作用。②吞噬作用：支持细胞可吞噬和消化精子形成过程中脱落的残余胞质变性、凋亡的精子。③分泌作用：支持细胞在垂体前叶分泌的卵泡刺激素（FSH）和雄激素的作用下，能分泌雄激素结合蛋白（androgen-binding protein，ABP），这种蛋白可与雄激素结合，以保持生精小管内雄激素的水平，促进精子发生。此外，支持细胞还分泌抑制素（inhibin），释放入血，可反馈性抑制垂体合成和分泌FSH。胚胎时期它分泌抗中肾旁管激素，使中肾旁管退化。④支持细胞的微丝和微管的收缩可使生精细胞向腔面移动，其分泌的液体还有助于精子的运送。⑤支持细胞的紧密连接参与构成血-睾屏障。

⊕ 知识链接

免疫性不育

人类体内存在男性和女性两类生殖抗原。男性生殖抗原包括精子、睾丸、附睾及附属腺体（前列腺、精囊和尿道球腺）来源的抗原。女性生殖抗原主要包括卵细胞、卵巢、胎盘及生殖激素等来源的抗原。其中，精子抗原是引起免疫性不育的主要生殖抗原。在正常情况下，由于形成和存在生理屏障（血-睾屏障），精子等生殖抗原不能与自身免疫系统相接触，而成为一类"隐蔽性抗原"，这些抗原对于男性或女性机体免疫系统来说属于"外来抗原"。任何因素如生殖道损伤、梗阻，输精管手术，睾丸损伤及炎症，生殖道感染等造成血-睾屏障和（或）生殖道免疫屏障的损伤，精子等生殖抗原溢出，与男性或女性机体免疫系统接触，会激活免疫系统，产生抗精子抗体等相应抗体，从而发生体液或细胞免疫，导致免疫性不育。

（二）睾丸间质

睾丸间质是位于生精小管之间的疏松结缔组织，富含血管和淋巴管（图18-2，图18-3）。间质内有一种重要的间质细胞，又称莱迪希（Leydig）细胞，细胞成群分布，体积较大，圆形或多边形；核圆形，居中，核仁明显；胞质嗜酸性强（图18-4），具有分泌类固醇激素细胞的超微结构特点。从青春期开始，睾丸间质细胞在黄体生成素（LH）的刺激下，分泌雄激素。雄激素有促进精子发生、男性生殖管道和附属腺的发育与分化以及维持男性第二性征和性功能等作用。

青春期前的睾丸，其生精小管发育不完善，生精小管管腔很小或无腔，管壁中主要为未分化的精原细胞和支持细胞。自青春期开始，在垂体促性腺激素的作用下，睾丸发育很快，体积增大，生精小管出现管腔，生精上皮开始分化，精原细胞不断增殖分化，出现各级生精细胞，形成精子，生精小管管壁内可见不同发育阶段的生精细胞。随着年龄的增长，睾丸的组织结构（生精小管、间质细胞等）会发生退行性变化，到老年后，睾丸的生精活动逐渐减退，但睾丸的衰老退化在不同个体中差异很大。

（三）直精小管和睾丸网

生精小管邻近睾丸纵隔处变为短而直、管腔较细的管道，称直精小管。生精小管移行为直精小管时，上皮内生精细胞逐渐消失，只有支持细胞；随之管径变细、变直，至直精小管，上皮演变为单层立方或矮柱状；无生精细胞。直精小管进入睾丸纵隔内分支，彼此吻合成网，称睾丸网，由单层立方上皮组成，管腔大而不规则（图18-2，图18-9）。生精小管产生的精子经直精小管和睾丸网出睾丸，进入附睾。

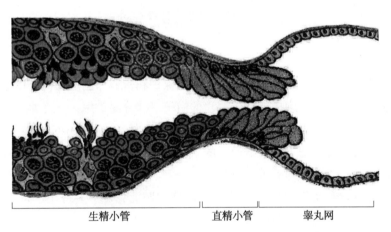

| 生精小管 | 直精小管 | 睾丸网 |

图18-9　生精小管、直精小管和睾丸网结构模式图

（四）睾丸功能的内分泌调节

在下丘脑的神经内分泌细胞分泌的促性腺激素释放激素（GnRH）的作用下，腺垂体远侧部的促性腺激素细胞分泌卵泡刺激素（FSH）和黄体生成素（LH）。在男性，LH又称为间质细胞刺激素（ICSH），可刺激间质细胞合成和分泌雄激素；FSH可促进支持细胞合成雄激素结合蛋白（ABP）。ABP与雄激素结合，从而保持生精小管含有较高浓度的雄激素，促进精子发生。同时，支持细胞分泌的抑制素和间质细胞分泌的雄激素又可反馈抑制GnRH和腺垂体FSH和LH的分泌。在正常情况下，各种激素的分泌量相对恒定，其中某一种激素分泌量异常或某一种激素相应受体改变，将影响精子发生，并导致第二性征改变和性功能障碍。

二、生殖管道

男性生殖管道包括附睾、输精管、射精管及尿道，为精子的成熟、储存和输送提供有利的环境。

（一）附睾

附睾（epididymis）位于睾丸的后上方，分为头、体、尾三部分。头部主要由输出小管（efferent duct）组成，体部和尾部由附睾管（epididymal duct）组成（图18-2）。附睾能促使精子成熟，该过程通过合成、分泌、重吸收和免疫屏障等功能完成。

1. 输出小管　为与睾丸网相连接的8~12根弯曲小管，构成附睾头的大部分，其远端与附睾管相连。上皮由高柱状纤毛细胞和低柱状无纤毛细胞相间排列而成，故管腔面呈波浪状起伏不平。高柱状纤毛细胞有分泌功能，游离面有大量纤毛，纤毛摆动有助于推动精子向前移动。低柱状无纤毛细胞游离面无纤毛，胞质内含大量溶酶体及大小不等的吞饮小泡，有吸收和消化管腔内物质的作用。上皮下的基膜周围有环行平滑肌和少量结缔组织（图18-10）。

2. 附睾管　是一条长4~6m、极度盘曲的管道，近端与输出小管相连，远端与输精管相连。附睾管腔面整齐，腔内充满精子和分泌物。附睾管上皮为假复层柱状上皮，由主细胞和基细胞组成。主细胞表面有成簇排列的微绒毛，又称静纤毛。基细胞数量较少，呈圆锥形，位于主细胞基部之间。附睾管的上皮基膜外有薄层平滑肌环绕，从管道的头部到尾端逐渐增厚。附睾管之间为富含血管的疏松结缔组织（图18-11）。

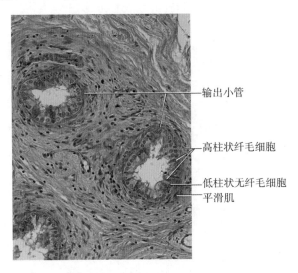

图18-10　输出小管光镜像（高倍）

输出小管

高柱状纤毛细胞

低柱状无纤毛细胞

平滑肌

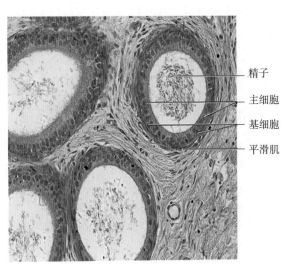

图18-11　附睾管光镜像（高倍）

精子

主细胞

基细胞

平滑肌

进入附睾的精子在附睾内停留8~17天，并经历一系列成熟变化，才能获得主动运动的能力，达到功能性的成熟。这不仅依赖雄激素的存在，而且与附睾具有合成、分泌、重吸收和免疫屏障功能有关。附睾可合成和分泌甘油磷酸胆碱、唾液酸和肉毒碱等多种重要物质，可重吸收流入附睾管的睾丸液，为精子成熟和贮存提供适宜的内环境。附睾的功能异常会影响精子的成熟，导致不育。

（二）输精管

输精管（deferent duct）是壁厚腔小的肌性管道。管壁由黏膜、肌层和外膜三层组成（图18-12）。黏膜上皮为较薄的假复层柱状上皮，上皮细胞表面有静纤毛；固有层结缔组织中弹性纤维较丰富；肌层厚，平滑肌发达，分为内纵行、中环行、外纵行三层，在射精时，肌层做强力收缩，将精子快速排出；

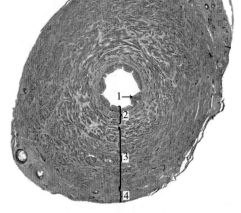

图18-12　输精管光镜像（低倍）

1. 上皮；2. 黏膜；3. 肌层；4. 外膜

外膜为疏松结缔组织，富含血管、淋巴管和神经。

三、附属腺

附属腺包括前列腺、精囊和尿道球腺，其与生殖管道的分泌物共同组成精浆。精浆和精子构成精液（semen）。人每次排精液 3 ~ 5ml，每毫升含精子 1 亿 ~ 2 亿个。

1. 前列腺（prostate gland）　呈栗形，环绕尿道的起始部。前列腺被膜为富含弹性纤维和平滑肌的结缔组织，被膜结缔组织伸入腺体间，构成腺实质的支架。腺实质由 30 ~ 50 个复管泡状腺组成，有 15 ~ 30 条导管分别开口于尿道精阜的两侧。按腺的分布位置，实质可分为：①黏膜腺，最小，位于尿道的黏膜内，又称尿道周带；②黏膜下腺，位于黏膜下层，也称内带；③主腺，包在尿道的外围，占前列腺的大部分，又称外带（图 18 - 13）。前列腺的腺泡形态不规则，有较多的皱襞，腺腔面上皮为单层立方上皮、单层柱状上皮或假复层柱状上皮，腔内可见分泌物浓缩形成的圆形嗜酸性板层状小体，称前列腺凝固体（prostatic concretion），它随年龄的增长而增多，甚至钙化形成前列腺结石（图 18 - 14）。正常前列腺的分泌物为乳白色的稀薄液体，富含酸性磷酸酶和纤维蛋白溶酶，还有柠檬酸和锌等物质。前列腺的活动受雄激素的调节。老年人的前列腺常增生肥大，多是黏膜腺和黏膜下腺增生所致，其分泌物中锌的含量增多。前列腺癌的好发部位为外带，此时的分泌物中，酸性磷酸酶含量增多。

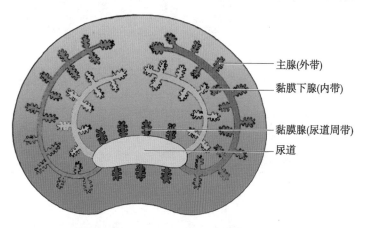

图 18 - 13　前列腺分部示意图

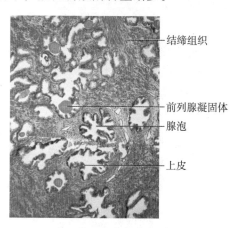

图 18 - 14　前列腺光镜像（低倍）

⊕ 知识链接

良性前列腺增生

良性前列腺增生又称为前列腺增生症或前列腺肥大，以前列腺上皮和间质增生为特征。本病发生与性激素代谢障碍、性激素平衡失调有关，多见于 50 岁以上老年男性。镜下可见腺体、纤维和平滑肌组织呈不同程度增生，多形成大小不等的结节，导致前列腺体积增大。增生多发生在尿道周带和内带处，增大的腺体向两侧和膀胱内突出，使前列腺段的尿道受压变窄，尿道阻力增加，引起排尿困难，梗阻严重者可出现尿潴留。本病可采取药物或手术治疗。

2. 精囊（seminal vesicle）　又称精囊腺，是一对盘曲的囊状器官，位于膀胱后面。黏膜向腔内形成高大的皱襞，皱襞彼此吻合，将囊腔分隔成许多彼此通连的小腔，增加了黏膜的分泌表面积。黏膜上皮为假复层柱状上皮，上皮胞质内有许多分泌颗粒。黏膜外有薄层平滑肌和结缔组织外膜。在雄激素的刺激下，精囊分泌弱碱性的淡黄色液体，内含果糖、前列腺素等，为精液的重要组成部分，对精子的活动和营养均有重要作用。

3. 尿道球腺（bulbourethral gland）　是一对豌豆大小的复管泡状腺。上皮为单层立方上皮或单层柱状上皮，上皮细胞内富含黏原颗粒。腺的间质内有骨骼肌和平滑肌纤维。腺体分泌的黏液于射精前排出，有润滑尿道的作用。

四、阴茎

阴茎（penis）由两个阴茎海绵体、一个尿道海绵体、白膜和皮肤构成。尿道行于尿道海绵体内（图 18 - 1）。阴茎外表被覆以活动度较大的皮肤。海绵体主要由勃起组织构成，外面包以致密结缔组织构成的坚韧白膜。勃起组织含有大量不规则彼此连通的血窦。血窦之间是富含平滑肌纤维的结缔组织小梁。阴茎深动脉的分支——螺旋动脉穿行于小梁中，并与血窦相通。静脉多位于海绵体周边部白膜下方。白膜结构坚韧，具有限制海绵体及其内的血窦过分扩张的作用（图 18 - 15）。一般情况下，流入血窦的血液很少，血窦呈裂隙状，海绵体柔软。当大量血液从螺旋动脉流入血窦，血窦充血而胀大，白膜下的静脉受压，血液回流一时受阻，海绵体变硬，阴茎勃起；反之，经螺旋动脉流入血窦的血量减少，周围静脉的压迫消失，积聚于血窦内的血液经四周静脉流出，使阴茎恢复静止状态。

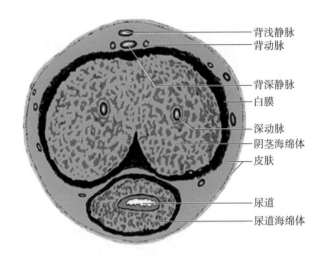

图 18 - 15　阴茎横断面模式图

标注：背浅静脉、背动脉、背深静脉、白膜、深动脉、阴茎海绵体、皮肤、尿道、尿道海绵体

目标检测

答案解析

一、选择题

（一）A 型题

1. 下列细胞中，经两次成熟分裂后生成 4 个精子细胞的是（　）

　　A. 精母细胞　　　　　　　　B. 初级精母细胞　　　　　　　　C. 次级精母细胞

　　D. 精子细胞　　　　　　　　E. 精原细胞

2. 男性进入青春期前，生精小管由支持细胞和（　）组成

　　A. 生精细胞　　　　　　　　B. 精原细胞　　　　　　　　C. 初级精母细胞

　　D. 次级精母细胞　　　　　　E. 精子细胞

3. 在精子发生过程中，完成第二次成熟分裂形成的细胞是（　）

　　A. 精原细胞　　　　　　　　B. 初级精母细胞　　　　　　　　C. 次级精母细胞

　　D. 精子细胞　　　　　　　　E. 精子

4. 精子发生的干细胞是（　）

　　A. 精子细胞　　　　　　　　B. 初级精母细胞　　　　　　　　C. 次级精母细胞

　　D. A 型精原细胞　　　　　　E. B 型精原细胞

5. 生精细胞中, 体积最大的是 （ ）

    A. 支持细胞　　　　　　　　B. A 型精原细胞　　　　　　C. B 型精原细胞

    D. 初级精母细胞　　　　　　E. 次级精母细胞

6. 经过一系列形态变化, 演变为精子的细胞是 （ ）

    A. B 型精原细胞　　　　　　B. A 型精原细胞　　　　　　C. 初级精母细胞

    D. 次级精母细胞　　　　　　E. 精子细胞

7. 人的精原细胞发育成精子, 约需 （ ）

    A. 7 天　　　　　　　　　　B. 14 天　　　　　　　　　C. 28 天

    D. 46 天　　　　　　　　　　E. 64 天

8. 下列关于睾丸支持细胞结构特点的描述中, 错误的是 （ ）

    A. 细胞呈圆形, 且轮廓清晰可辨　　　　　B. 核不规则, 着色浅

    C. 基部紧贴基膜, 顶部伸达管腔　　　　　D. 胞质内细胞器发达

    E. 相邻支持细胞基底侧有紧密连接

9. 分泌雄激素结合蛋白的细胞是 （ ）

    A. 精子细胞　　　　　　　　B. 初级精母细胞　　　　　　C. 支持细胞

    D. 睾丸间质细胞　　　　　　E. 精原细胞

10. 睾丸网的上皮属于 （ ）

    A. 单层扁平上皮　　　　　　B. 单层立方上皮　　　　　　C. 单层柱状上皮

    D. 假复层柱状上皮　　　　　E. 变移上皮

（二）X 型题

11. 下列细胞中, 位于近腔室的是 （ ）

    A. 精子细胞　　　　　　　　B. 初级精母细胞　　　　　　C. 次级精母细胞

    D. 精子　　　　　　　　　　E. 精原细胞

12. 下列关于睾丸间质细胞的描述中, 正确的是 （ ）

    A. 胞体较大, 呈圆形或多边形　　　　　　B. 线粒体多, 有管状嵴

    C. 无分泌颗粒　　　　　　　　　　　　　D. 胞质嗜酸性

    E. 分泌雄激素

13. 血 – 睾屏障的组成包括 （ ）

    A. 血管内皮　　　　　　　　　　　　　　B. 基膜

    C. 结缔组织　　　　　　　　　　　　　　D. 支持细胞间的紧密连接

    E. 近腔室

14. 下列属于附睾内结构的是 （ ）

    A. 输出小管　　　　　　　　　　　　　　B. 生精小管

    C. 直精小管　　　　　　　　　　　　　　D. 附睾管

    E. 睾丸网

15. 下列关于精子的描述中, 正确的是 （ ）

    A. 形似蝌蚪　　　　　　　　　　　　　　B. 位于生精小管腔面

    C. 切片中不易见到　　　　　　　　　　　D. 染色体核型为 23, X 或 23, Y

    E. DNA 含量为 1n

二、简答题

1. 精子在何处发生？它又是怎样运输和成熟的？

2. 雄激素是睾丸的什么细胞分泌的？其结构特点如何？做输精管结扎术是否影响血液雄激素水平？为什么？

3. 老年人为什么容易患前列腺肥大？请用组织学知识说明其发生的原因。

（郭俊峰）

书网融合……

本章小结　　　　微课　　　　题库

第十九章　女性生殖系统

PPT

⇒ 案例引导

案例　患者，女，27 岁。肥胖伴月经紊乱 3 年、闭经 8 月余入院。患者已婚 5 年，未孕。3 年前，无明显诱因出现肥胖伴月经紊乱。体格检查：发育正常，体态偏胖，体重指数 25.3。满月脸，腋毛浓密，四肢毛发增多。外阴正常，阴道通畅。宫颈光滑，子宫前倾，质软、无触痛。双侧附件未触及明显异常。辅助检查：基础体温测定表现为单相型。腹部 B 超示双卵巢增大，回声增强。腹腔镜见双卵巢增大、膜厚，包膜下显露多个卵泡。甲状腺功能正常，内分泌激素测定血 LH/FSH > 3.2。诊断与治疗：多囊卵巢综合征。治疗：减轻体重，降低 LH 水平，改善胰岛素抵抗。对欲生育者，可用氯米芬促排卵。

讨论　1. 该病有哪些临床症状及体征？卵泡的发育和内分泌调节是什么？

　　　　2. 对该病如何进行预防和护理？

　　女性生殖系统由卵巢、输卵管、子宫、阴道、前庭大腺和外生殖器组成。卵巢产生卵细胞，分泌性激素；输卵管是输送卵细胞和受精的部位；子宫是产生月经和孕育胎儿的器官。乳腺虽不属于生殖系统，但其变化与生殖系统的功能状态密切相关，因而也列入本章叙述。女性生殖器官的结构和功能有明显的年龄变化，在青春期（13 ~ 18 岁）迅速发育成熟，卵巢开始周期性排卵并分泌性激素，子宫内膜也呈现周期性变化；在更年期（45 ~ 55 岁），卵巢退变，结缔组织增生，不再排卵，随之进入绝经期。

一、卵巢 🅔微课

　　卵巢（ovary）为卵圆形的实质性器官，表面被覆单层扁平或单层立方上皮，称表面上皮。上皮下为薄层致密结缔组织，称白膜（tunica albuginea）。卵巢实质包括浅层的皮质和深层的髓质两部分，二者交界处无明显的分界。皮质较厚，含有不同发育阶段的卵泡、黄体、白体和闭锁卵泡，这些结构间的特殊结缔组织富含梭形的基质细胞、网状纤维及散在的平滑肌纤维。髓质较少，由疏松结缔组织构成，含较多的弹性纤维和迂曲的血管等（图 19 - 1）。卵巢门处的结缔组织中有少量门细胞，其结构和功能类似睾丸的间质细胞，可分泌雄激素。

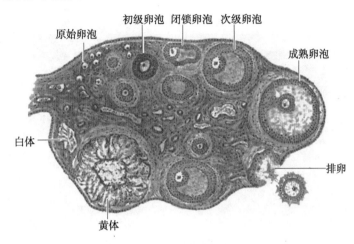

图 19 - 1　卵巢切面模式图

（一）卵泡的发育与成熟

卵泡（follicle）由中央的一个卵母细胞和周围的多个卵泡细胞组成，呈球状。青春期后，在垂体分泌的促性腺激素的作用下，卵泡开始发育成熟。卵泡的发育与成熟是一个连续变化的过程，经历原始卵泡、初级卵泡、次级卵泡和成熟卵泡 4 个阶段。其中，初级卵泡和次级卵泡合称为生长卵泡（growing follicle）。从青春期至更年期 30 ~ 40 年的生育期内，卵巢每隔 28 天左右排卵一次，通常左右卵巢交替排卵。女性一生排卵 400 ~ 500 个，其余在卵泡发育的各阶段均退化。

1. 原始卵泡（primordial follicle）　位于皮质浅层，数量多，出生时双侧卵巢有 100 万 ~ 200 万个，7 ~ 9 岁时约 30 万个，青春期时仅存 4 万个。原始卵泡体积小，由中央一个初级卵母细胞和周围一层扁平的卵泡细胞构成（图 19 - 2）。初级卵母细胞停留在第一次成熟分裂的前期，体积大，圆形；胞质嗜酸性；核大而圆，染色浅，核仁明显。卵泡细胞包围在初级卵母细胞的周围，对初级卵母细胞具有支持和营养作用。

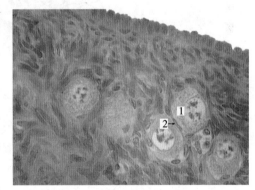

图 19 - 2　原始卵泡光镜像（高倍）

1. 初级卵母细胞；2. 卵泡细胞

2. 初级卵泡（primary follicle）　自青春期开始，在垂体分泌的卵泡刺激素的作用下，原始卵泡分批发育为初级卵泡，属生长卵泡的初级阶段。原始卵泡发育为初级卵泡的过程中，出现以下主要的结构变化（图 19 - 3，图 19 - 4）。

（1）初级卵母细胞（primary oocyte）　初级卵母细胞体积增大，胞质中有较多的核糖体和粗面内质网；近胞膜的胞质中可见电子致密的溶酶体，称皮质颗粒（cortical granule）。

（2）卵泡细胞（follicular cell）　由扁平形变为立方形或柱状，进而由单层分裂为多层（5 ~ 6 层）。

（3）透明带（zona pellucida）　在初级卵泡早期，初级卵母细胞和卵泡细胞之间出现一层含糖蛋白的均质状、嗜酸性、折光性强的膜，称透明带。透明带蛋白（zona protein，ZP）由初级卵母细胞和卵泡细胞共同分泌形成的 3 种糖蛋白组成，即 ZP1、ZP2 和 ZP3，其中，ZP3 为精子受体，受精时 ZP3 能与精子特异地结合。电镜下，可见初级卵母细胞的微绒毛和卵泡细胞的突起伸入透明带，卵泡细胞的长突起可穿越透明带与初级卵母细胞膜接触。在卵泡细胞与卵母细胞之间或卵泡细胞之间有许多缝隙连接（图 19 – 5）。这些结构有利于卵泡细胞将营养物质输送给卵母细胞，有利于细胞间离子、激素及小分子物质的交换。

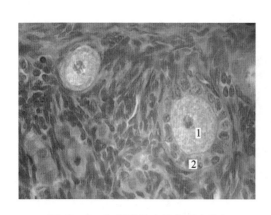

图 19 – 3　初级卵泡光镜像（高倍）

1. 初级卵母细胞；2. 卵泡细胞

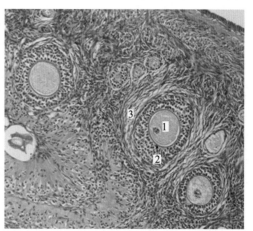

图 19 – 4　初级卵泡光镜像（中倍）

1. 初级卵母细胞；2. 透明带；3. 卵泡膜

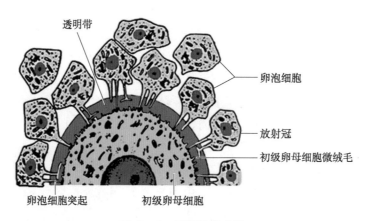

透明带

卵泡细胞

放射冠

初级卵母细胞微绒毛

卵泡细胞突起　　初级卵母细胞

图 19 – 5　透明带模式图

（4）放射冠（corona radiata）　紧贴透明带的一层柱状卵泡细胞呈放射状排列，形成放射冠。

（5）卵泡膜（follicular theca）　随着初级卵泡体积增大，卵泡渐向卵巢皮质深层移动，此时卵泡周围的结缔组织逐渐形成梭形细胞密集的卵泡膜，与卵泡细胞之间隔以基膜。

3. 次级卵泡（secondary follicle）　当初级卵泡的卵泡细胞层次继续增多，在卵泡细胞间出现液腔时，此时称次级卵泡。次级卵泡的主要结构特点如下（图 19 – 6）。

（1）卵泡腔（follicullar antrum）　当卵泡细胞增至 6～12 层时，卵泡细胞间出现一些不规则的腔隙，并逐渐合并成一个半月形的腔，称卵泡腔。卵泡腔内充满卵泡液。卵泡液由卵泡细胞的分泌物和卵泡膜血管渗出液组成，除

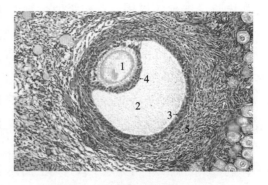

图 19 – 6　次级卵泡光镜像（低倍）

1. 初级卵母细胞；2. 卵泡腔；3. 颗粒层；

4. 卵丘；5. 卵泡膜

含有一般营养成分外，还有雌激素和多种生物活性物质，对卵泡的发育成熟有重要的作用。

（2）卵丘（cumulus oophorus）　随着卵泡液的增多，卵泡腔逐渐扩大，初级卵母细胞与其周围的透明带、放射冠及部分卵泡细胞被挤到卵泡一侧，形成一个突入卵泡腔内的丘状隆起，称卵丘。

（3）颗粒层（stratum granulosum）　卵丘形成后，卵泡细胞被分为两部分，分布在卵泡腔周围的卵泡细胞构成卵泡壁，称颗粒层，卵泡细胞改称为颗粒细胞（granulosa cell）。

（4）卵泡膜　在卵泡生长过程中，卵泡膜分化为内、外两层。内层（theca interna）含有丰富的毛细血管和基质细胞分化而来的多边形或梭形的膜细胞（theca cell）。膜细胞具有内分泌功能，开始合成并分泌雄激素，雄激素穿过颗粒层基膜，进入颗粒细胞，在颗粒细胞内芳香化酶系的作用下转化为雌激素。合成的雌激素小部分进入卵泡腔，大部分释放入血，调节子宫内膜等靶器官的生长发育和生理活动。外层主要由结缔组织构成，纤维多，细胞和血管少。

（5）初级卵母细胞　体积达到最大，直径 125~150μm，其周围包裹一层约 5μm 厚的透明带。

4. 成熟卵泡（mature follicle）　是卵泡发育的最后阶段。卵泡体积增大，直径可达 20mm，并向卵巢表面突出。由于卵泡液急剧增加，卵泡腔变得很大，但颗粒细胞不再增殖，因此，卵泡壁相应变薄（图 19-7）。此时的初级卵母细胞又恢复减数分裂，在排卵前 36~48 小时完成第一次减数分裂，形成一个次级卵母细胞（secondary oocyte）和一个很小的第一极体（first polar body）。第一极体位于次级卵母细胞和透明带之间的卵周间隙内。次级卵母细胞随即进入第二次减数分裂，并停滞于分裂中期。

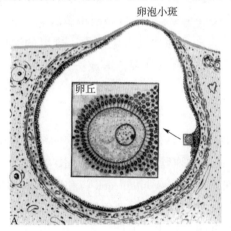
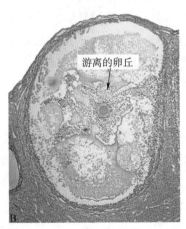
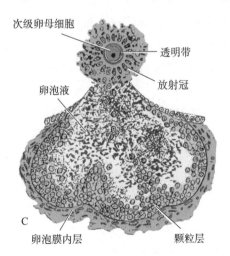

图 19-7　成熟卵泡结构和排卵

A. 光镜结构模式图；B. 光镜像；C. 成熟卵泡排卵模式图

卵泡的生长发育较缓慢，人的原始卵泡发育到成熟排卵，并非在一个月经周期内完成，而是跨几个月经周期，约85天。

⊕ 知识链接

卵泡发育不良

卵泡发育不良（follicular dysplasia）是指卵巢不能正常排卵或者排出的卵子质量不健全，从而影响正常受孕。卵泡发育不良可分为以下几种。①不发育：卵泡不发育，仅在很小的水平。②卵泡小：卵泡发育，但不成熟，直径常小于18mm。③卵泡不圆：发育不圆，表现为椭圆形甚至"枣核形"，无受精能力。④卵泡不破裂：卵泡发育成熟，但是不破裂，无法排卵。导致卵泡发育不良的原因包括垂体泌乳素瘤、卵巢早衰、多囊卵巢综合征等。

（二）排卵

在月经周期的第14天左右，成熟卵泡破裂，次级卵母细胞、透明带和放射冠连同卵泡液一起排入腹膜腔，此过程称排卵（ovulation）。在排卵前，腺垂体释放的卵泡刺激素骤然增加，使卵泡液增多，此时，突向卵巢表面的卵泡壁、白膜和表面上皮均变薄，局部缺血，形成半透明的卵泡小斑（follicular stigma）（图19-7）；卵丘与卵泡壁分离，漂浮于卵泡液中。排卵时，卵泡小斑处的组织被胶原酶、透明质酸酶等解聚，再加上卵泡膜外层的平滑肌纤维收缩等因素，最终卵泡小斑破裂，次级卵母细胞连同透明带、放射冠随卵泡液缓慢流出，并黏附于卵巢表面，随后进入输卵管。排出的次级卵母细胞若在24小时内不受精，即退化消失；若受精，则完成第二次减数分裂，形成一个单倍体（23，X）的卵子（ovum）和一个第二极体（secondary polar body）。

（三）黄体形成与退化

排卵后，卵巢皮质内残留的卵泡壁颗粒细胞和卵泡膜内层的膜细胞一起向卵泡腔塌陷，在垂体分泌的黄体生成素的作用下，逐渐发育成一个体积很大并富含血管的内分泌细胞团，新鲜时呈黄色，称黄体（corpus luteum）。黄体有两种细胞，即粒黄体细胞（granulosa lutein cell）和膜黄体细胞（theca lutein cell）。粒黄体细胞来自卵泡壁的颗粒细胞，体积较大，呈多边形，染色较浅，数量多，位于黄体中央，该细胞能分泌孕激素（progestogen）；膜黄体细胞来自卵泡膜内层的膜细胞，体积较小，圆形或多边形，染色较深，数量少，分布于黄体的周边部，该细胞在粒黄体细胞的协同下产生雌激素（图19-8）。

黄体的发育，取决于排出的卵是否受精。若排出的卵未受精，黄体仅维持14天，称月经黄体（corpus luteum of menstruation）；若排出的卵受精，黄体在胎盘分泌的人绒毛膜促性腺激素（human chorionic gonadotropin，hCG）的作用下继续发育增大，直径可达4~5cm，一直维持5~6个月，称妊娠黄体（corpus luteum of pregnancy）。妊娠黄体的粒黄体细胞还分泌松弛素（relaxin），可使妊娠子宫平滑肌松弛，以维持妊娠。两种黄体最终都萎缩退化，并逐渐被结缔组织取代，形成瘢痕样的白体。

（四）卵泡的闭锁与间质腺

卵巢的绝大部分卵泡不能发育至成熟，它们在卵泡发育的各阶段逐渐退化，退化后的卵泡称为闭锁卵泡（atresic follicle）（图19-9）。卵泡闭锁是细胞凋亡的过程，可以发生在卵泡发育的各个阶段。晚期次级卵泡闭锁时，卵泡膜内层细胞一度肥大，形成多边形上皮样细胞，胞质中充满脂滴，形似黄体细胞，并被结缔组织和血管分隔成分散的细胞团索，称间质腺（interstitial gland），间质腺能分泌雌激素。成年人卵巢间质腺细胞数量少，且散在分布于基质中；猫及啮齿动物卵巢的间质腺较多。

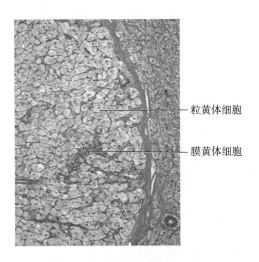

图 19 - 8　黄体光镜像（中倍）

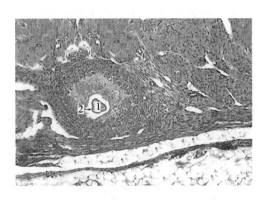

图 19 - 9　闭锁卵泡光镜像（低倍）
1. 退化的卵母细胞；2. 透明带

二、输卵管

输卵管（oviduct）为一对肌性管道，主要分为漏斗部、壶腹部、峡部和子宫部。其管壁由黏膜、肌层和浆膜组成。黏膜形成许多纵行而分支的皱襞（图 19 - 10）。壶腹部的皱襞最发达，高而多分支，故管腔不规则，至子宫部，皱襞逐渐减少。

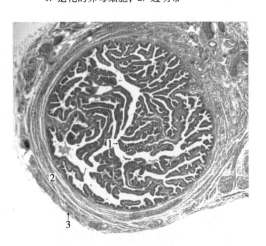

图 19 - 10　输卵管光镜像（低倍）
1. 黏膜；2. 肌层；3. 浆膜

1. 黏膜　由上皮和固有层组成。上皮为单层柱状上皮，由纤毛细胞和分泌细胞组成。纤毛细胞的纤毛向子宫方向摆动，有助于受精卵向子宫方向移动，并阻止病菌进入腹腔。分泌细胞表面有微绒毛，顶部胞质内有分泌颗粒，其分泌物形成输卵管液。输卵管液营养受精卵，并协助受精卵向子宫腔方向移动。黏膜上皮在卵巢激素的影响下，随月经周期而发生周期性变化。固有层为薄层细密的结缔组织，含丰富的毛细血管和少量散在的平滑肌。

2. 肌层　由内环行和外纵行两层平滑肌组成。

3. 浆膜　由富含血管的疏松结缔组织和间皮构成。

🌐 **知识链接**

输卵管妊娠

输卵管妊娠（tubal pregnancy）是最常见的异位妊娠，即受精卵种植于输卵管。以壶腹部最多，占 50% ~70%；其次为峡部，占 30% ~40%；伞部、间质部最少见。停经、腹痛、阴道不规则流血为其主要症状。确切病因尚未明了，可能与慢性输卵管炎、输卵管粘连、受精卵游走、避孕失败等有关。对输卵管妊娠的治疗，主要方法是手术。近 10 年来，由于高敏感度放免测定 β-hCG 以及高分辨 B 超和腹腔镜的开展，异位妊娠早期诊断率显著提高，因此，临床上一般采用保守手术及药物治疗。输卵管妊娠破裂如能及时诊断，预后良好。

三、子宫

子宫（uterus）是产生月经和孕育胎儿的肌性器官，壁厚而腔窄，分为底、体和颈三部分。子宫壁由内向外可分为内膜、肌层和外膜三层（图 19 – 11）。

（一）子宫壁的结构

1. 内膜　又称黏膜，由上皮和固有层构成，分为深、浅两层。自青春期开始，在卵巢分泌的激素的作用下，子宫内膜浅层（2/3 ~ 4/5）出现生理性剥脱，大约每月一次，此层称为功能层（functional layer）。子宫内膜深层（1/5 ~ 1/3）紧贴肌层，月经期不发生剥脱，有增生和修复子宫内膜的作用，称基底层（basal layer）。

（1）上皮　为单层柱状上皮，有两种细胞，即无纤毛的分泌细胞和纤毛细胞。分泌细胞较纤毛细胞多。

（2）固有层　较厚，为细密结缔组织，含有大量的子宫腺（uterine gland）和基质细胞（stroma cell）。子宫腺为黏膜上皮向固有层内凹陷形成的单管状腺，其末端近肌层处常有分支。基质细胞呈梭形或星状，核大而圆，胞质较少，为低分化细胞，可合成和分泌胶原蛋白。在月经周期中，基质细胞可向两个方向分

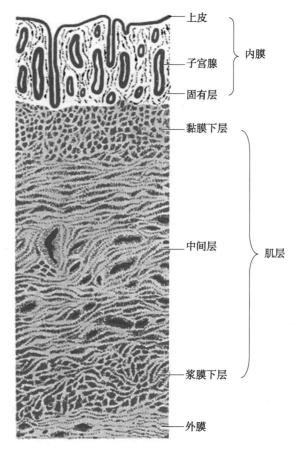

图 19 – 11　子宫壁结构模式图

化。一是分化为前蜕膜细胞，妊娠时转变为蜕膜细胞；二是分化为内膜颗粒细胞，内膜颗粒细胞具有含氮激素分泌细胞的特点，能分泌松弛素。

子宫内膜的特殊血液供应决定了子宫内膜的生理功能，子宫动脉的分支穿入子宫壁并向子宫内膜发出许多放射状动脉分支。分支在穿过肌层与内膜交界处发出一些短而直的分支，称基底动脉，分布于内膜基底层并为其提供营养，它不受卵巢分泌激素的影响；动脉分支主干垂直穿入内膜，并弯曲呈螺旋状走行，称螺旋动脉，从内膜基底层一直延伸至功能层浅层，它对卵巢分泌的激素极为敏感。随着卵巢分泌激素而发生周期性变化，这是月经周期的结构基础。子宫内膜受雌激素刺激后，若出现弥漫性增生增厚，则形成子宫内膜增生症。子宫内膜过度增生可恶变形成子宫内膜癌。

2. 肌层　很厚，由成束或成片的平滑肌纤维组成，肌束间以结缔组织分隔。肌层分层不明显，各层肌纤维互相交织，自内向外大致可分为黏膜下层、中间层和浆膜下层。黏膜下层和浆膜下层主要为纵行平滑肌束；中间层较厚，含许多血管，由内环行和外斜行平滑肌束组成。成年妇女子宫平滑肌纤维长约 50μm；妊娠时肌纤维显著增长，可长达 500μm 以上。

3. 外膜　底部和体部为浆膜，其余部分为纤维膜。

（二）子宫内膜的周期性变化

自青春期开始，子宫底和子宫体的子宫内膜功能层在卵巢分泌的雌激素和孕激素的影响下，出现周期性变化，即每 28 天左右发生一次内膜剥脱、出血与增生修复，称月经周期（menstrual cycle）。一个

月经周期是从月经第 1 天起至下次月经来潮前 1 天止，包括月经期、增生期和分泌期（图 19 – 12）。

1. 月经期（menstrual phase） 为月经周期的第 1 ~ 4 天。由于卵巢内的月经黄体退化，雌激素和孕激素分泌量骤然下降，引起子宫内膜功能层的螺旋动脉发生持续性痉挛收缩，内膜功能层缺血、组织坏死。螺旋动脉在收缩之后，又突然短暂地扩张、充血并破裂，血液溢入内膜浅部，最后与剥脱的子宫内膜、子宫腺的分泌物一起经阴道排出，即月经。月经期的持续时间一般为 3 ~ 5 天，存在个体差异，并受环境变化的影响。在月经终止前，内膜基底层子宫腺残端的细胞迅速分裂增生，并铺展于脱落的内膜表面，内膜修复而进入增生期。

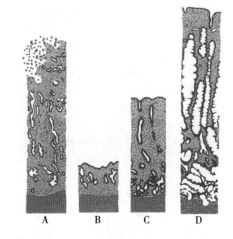

图 19 – 12　子宫内膜周期性变化模式图
A. 月经期；B. 增生早期；C. 增生晚期；D. 分泌期

2. 增生期（proliferation phase） 为月经周期的第 5 ~ 14 天。此期的卵巢皮质内有一批卵泡在生长，故又称卵泡期（follicular phase）。在卵泡分泌的雌激素的作用下，子宫内膜由残存的基底增生修复，表现为上皮细胞与基质细胞不断分裂增殖，基质细胞合成胶原蛋白的功能旺盛，产生大量纤维和基质。在增生早期，子宫腺短而直，数量也较少；至增生晚期，子宫内膜增厚，由 1mm 左右增厚达 2 ~ 4mm。子宫腺数量增多，增长且弯曲，腺腔扩大，腺细胞顶部有分泌颗粒，核下区可见糖原聚集。螺旋动脉也增长、弯曲。至月经周期的第 14 天，卵巢内卵泡发育成熟并排卵，子宫内膜随即进入分泌期。

3. 分泌期（secretory phase） 又称黄体期（luteal phase），为月经周期的第 15 ~ 28 天。此时卵巢已排卵，黄体形成。在黄体分泌的雌激素和孕激素的作用下，子宫内膜进一步增生，可达 5 ~ 7mm。子宫腺进一步增长弯曲，腺腔扩张，腺上皮开始分泌。螺旋动脉伸长，到达子宫内膜浅层，并变得更加弯曲。基质高度水肿，基质细胞分化为前蜕膜细胞和内膜颗粒细胞。分泌期发生妊娠，前蜕膜细胞转变为蜕膜细胞，内膜继续增厚，发育为蜕膜；若未妊娠，则卵巢内的月经黄体退化成白体，孕激素和雌激素水平下降时，内膜功能层脱落，进入月经期。

更年期的卵巢功能趋于衰退，月经周期不规则，子宫腺不规则增生。绝经后，子宫内膜周期性变化停止。

（三）卵巢和子宫内膜周期性变化的神经内分泌调节

子宫内膜的周期性变化直接受卵巢分泌激素的调节，卵巢的活动受腺垂体嗜碱性细胞分泌的卵泡刺激素（FSH）与黄体生成素（LH）的调节。而腺垂体又受下丘脑弓状核产生的促性腺激素释放激素（GnRH）的调控，该激素能促进腺垂体嗜碱性细胞分泌卵 FSH 与 LH。血中高浓度的雌激素通过反馈来影响垂体和下丘脑的活动。因此，下丘脑、垂体、卵巢、子宫内膜之间关系非常密切，故有下丘脑 – 垂体 – 卵巢 – 子宫轴之称（图 19 – 13）。

（四）子宫颈

子宫颈壁由外向内分为纤维膜、肌层和黏膜。纤维膜为较致密的结缔组织。肌层平滑肌较少且分散，结缔组织较多。黏膜形成很多横行皱襞，相邻皱襞间形成腺样隐窝，称子宫颈腺。黏膜上皮为单层柱状，由少量纤毛细胞、较多分泌细胞及储备细胞构成。储备细胞较小，位于上皮深层，分化程度低，在慢性炎症时易癌变。在子宫颈外口处，单层柱状上皮移行为复层扁平上皮，移行处细胞易发生恶变，形成宫颈癌（图 19 – 14）。

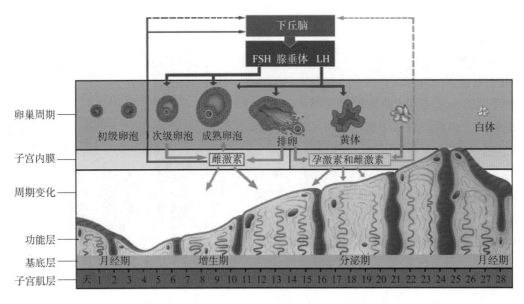

图 19 – 13 下丘脑 – 垂体 – 卵巢 – 子宫关系示意图

四、阴道

阴道（vagina）为肌性器官，阴道壁由黏膜、肌层和外膜组成。阴道黏膜有许多横行皱襞，由上皮和固有层构成。黏膜上皮为未角化的复层扁平上皮，上皮细胞的形态随月经周期而变化，故阴道脱落细胞检查有助于妇科疾病的诊断。排卵前后，阴道上皮细胞在雌激素的刺激下，胞质内出现大量的糖原。阴道上皮细胞脱落后，细胞内糖原被阴道内的乳酸杆菌分解为乳酸，使阴道分泌物保持酸性，具有一定的抗菌作用，可防止阴道炎的发生。绝经后，阴道上皮变薄，脱落细胞数量减少，阴道液 pH 值上升，细菌易繁殖

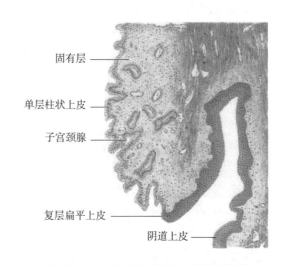

图 19 – 14 子宫颈与阴道交界部仿真图

而导致阴道炎。固有层内含丰富的弹性纤维和血管。肌层为排列不规则的平滑肌束。外膜由富含弹性纤维的致密结缔组织构成。

⊕ 知识链接

阴道涂片

阴道涂片检查是妇产科常用的一种检查方法，通过阴道上皮脱落细胞的涂片观察，了解卵巢内分泌功能状态。脱落细胞中除阴道上皮细胞外，还有子宫颈及子宫内膜的脱落细胞。因此，阴道涂片检查不仅可帮助医师判断各种阴道疾病的病因，还可对生殖器官的恶性肿瘤（如阴道癌、子宫内膜癌、输卵管癌等）进行细胞学筛查。

五、乳腺

乳腺（mammary gland）于青春期开始发育，其结构随年龄和生理状况的变化而变化。乳腺实质被结缔组织分隔为 15～25 个乳腺叶，每个乳腺叶又分为许多乳腺小叶（lobule of mammary gland）。乳腺小叶过度增生可形成乳腺小叶增生症。每个乳腺小叶是一个复管泡状腺。腺泡上皮为单层立方或柱状上皮，在上皮细胞和基膜间有肌上皮细胞。导管包括小叶内导管、小叶间导管和总导管。小叶内导管多为单层柱状或立方上皮；小叶间导管为复层柱状上皮；总导管又称输乳管，开口于乳头，管壁为复层扁平上皮，与乳头表皮相续。妊娠期和哺乳期的乳腺分泌乳汁，称活动期乳腺；无分泌功能的乳腺，称静止期乳腺。

1. 静止期乳腺 是指未孕女性的乳腺，腺体不发达，仅见少量导管和小的腺泡，脂肪组织和结缔组织丰富（图19-15）。在排卵后，腺泡和导管略有增生。

2. 活动期乳腺 妊娠期，在雌激素和孕激素的作用下，乳腺的小导管和腺泡迅速增生，腺泡增大，上皮为单层柱状或立方上皮，结缔组织和脂肪组织相应减少。至妊娠后期，在垂体分泌的催乳素的影响下，腺泡开始分泌（图19-16）。哺乳期乳腺的结构与妊娠期乳腺相似，但腺体更发达，腺泡腔增大，有的腺泡腔充满乳汁。

断乳后，催乳素水平下降，乳腺停止分泌，腺组织逐渐萎缩，结缔组织和脂肪组织增多，乳腺又转入静止期。绝经后，体内雌激素和孕激素水平下降，乳腺组织萎缩、退化，脂肪组织也明显减少。

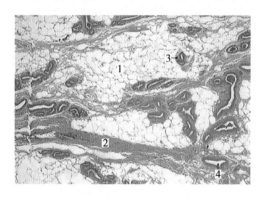

图 19-15 静止期乳腺光镜像（低倍）

1. 脂肪组织；2. 小叶间结缔组织；3. 小叶内导管；4. 小叶间导管

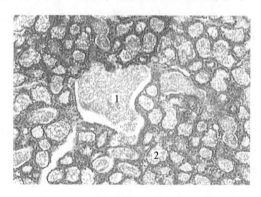

图 19-16 活动期乳腺光镜像（低倍）

1. 小叶内导管；2. 腺泡

目标检测

答案解析

一、选择题

（一）A 型题

1. 卵巢皮质的主要结构是（　　）

　　A. 卵泡细胞　　　　　　　　B. 卵母细胞　　　　　　　　C. 卵泡

　　D. 黄体　　　　　　　　　　E. 白体

2. 生长卵泡包括（　　）

　　A. 原始卵泡和初级卵泡　　　B. 原始卵泡和次级卵泡　　　C. 初级卵泡和次级卵泡

　　D. 初级卵泡和成熟卵泡　　　E. 成熟卵泡和次级卵泡

3. 下列关于原始卵泡的描述中，错误的是（　　）

    A. 体积小

    B. 位于卵巢皮质浅层

    C. 出生时有 100 万 ~ 200 万个

    D. 由中央的卵原细胞与周围的卵泡细胞构成

    E. 卵泡细胞为单层扁平状

4. 放射冠是指（　　）

    A. 卵泡壁最外层的卵泡细胞

    B. 紧靠卵泡腔的一层卵泡细胞

    C. 卵泡膜外层的结缔组织细胞

    D. 卵泡膜内层的结缔组织细胞

    E. 紧靠透明带的一层柱状卵泡细胞

5. 排卵时，从卵巢中排出的物质有（　　）

    A. 初级卵母细胞、透明带、放射冠

    B. 次级卵母细胞、透明带、放射冠

    C. 粒黄体细胞、透明带、放射冠

    D. 膜黄体细胞、透明带、放射冠

    E. 次级卵母细胞、颗粒细胞、卵泡膜细胞

6. 促使子宫内膜进入分泌期的结构是（　　）

    A. 成熟卵泡   B. 黄体   C. 次级卵泡

    D. 间质腺   E. 闭锁卵泡

7. 某妇女的月经周期为 32 天，6 月 4 日来月经，其排卵时间大约在（　　）

    A. 6 月 4 日   B. 6 月 10 日   C. 6 月 16 日

    D. 6 月 22 日   E. 6 月 28 日

（二）X 型题

8. 女性分泌雌激素的细胞有（　　）

    A. 黄体细胞   B. 肾上腺网状带细胞   C. 卵泡膜细胞

    D. 卵巢门细胞   E. 卵巢间质腺细胞

9. 下列关于成熟卵泡的描述中，正确的是（　　）

    A. 直径可达 2cm   B. 卵泡壁变薄

    C. 卵泡腔更大   D. 内有次级卵母细胞

    E. 次级卵母细胞已完成第二次成熟分裂

10. 下列关于阴道黏膜上皮的描述中，正确的是（　　）

    A. 为未角化的复层扁平上皮

    B. 具有周期性变化

    C. 上皮细胞可合成糖

    D. 通过检查脱落细胞，可了解卵巢内分泌功能

    E. 阴道涂片检查是诊断生殖道肿瘤的方法之一

二、简答题

1. 简述次级卵泡的结构。

2. 试述子宫内膜的周期性变化及其原因。

3. 女性节育手术后，还能产生月经吗?

（张雪梅）

书网融合……

本章小结

微课

题库

第二十章 胚胎学绪论 微课

PPT

一、胚胎学的研究内容

人体胚胎学（human embryology）是研究人类胚胎个体在母体子宫内发生、发育过程及其机制的科学。该过程始于受精卵（图20-1），止于胎儿成熟并出生。研究内容包括两性生殖细胞发生、受精、胚胎发育、胚胎与母体的关系、先天性畸形等。从受精卵形成到胎儿出生，人体细胞数量由1个增殖到约1800万亿个；同时，细胞种类由一种变成200多种；组织、器官系统从无到有、从简单到复杂、从无功能到建立功能，它们以精准的次序进行发育成熟。目前认为，胚胎的正常发生发育过程，是受精卵核内的基因按严格的时间－空间程序，复杂有序地表达并实施调控的结果。纵观诸多医学基础课程，胚胎学是最神奇、最有趣的学科之一。

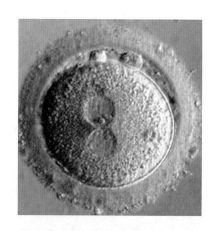

图20-1 人受精卵光镜像（高倍）

人胚胎在母体子宫中的发育历经38周（约266天），可分为三个时期：胚前期、胚期和胎期。①胚前期（preembryonic period）：从受精到第2周末。由受精卵增殖形成二胚层胚盘。②胚期（embryonic period）：从受精后第3周至第8周末。该期末，胚（embryo）的各器官、系统与外形发育初具雏形。长度仅有3cm左右（图20-2）。③胎期（fetal period）：从第9周至第38周胎儿出生。此期内，胎儿（fetus）逐渐长大，各器官、系统继续发育并成熟，多数器官可出现不同程度的功能活动。

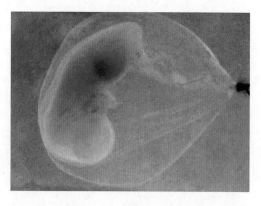

图20-2 人胚第8周实物像

胚期是各器官系统原基形成时期，为胎儿后期的正常发育和功能建立奠定基础，如果受到致畸因子的干扰，易发生先天性畸形。胚期也是医学生学习和研究胚胎学的重点和难点。

个体的出生仅完成了生命过程的初始阶段，很多器官的结构和功能还远未发育完善，还需经历较长时期的继续发育和生长方能成熟；成熟维持一段时期后，机体逐渐衰老，最后死亡。研究出生前和出生后生命全过程的科学称为人体发育学，它涵盖了人体胚胎学的研究内容。

随着研究方法的改进和技术进步，胚胎学不断地发展和充实，在其发展过程中逐渐形成了如下几个主要分支学科。①描述胚胎学（descriptive embryology）：主要应用组织学和解剖学的方法观察并描述胚胎发育各个阶段的器官、组织、细胞发生及演变过程，是胚胎学的基础。②比较胚胎学（comparative embryology）：比较不同种、属、科、目、纲等不同动物（包括人类）之间胚胎发育的异同点，为探讨生物进化过程及其内在联系提供依据，深刻理解人胚胎发生的过程。③实验胚胎学（experimental embryology）：对胚胎或体外培养的胚胎组织给予化学、物理或生物等因素干预，观察其对胚胎发育的影响，阐明胚胎发育的内在规律。④化学胚胎学（chemical embryology）：应用化学与生物化学技术揭示胚胎发生过程中细胞及组织内的某种化学物质的变化，探讨形态发生的化学基础。⑤分子胚胎学（molecular embryology）：应用分子生物学的理论和技术，探索胚胎发生过程中基因表达的时 - 空规律、基因表达产物的作用途径及基因表达的调控因素，从分子和基因水平揭示各器官发生及演变的机制。⑥畸形学（teratology）：研究胚胎发育异常和先天性畸形发生的原因、机制和预防措施。胚胎发生过程复杂而精细，任何遗传或环境的异常因素，均有可能影响其正常发生发育，进而出现先天性畸形。⑦生殖工程学（reproductive engineering）：通过人工介入早期生殖过程，以获得人们期望的新生个体。"试管婴儿"是最著名的生殖工程成果。生殖工程学包括多种辅助生育技术：体外受精、早期胚胎培养、胚胎移植，生殖细胞和胚胎冻存，精子卵内注射等。

分子胚胎学和生殖工程学作为现代胚胎学的两大标志性成果，实现了人类对生殖过程加以改善和调控的设想。目前，分子胚胎学、实验胚胎学、细胞生物学、分子遗传学等学科互相渗透，形成了一个交叉学科，即发育生物学（developmental biology）。它是 21 世纪发展最快的前沿学科，目前已成为现代生命科学的重要基础学科之一。

二、胚胎学发展简史与现代胚胎学

最早记录有关胚胎研究的书籍可推至公元前 5 世纪，被称为医学之父的希波克拉底（Hippocrates）观察了鸡胚发育的形态变化，提出了一个机体发生的假说；公元前 4 世纪，古希腊科学家亚里士多德（Aristotle）撰写了关于胚胎学的论著——《动物繁殖》，正确地描述了鸡胚与其他胚胎的发生，他对胚胎学的重大贡献是使人们由迷信和猜测逐渐转向实际观察。但囿于当时的技术水平，他推测人体胚胎是起源于精液和月经血液的混合物。1651 年，英国学者哈维（Harvey）在《论动物的生殖》中提出假设：一切生命都来源于卵。

到 17 世纪中叶，显微镜的问世拓展了人们的视野。1667 年，荷兰学者列文虎克（Leeuwenhoek）借助自制的显微镜，发现了人、狗和兔子的精子；其后，他的好朋友格拉夫（Graaf）观察到了卵泡。意大利解剖学家马尔比基（Malpighi）被称为近代组织学的奠基人，他在胚胎学领域卓有建树，发现了鸡胚的体节、神经管和卵黄血管等胚胎重要结构。受科学发展程度的限制，当时人们虽然发现了精和卵，然而它们如何变成胎儿仍是个未解之谜。学者们臆测，在精子或卵细胞内预先存在一微小的个体，由此逐渐发育长大成为胎儿。这就是所谓的"先成论"或"预成论"假说。

进入 18 世纪后，显微镜技术的不断改进及相关学科的发展推动了胚胎学的历史进程。德国科学家沃尔夫（Wolff）宣布精子或卵子内并没有发现预成的微小个体，并提出了"渐成论"。他认为，胚胎的各个器官及四肢都经历了从无到有、从简单到复杂的逐渐形成过程。从"先成论"到"渐成论"，人类对生殖的认识实现了突破性的飞跃，是胚胎学发展史上的重要里程碑。

　　19世纪，细胞学说的创立使人们证实了，无论是精子还是卵子都是发育为一个新个体所必需的。进一步的观察研究使人们认识到，胚胎系由一个单一的细胞——受精卵发育而来。1828年，爱沙尼亚学者贝尔（Baer）发表《论动物的发育》，提出了"胚层学说"（germ layer theory）。他观察到人和各种脊椎动物的早期胚胎发育十分相似，随着胚胎的进一步发育才逐渐出现纲、目、科、属、种的特征，后人称此为贝尔定律。他认为，对不同动物的胚胎发育进行比较，远比对成体的比较更能说明动物间的亲缘关系。贝尔创立的"胚层学说"和比较胚胎学，彻底推翻了"预成论"，他被后人称为"近代胚胎学之父"。1855年，德国学者雷马克（Remnark）在沃尔夫和贝尔的研究的基础上，结合自己的观察，提出了胚胎发育的"三胚层学说"，标志着描述胚胎学的开端。1859年，进化论创立者达尔文在《物种起源》中指出，不同动物的胚胎早期发育相似，表明物种起源的共同性；后期发育相异，则由各种动物所处环境的不同引起。达尔文将胚胎学与进化论有机地联系在一起，其观点与贝尔定律惊人的相似，真可谓"英雄所见略同"。19世纪60年代，德国学者穆勒（Müller）和海尔克（Haeckel）提出"个体发生是种系发生的重演"的学说，简称"重演论"。该学说的论述基本正确，但鉴于胚胎发育时期短暂，只能部分重演祖先的进化过程，且重演结构存在一段时间后即退化凋亡。如人胚曾一度出现尾芽、鳃器等结构，但成体并无尾和鳃形成。

　　胚胎发育机理的研究从19世纪末期开始。德国胚胎学家斯佩曼（Spemann）因发现胚胎的发育规律并提出"胚胎诱导学说"而获得了1935年的诺贝尔生理学或医学奖。他的成果建立在对两栖动物胚体进行分离、切割、移植、重建等大量科学实验的基础上，被誉为实验胚胎学领域的先驱。简单来说，"胚胎诱导学说"认为，胚胎的某些组织（诱导者）能对邻近组织（反应者）的分化起诱导作用。如将诱导者去除，反应者不发生分化。其后著名的学说有：细胞分化决定、胚区定位、胚胎场与梯度等。另外，有些学者还研究了胚胎发育过程中组织细胞内化学物质的变化及其与胚胎形态演变的关系，由此形成化学胚胎学。1931年，英国学者李约瑟（Needham）整理出版了《化学胚胎学》。

　　现代胚胎学从20世纪50年代逐渐发展起来。基于分子胚胎学和生殖工程学，人类实现了对生殖过程进行改善和调控的设想。DNA结构的阐明及中心法则的确立，促生了分子生物学。用其观点和方法研究胚胎发育过程，便产生了分子胚胎学。分子胚胎学研究胚胎发育的遗传程序，主要选用生命周期短、便于操作的果蝇；现已发现一些重要的调节基因群，其中，同源异形基因已在人及多种脊椎动物胚胎中被发现，统称同源框基因。1978～1980年，美国人刘易斯（Lewis）和威斯乔斯（Wieschaus）及德国人福尔哈德（Nusslein-Volhard）发现了控制果蝇胚胎早期发育、器官形成的基因组在染色体上的排列，有助于说明人先天性畸形的发生，三人同获1995年诺贝尔生理学或医学奖。

　　随着胚胎学研究领域的不断拓展，人们开始利用其理论和技术去改善和调控人类的生殖过程，形成了各种形式的辅助生育技术，建立了生殖工程学。1978年，第一例"试管婴儿"露易丝·布朗在英国诞生。2010年，"试管婴儿之父"罗伯特·爱德华兹（Robert Edwards）获诺贝尔生理学或医学奖。1997年，英国维尔穆特（Wilmut）领导的科研小组培育的克隆羊"多莉"诞生，它是将成年羊乳腺细胞核去分化后，移入去核的卵子内，该卵子发育形成第一例"无性生殖"克隆小羊，成果轰动全球。

　　20世纪80年代以来，胚胎干细胞（embryonic stem cell，ES细胞）的研究成为现代胚胎学领域的热点。ES干细胞首次分离成功是1981年英国科学家埃文斯（Evans）和考夫曼（Kaufman）在小鼠身上完成的。1998年，美国汤姆森（Thomson）和萨姆布劳特（Shamblott）实验室分别从胚泡内细胞群和生殖嵴原始生殖细胞中分离培养出人胚胎干细胞（human embryonic stem cell，hES细胞）。ES细胞是一种具有发育全能性的细胞，如培养条件适宜，ES细胞能分化为机体的任何组织细胞。

　　我国的胚胎学研究从20世纪20年代开始，老一辈胚胎学家，如朱洗在受精方面，童第周在卵质与核的关系、胚胎轴性、胚层间的相互作用方面，张汇泉在畸形学领域均做出了突出的贡献。我国新一代胚胎学工作者在现代胚胎学理论和应用方面也取得了很多举世瞩目的成就，正在为胚胎学新发展不懈地努力工作。

> ⊕ **知识链接**
>
> **诱导多能干细胞**
>
> 　　诱导多能干细胞（induced pluripotent stem cell，iPSC）技术最早由日本科学家山中伸弥 Shinya Yamanaka 于 2006 年建立，利用四种转录因子（Oct4、Sox2、Klf4 和 c-Myc）的过表达将小鼠胚胎成纤维细胞诱导成为类似胚胎干细胞的状态，也就是 iPSC。这一革命性的发现彻底打破了胚胎干细胞临床应用中的细胞来源和伦理问题难以解决的局面，更为个体化治疗提供了有力的支持，极大地克服了干细胞治疗中的免疫排斥问题，开辟了再生医学的全新领域。山中伸弥也因为在重编程领域所做出的突出贡献获得了 2012 年诺贝尔生理学或医学奖。

三、学习胚胎学的意义和方法

（一）学习胚胎学的意义

1. 重要的医学基础课程　胚胎学是医学基础课的骨干课程之一，它独立于组织学之外，又与组织学有密切联系。组织学是研究人体的现在，胚胎学是研究人体的历史。只有在学习胚胎学之后，才能真正了解人是如何形成复杂的细胞、组织、器官、系统的，才能了解其形态结构特征和它们的发生演化的相互关系。胚胎学还与其他医学基础学科（如解剖学、遗传学、病理学、分子生物学）等联系紧密。学习胚胎学可帮助理解解剖学中器官的形态结构、位置、毗邻关系等的建立，理解各器官的发生来源差异，理解病理学中恶性肿瘤如何依据细胞的胚层来源进行分类等。总之，医学生学习胚胎学的基础知识可为其他医学学科的学习奠定基础，具有重要的理论意义。

2. 具有重要的临床应用价值　胚胎学可为妇产科学、儿科学、小儿外科学、畸形学、矫形外科学、男科学、生殖工程、肿瘤学等临床学科的某些疾病的诊断和治疗提供依据。由于胚胎发生过程中，各器官结构的形态发生和衍变是一个非常复杂的生物学过程，一旦受到干扰，有可能出现异常发育，引起先天性畸形。只有学习了胚胎学，才能对孕妇进行正确的妊娠跟踪和保健指导，有效地矫正和治疗病理妊娠，预防和治疗先天性畸形。因此，学好胚胎学具有重要的实用价值。

3. 培养科学思维方式　人体胚胎学阐明了人体如何由一个简单的细胞（受精卵）发育演变为复杂的新个体的过程。受精卵携带的遗传基因严格而有序地表达，调控胚胎发育按照特定的时间和空间顺序发生发育。胚胎的发生过程是各种发育相关基因程序性时 - 空表达的结果；而基因的程序性表达又受环境因素的影响。胚胎的特点是各种形态结构在不断地变化，这种变化于前 8 周尤为急剧。胚胎学的学习者看到的图片、照片均为平面结构（二维结构），而事实上胚胎都是立体结构（三维结构），建立空间结构的概念是学习胚胎学的基本要求。学习胚胎学有助于训练和培养学习者的立体构象和空间思维能力。

（二）胚胎学的学习方法

1. 建立时间和空间概念　胚胎学属于形态科学，但与组织学、解剖学等形态科学有着较大的区别。胚胎学的显著特征是不同部位的形态结构瞬间发生剧烈而复杂的变化，即胚胎在不同时间和不同空间的结构始终处于动态变化中。因此，在胚胎学的学习中，不仅要有空间概念，学习某一时间点胚胎的立体结构，还要有时间概念，掌握在不同时期这些结构演变的来龙去脉。建立胚胎发育的时间概念与空间概念，不仅对学好胚胎学十分必要，而且有益于建立科学的思维方法。

2. 注意各知识点之间的相互渗透与融合　要善于思考比较，善于归纳综合；注重观察图谱、胚胎标本、模型、切片等，将二维结构、三维结构图还原为人胚的动态发育过程，融会贯通。在理解的基础上记忆，以联想图形为基础记忆，切忌死记硬背。

3. 基于先天性畸形的问题式学习　先天性畸形是人体胚胎学的重要研究内容，除了学习其环境影响因素和防治措施外，更重要的是对照正常胚胎的发育过程，找出先天性畸形异常发育的具体结构及异常原因，为临床学习打下基础，也有利于达到加深理解和记忆知识的目的。

答案解析

目标检测

一、选择题

（一）A 型题

1. 胚胎初具人形是在人胚发育的（　　）

    A. 第 4 周末　　　　　　B. 第 6 周末　　　　　　C. 第 8 周末

    D. 第 10 周末　　　　　E. 第 12 周末

2. 胎期是指（　　）

    A. 从受精后第 5 周至出生　　　　　　B. 从受精后第 6 周至出生

    C. 从受精后第 7 周至出生　　　　　　D. 从受精后第 8 周至出生

    E. 从受精后第 9 周至出生

3. 胚期是指（　　）

    A. 从受精后第 1 周至第 8 周末　　　　B. 从受精后第 2 周至第 8 周末

    C. 从受精后第 3 周至第 8 周末　　　　D. 从受精后第 5 周至第 8 周末

    E. 从受精后第 6 周至第 8 周末

（二）X 型题

4. 下列关于人体胚胎学概念的说法中，正确的是（　　）

    A. 人体胚胎学是研究人类个体发生、发育过程及其机制的科学

    B. 人胚胎发育过程始于受精卵，止于胎儿成熟并出生

    C. 人胚胎在子宫中的正常发育历时 38 周

    D. 人胚胎发育可分为三个时期：胚前期、胚期和胎期

    E. 胚胎正常发生发育是受精卵核内基因按严格的时间 – 空间程序表达并调控的结果

二、简答题

1. 简述人体胚胎发生发育所需的时间、分期及主要演化。

2. 什么是胚？什么是胎？

（刘慧雯）

书网融合……

本章小结

微课

题库

第二十一章 人体胚胎学总论

学习目标

知识要求：

1. 掌握 精子获能的概念和过程；受精和植入的定义、部位、过程、条件；二胚层胚盘和三胚层胚盘形成与分化的过程；胎盘的结构及功能。

2. 熟悉 绒毛膜的构成及丛密绒毛膜的发育；胚体外形建立的过程；羊膜、脐带的结构及功能；胎盘的血液循环；胎龄推算的两种方法。

3. 了解 宫外孕发生的原因；体外受精应用；卵黄囊和尿囊形成及演化的过程；双胎、多胎和联体的形成机制。

技能要求：

1. 具备根据孕妇末次月经推算预产期的能力。

2. 具备优生优育的相关指导能力，能有效指导孕期保健。

素质要求：

能用发育的观点分析疾病发生，尊重生命、树立护佑人民健康的理念。

案例引导

案例 患者，女，27岁，已婚。因闭经45天、阴道不规则出血8天伴发作性下腹痛来院就诊。以往月经规律，末次月经45天前。患者8天前阴道少量出血，出血第3天突然下腹剧痛，持续约1小时。出血第7天和第8天再次发生严重下腹痛，伴恶心、出冷汗、头晕等症状。体格检查：血压98/54mmHg，左下腹有腹膜刺激症状，压痛（＋），反跳痛（＋）。妇科检查：子宫大小正常，前位，宫颈明显举痛，左附件区似可触及分界不清的包块。后穹隆穿刺抽出2ml不凝血。超声检查：左附件区可探及42cm×32cm混合回声区。尿hCG（＋），血hCG升高。诊断与治疗：初步诊断为异位妊娠（输卵管妊娠可能性大）。手术治疗：取出绒毛及血块。术后病理：凝血物质及退变的早期绒毛。术后血hCG逐渐降低到正常，尿hCG（－）。

讨论 1. 什么是异位妊娠？异位妊娠是如何发生的？

2. 宫外孕如何诊断？

人体胚胎学总论描述人胚发生和早期发育，即从受精至第8周末（胚期）的发育过程。此期的胚胎发育复杂而多变，易受内、外环境因素的影响。内容包括：精卵细胞的成熟、受精、卵裂、胚泡形成、植入、胚层形成和分化、柱状胚体形成、胎膜和胎盘、胚胎各期的外形特征和胚胎龄的推算，多胎和联胎。

一、生殖细胞和受精

（一）生殖细胞

生殖细胞（germ cell）又称为配子（gamete），包括精子和卵子。

1. 精子的发生、成熟和获能

（1）精子的发生　精子在睾丸内发育。青春期开始，在雄性激素的作用下，精原细胞经减数分裂和变态发育形成蝌蚪状精子，核型为 23,X 或 23,Y（图 21-1）。精子发生过程约需(64±4.5)天。

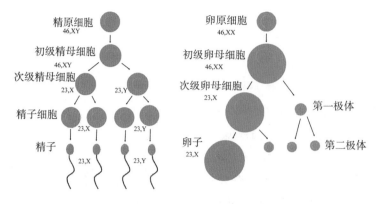

图 21-1　精子及卵子发生过程示意图

（2）精子的成熟　睾丸中形成的精子，形态结构已发育成熟，还需在附睾中停留 8~17 天，获得定向运动和受精的能力，才具备功能成熟。附睾管上皮分泌的肉毒碱、甘油磷酸胆碱和唾液酸等物质在精子成熟中起重要作用。

（3）精子的获能　精子需在女性生殖管道内将覆盖在精子头部糖蛋白分解去除，才能使顶体酶释放，此过程称为精子获能（sperm capacitation）。正常生理条件下，精子在女性生殖管道内可存活 1~2天，受精能力可维持 1 天。目前可以在体外完成精子获能，为人类生殖工程奠定了基础。

2. 卵子的发生和成熟

（1）卵子的发生　卵子发生于卵巢中的卵泡。卵原细胞为卵子发生的干细胞，在胚胎期就开始减数分裂，出生前停留在第一次减数分裂前期。青春期开始，卵巢卵泡开始发生周期性生长、发育并排卵，排卵前 24~48 小时完成第一次减数分裂，停留在第二次减数分裂中期，位于第二次减数分裂中期的次级卵母细胞及其周围的透明带和放射冠等由腹腔到输卵管壶腹部。

（2）卵子的成熟　若受精，在精子的刺激下，次级卵母细胞完成第二次减数分裂，变成一个成熟的卵细胞并释放一个第二极体（图 21-1）。成熟卵子的核型为 23,X，细胞质内储备大量核糖体和蛋白质，为细胞分裂做好准备。若未受精，于排卵后 12~24 小时内退化。

（二）受精

受精（fertilization）是指成熟并获能的精子与成熟卵子结合成受精卵的过程。受精多发生在输卵管的壶腹部（图 21-2），时间一般在排卵后 12~24 小时内。

1. 受精的过程　分为以下三个阶段。

（1）顶体反应（acrosome reaction）　当获能的精子与卵子周围的放射冠接触时，精子顶体的前膜与精子头部表面的细胞膜融合，破裂形成许多小孔而释放顶体酶，溶解放射冠，形成一个可供精子进入的通道，使精子直接触及透明带，此过程称为顶体反应（图 21-2A 和 B）。

（2）透明带反应（zona reaction）　精子进入卵细胞内，刺激卵细胞胞质中的皮质颗粒释放，使透明带上的 ZP3 受体蛋白结构发生变化，透明带硬化，ZP3 失活，不能再识别和结合精子，此过程称为透明带反应（图 21-2C 和 D），以此阻止多精子受精。

（3）雌、雄原核融合　精子的进入刺激卵细胞完成第二次成熟分裂，形成成熟卵子。精子核膨大，称雄原核（male pronucleus）；卵细胞核也膨大，称雌原核（female pronucleus）。雌、雄原核靠拢，核膜消失，染色体混合，形成二倍体的受精卵（fertilized ovum），又称合子（zygote），受精过程结束（图 21-2E 和 F）。

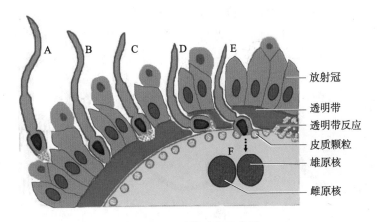

图 21 - 2　受精过程示意图

A 和 B：示第一期精子溶蚀并穿越放射冠；C 和 D：示第二期精子溶蚀并穿越透明带；

E 和 F：示第三期精子核进入，雌、雄原核靠拢

2. 受精的意义

（1）激活卵细胞，启动胚胎发生　精子进入卵子，使卵细胞代谢加速，受精卵开始分裂，启动胚胎发育。

（2）恢复二倍体核型　受精时，单倍体的精子与单倍体的卵子结合，受精卵恢复二倍体核型，保证了染色体数目的稳定和物种遗传的延续性。

（3）形成新个体　受精时，父母双方的遗传基因经过染色体联会和片段交换，随机进行重新组合，使新个体既保持了双亲的遗传特征，又具有不同于亲代的遗传性状。

（4）决定遗传性别　带有 Y 染色体的精子与卵子结合，发育为男性；带有 X 染色体的精子与卵子结合，发育为女性。

3. 受精的条件

（1）男女生殖细胞必须发育成熟，精子需获能　精液中精子的密度大于 200 万个/ml 或畸形精子小于 30% 才能确保受精，如精子密度过低或活力低下，均可造成男性不育。若卵细胞发育不正常或不排卵，也可影响受精，导致不孕。

（2）生殖管道必须通畅　避孕套、子宫帽或输精管结扎等措施，通过阻止精子和卵细胞相遇，破坏受精条件，达到避孕目的。

（3）精子和次级卵母细胞必须在限定的时间内相遇　排卵 12 小时后或射精 24 小时后，卵细胞和精子即使相遇也失去了受精能力。

二、卵裂、胚泡形成和植入

（一）卵裂和胚泡形成

受精卵早期分裂称为卵裂（cleavage），卵裂产生的子代细胞称为卵裂球（blastomere）。第一次卵裂开始于受精后约 30 小时，形成一大一小的两个卵裂球。大卵裂球先分裂；继而小卵裂球分裂。第 3 天，卵裂球数达 12 ~ 16 个，外观似桑椹，称桑椹胚（morula）。受精卵在输卵管中进行卵裂的同时，向子宫方向运行。卵裂在透明带内进行，随着卵裂球数目的增加，卵裂球的体积越来越小（图 21 - 3，图 21 - 4）。

受精后第 4 ~ 5 天，卵裂球数目达到 100 个左右，细胞间出现小腔隙，逐渐融合成大腔，腔内充满子宫腔液体，称胚泡（blastocyst）。胚泡由内细胞群、滋养层和胚泡腔构成。内细胞群（inner cell mass）是指位于胚泡腔内一端的细胞团，将来发育成胚体，也是胚胎干细胞的获取部位；胚泡腔壁的单层细胞

称为滋养层（trophoblast），其中，近内细胞群一端的滋养层称为极端滋养层（polar trophoblast）；中央的腔称为胚泡腔（blastocoele）。此时，胚泡已运行到子宫腔中，随着胚泡逐渐发育变大，透明带变薄而后消失，为植入做好准备（图21-4）。

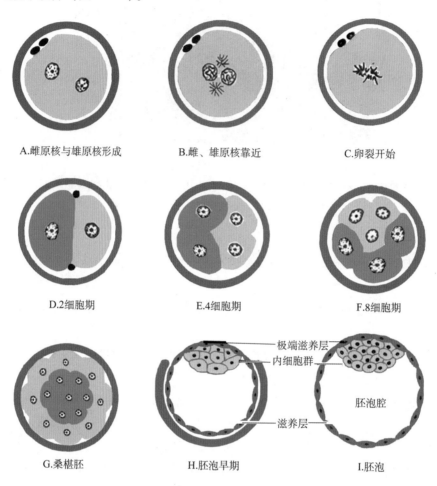

A.雌原核与雄原核形成   B.雌、雄原核靠近   C.卵裂开始

D.2细胞期   E.4细胞期   F.8细胞期

G.桑椹胚   H.胚泡早期   I.胚泡

图 21-3 卵裂、胚泡形成和胚泡结构

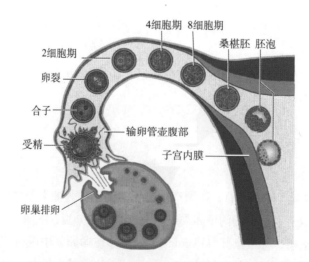

图 21-4 排卵、受精、卵裂和胚泡形成、植入示意图

（二）植入 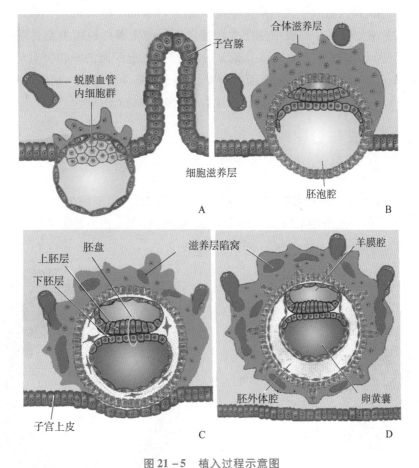 微课1

胚泡逐渐埋入子宫内膜功能层的过程称为植入（implantation），又称着床（imbed）。植入开始于受精后第5~6天，完成于第11~12天。

1. 植入的过程　植入由子宫内膜的接收性和胚胎的侵袭能力共同决定。分为四个步骤。

（1）黏附　植入时，透明带已消失，极端滋养层首先与子宫内膜接触并黏附（图21－4，图21－5A）。

（2）溶解　滋养层细胞分泌蛋白水解酶，将接触处的子宫内膜上皮溶解，形成缺口，胚泡由此进入子宫内膜（图21－5B）。

（3）侵入　经缺口处侵入子宫内膜的胚泡，随缺口加深而达子宫内膜深层，至第9天末已全部埋入子宫内膜功能层（图21－5C）。

（4）修复　子宫内膜缺口由周围上皮细胞增生封闭。第11~12天，植入完成。

在植入的过程中，滋养层分化为内外两层：外层细胞相互融合，细胞之间的界限消失，称合体滋养层（syncytiotrophoblast）；内层由单层立方细胞组成，界限清楚，称细胞滋养层（cytotrophoblast）。细胞滋养层的细胞有较强的分裂增殖能力，形成的细胞不断补充到合体滋养层，随后，合体滋养层内出现一些小腔隙，称滋养层陷窝（trophoblastic lucuna），内含母体血液（图21－5D）。

图 21－5　植入过程示意图

A. 极端滋养层溶解子宫内膜，形成小缺口；B. 随缺口变深，胚泡逐渐陷入内膜；
C. 胚泡完全埋入子宫内膜；D. 缺口修复，植入完成

2. 植入的部位　植入通常发生在子宫体部或底部，最多见于后壁。若植入位于子宫颈内口处，形成前置胎盘（placenta previa），分娩时胎盘可堵塞产道，导致胎儿娩出困难，引起妊娠晚期出血。若植

入发生在子宫以外的部位，称宫外孕（ectopic pregnancy），常发生在输卵管，偶见于子宫阔韧带、肠系膜甚至卵巢表面等处。宫外孕胚胎多早期死亡，容易导致妊娠早期出血，引起急腹症。

3. 植入的条件　①透明带及时消失：是植入的前提。②子宫内膜的发育与胚胎发育必须同步：即子宫内膜处于分泌期，胚胎处于胚泡期。③母体雌激素与孕激素水平正常。④宫腔内无异物：如避孕环等可杀死胚胎。⑤宫腔内无炎症：白细胞会吞噬胚泡，导致植入失败。临床上通过口服避孕药、在宫腔内置入节育器等干扰植入条件，阻碍植入，达到避孕目的。

⊕ **知识链接**

子宫内膜容受性与胚胎着床

子宫内膜容受性是指子宫内膜接受胚胎的能力，是评估正常植入及"试管婴儿"能否成功的重要因素，成为近年来研究的热点。临床上，可采用超声技术根据子宫内膜厚度、容积、类型、蠕动波及动脉血流等评估子宫内膜容受性。研究表明，随着年龄的增长，子宫内膜的容受性会降低。反复人流术、严重的子宫内膜异位、输卵管积水反流、子宫畸形等也可能影响子宫内膜容受性。目前，临床上尚缺乏特定的生化指标来预测胚胎是否着床。

4. 蜕膜的形成　胚泡植入后，子宫内膜发生蜕膜反应（decidua reaction），表现为内膜进一步增厚，血供更丰富，子宫腺分泌更旺盛，基质细胞肥大而富含糖原和脂滴称蜕膜细胞。根据与胚泡的位置关系，将蜕膜分为三部分。①基蜕膜（decidua basalis）：是位于胚泡深面的蜕膜，参与胎盘的形成。②包蜕膜（decidua capsularis）：是包绕在胚泡表面的蜕膜。③壁蜕膜（decidua parietalis）：是子宫壁其余部分的蜕膜（图21-6）。壁蜕膜和包蜕膜将参与形成衣胞，分娩时排出体外。

三、三胚层的形成与分化

（一）二胚层胚盘的形成与分化

1. 二胚层胚盘　第2周，内细胞群细胞增生，近胚泡腔的一层细胞成立方形，称下胚层（hypoblast）；邻近极端滋养层的一层细胞成柱状，称上胚层（epiblast）。上、下胚层紧贴逐渐形成的圆盘状结构，称二胚层胚盘（bilaminar germ disc）（图21-7）。

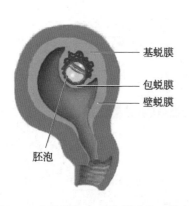

图21-6　胚泡植入与子宫蜕膜关系模式图

基蜕膜
包蜕膜
壁蜕膜
胚泡

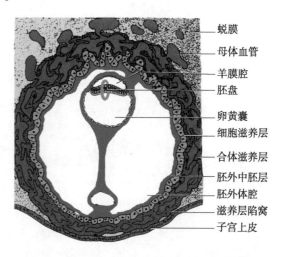

图21-7　第13天植入后人胚与蜕膜示意图

蜕膜
母体血管
羊膜腔
胚盘
卵黄囊
细胞滋养层
合体滋养层
胚外中胚层
胚外体腔
滋养层陷窝
子宫上皮

2. 羊膜（amniotic membrane）　　上胚层细胞增殖，细胞间出现的腔称为羊膜腔（amniotic cavity），腔内充满羊水（amniotic fluid），靠近细胞滋养层的一层上胚层细胞形态扁平，称成羊膜细胞，形成最早的羊膜，上胚层形成羊膜腔的底。

3. 卵黄囊（yolk sac）　　下胚层细胞向胚泡腔腹侧延伸，形成由单层扁平上皮围绕而成的一封闭的囊，称卵黄囊（图21-7）。下胚层构成卵黄囊的顶。

4. 胚外中胚层（extrtaembryonic mesoderm）　　由细胞滋养层增生形成星状细胞，松散分布于滋养层与羊膜腔、滋养层与卵黄囊之间，称胚外中胚层。随后，胚外中胚层细胞间出现小的腔隙，逐渐融合成一大腔，称胚外体腔（图21-7）。胚外体腔的出现将胚外中胚层分成两层：衬在滋养层内面和羊膜腔外面的，称胚外中胚层壁层；覆盖在卵黄囊外面的，称胚外中胚层脏层。

5. 体蒂（body stalk）　　二胚层胚盘在羊膜腔顶壁尾侧与滋养层之间通过一束胚外中胚层与滋养层直接连接，这部分胚外中胚层称为体蒂（图21-7）。体蒂将发育为脐带的主要成分。

（二）三胚层胚盘的形成

1. 原条与三胚层胚盘的形成

（1）原条的形成　　第3周初，上胚层尾端中线处的细胞快速增殖，形成一条增厚的纵行细胞索，称原条（primitive streak）。随后，原条的中线出现浅沟，称原沟（图21-8A）。原条头端细胞增生膨大呈结节状，称原结（primnative note）。原结中央凹陷，称原凹（primnativer pit）。

（2）三胚层胚盘的形成　　胚第3周，上胚层细胞经原沟迁移至下胚层，细胞增殖并替换下胚层，形成内胚层（endoderm）（图21-8B）；一部分细胞从原沟深部延伸，在上、下胚层之间增殖并向周边迁移，形成一新的细胞层，即中胚层（mesoderm）（图21-8C）。内胚层和中胚层形成后，上胚层改称为外胚层（ectoderm）。第3周末，内、中、外三个胚层紧贴，构成三胚层胚盘（trilaminar germ disc）（图21-9）。

（3）原条的意义　　①形成了中胚层和内胚层。②决定了胚盘的中轴和头尾方向：原条所在轴线即为中轴，出现原条的一端为胚盘的尾端，其对应端为头端（图21-8）。③形成脊索。原条在发挥作用后，逐渐退化、消失。若原条细胞残留，则形成畸胎瘤（teratoma）。

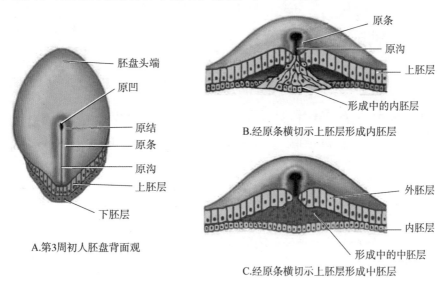

A.第3周初人胚盘背面观

胚盘头端
原凹
原结
原条
原沟
上胚层
下胚层

B.经原条横切示上胚层形成内胚层

原条
原沟
上胚层
形成中的内胚层

C.经原条横切示上胚层形成中胚层

外胚层
内胚层
形成中的中胚层

图21-8　三胚层形成示意图

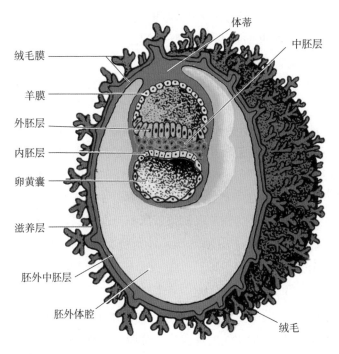

体蒂
中胚层
绒毛膜
羊膜
外胚层
内胚层
卵黄囊
滋养层
胚外中胚层
胚外体腔
绒毛

图 21 - 9　第 3 周人胚剖面模式图

2. 脊索的形成　上胚层细胞经原凹向下、向头端生长，在内、外胚层间形成一条单独增厚的细胞索，称脊索（notochord）（图 21 - 10）。脊索在神经管和椎体的发生中起重要的诱导作用，发挥作用后的脊索退化，遗留为椎间盘的髓核。

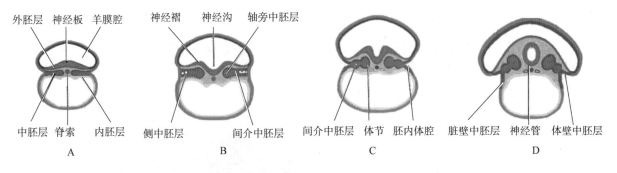

外胚层　神经板　羊膜腔　　　　神经褶　神经沟　轴旁中胚层

中胚层　脊索　内胚层　　　侧中胚层　　　间介中胚层　　　间介中胚层　体节　胚内体腔　　　脏壁中胚层　神经管　体壁中胚层
A　　　　　　　　　　　B　　　　　　　　　　　C　　　　　　　　　　　D

图 21 - 10　中胚层早期分化和神经管形成示意图

3. 口咽膜、泄殖腔膜的形成　中胚层形成过程中，在头、尾端各留下一个无中胚层区域，此区的内胚层与外胚层直接相贴，头端称口咽膜，尾端称泄殖腔膜（图 21 - 14）。口咽膜和泄殖腔膜分别在第 4 周和第 8 周破裂，使原始消化管与外界相通。

（三）三胚层的分化

胚第 4 ~ 8 周，三胚层逐渐分化并形成人体组织和器官系统。

1. 外胚层的分化　外胚层分化为神经外胚层和表面外胚层两部分。

（1）神经外胚层（neural ectoderm）　胚第 18 ~ 19 天，脊索诱导背侧中线的外胚层细胞增生呈板状，称神经板（neural plate）（图 21 - 10，图 21 - 11）。神经板的细胞呈假复层柱状，称神经外胚层，又称神经上皮（neuroepithelium）。神经板随后凹陷，形成神经沟（neural groove），两侧隆起处称为神经褶（neural fold）。神经沟从中段向头尾两端闭合，形成神经管（neural tube）（图 21 - 10，图 21 - 12）。

神经管是中枢神经系统的原基，其头端膨大，为脑的原基；尾端较细，为脊髓的原基；神经管中央的腔将分化为脑室和脊髓中央管。神经管头、尾端分别留有一孔，称前神经孔（anterior neuropore）和后神经孔（posterior neuropore），分别在第 25 天和第 27 天闭合。若前神经孔未闭，则发育为无脑儿；若后神经孔未闭，则可引起脊柱裂。

在神经管闭合的过程中，神经板外侧缘的细胞排列于神经管的背外侧，形成左右对称的两条纵行细胞索，称神经嵴。神经嵴是周围神经系统的原基，分化形成脑神经节、脊神经节等，此外还可分化为肾上腺髓质中的嗜铬细胞和甲状腺滤泡旁细胞。神经沟闭合后，神经外胚层与体表外胚层脱离，神经管及神经嵴被表面外胚层覆盖（图 21 – 12）。

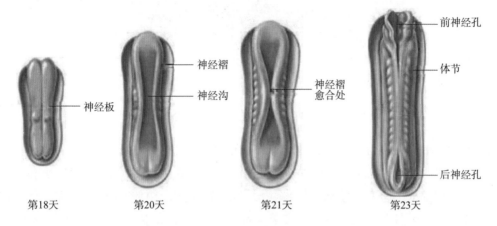

第18天　　第20天　　第21天　　第23天

图 21 – 11　神经管的形成示意图

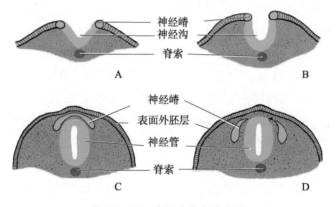

图 21 – 12　神经嵴发生模式图

知识链接

神经管缺陷及预防

神经管缺陷（neural tube defect，NTD），又称神经管畸形，是一种严重的中枢神经系统发育畸形。我国神经管缺陷的发生率约为 2.74‰。其发生与遗传、维生素 B_{12} 和叶酸缺乏、孕期疾病及用药不当有关。主要表现为无脑儿、脑膨出、脑脊髓膜膨出、脊柱裂/隐性脊柱裂等。NTD 患儿出生后很快死亡，存活的 NTD 婴儿也是家庭和社会的巨大负担。NTD 重在预防：对具有高危因素的孕妇，应加强产前遗传咨询和必要的产前诊断；在围孕期补充叶酸，能有效降低 NTD 的发生率。

（2）表面外胚层　位于体表的外胚层称为表面外胚层，将分化为皮肤的表皮及其附属器，此外还可分化为牙釉质、晶状体、内耳膜迷路、角膜上皮以及腺垂体、口腔、鼻腔、肛门等的上皮。

2. 中胚层的分化　第3周中期，中胚层在脊索两旁依次分化为左右对称的三部分：轴旁中胚层、间介中胚层和侧中胚层，散在其间的中胚层称为间充质（图21-13）。

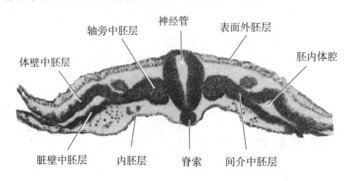

图21-13　鸡胚三胚层胚盘（HE染色，低倍）

（1）轴旁中胚层（paraxial mesoderm）　紧邻脊索两侧的中胚层细胞增殖形成一对纵行细胞索，即轴旁中胚层，随后细胞索断裂为块状的体节（somite），隆起于胚胎表面（图21-10），体节可用于推测胎龄。体节从头向尾部依次递进，每天增加3~4对，至第5周末，共形成42~44对。体节的横断面呈三角形，进一步分化为生骨节、生肌节、生皮节3部分。生骨节是体节的腹内侧份，将分化为中轴骨骼、软骨和纤维性结缔组织；生皮节位于体节的外侧，当分化出生肌节后，生皮节便迁出体节，分布于表面外胚层下方，形成真皮及皮下组织；生肌节位于生皮节的内侧，将分化为中轴骨骼肌。

（2）间介中胚层（intermediate mesoderm）　位于轴旁中胚层与侧中胚层之间，分化为泌尿系统和生殖系统的主要器官。

（3）侧中胚层（lateral mesoderm）　位于间介中胚层的外侧。胚内体腔（intraembryonic coelomic cavity）出现后，将侧中胚层分为两层：与外胚层相贴的称为体壁中胚层（parietal mesoderm），将分化为胸腹部和四肢的皮肤真皮、骨骼肌、骨骼和血管等；与内胚层相贴的是脏壁中胚层（visceral mesoderm），将分化为消化系统、呼吸系统的肌组织、血管、结缔组织和间皮等。

（4）中胚层间充质的分化　将分化成部分结缔组织、肌肉、心脏、血管和淋巴管等。

3. 内胚层的分化　内胚层被包入胚体内，形成头尾方向的长管状结构，称原始消化管（primitive digestive tube），或称原肠（primitive gut）。原始消化管将分化为消化管、消化腺、呼吸管道和肺的上皮组织，还分化为中耳、甲状腺、甲状旁腺、胸腺和膀胱等器官的上皮组织（图21-14）。

（四）胚胎外形的建立

胚第4~8周，胚盘头端、尾端、左侧、右侧边缘出现卷褶，其原因主要为各部分生长速度存在差异：胚盘头、尾端的生长速度快于中央；中轴生长速度快于左、右；外胚层的生长速度快于内胚层和中胚层；羊膜腔生长快于卵黄囊，导致扁平形胚盘形成头大尾小的圆柱形胚体（图21-14），且胚体凸入羊膜腔内发育；体蒂和卵黄囊连于胚体腹侧脐处，外包羊膜，形成原始脐带；口咽膜和泄殖腔膜分别转移至胚体头和尾的腹侧，心管转到咽的腹侧，表面外胚层包于胚体外表，内胚层被卷入胚体内而形成头尾方向的原始消化管，管中份的腹侧借缩窄的卵黄蒂与卵黄囊连通。第8周末，胚体外表已可见眼、耳和鼻的原基及发育中的四肢，胚胎初具人形（图21-15）。

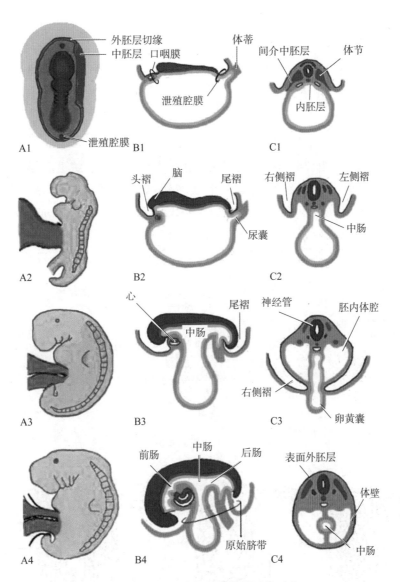

图 21-14　胚层分化及胚体外形的形成

A1：背面观人胚第 20 天；A2～A4：侧面观人胚第 23、26、28 天

B1～B4：人胚经中轴纵切面；C2～C4：人胚经中肠横切面

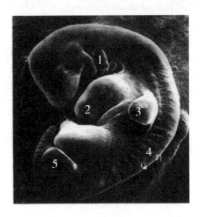

图 21-15　5 周龄人胚扫描电镜像

1. 鳃弓；2. 心突；3. 上肢芽；4. 体节；5. 下肢芽

四、胎膜和胎盘 e 微课2

胎膜和胎盘是胎儿的附属结构，具有营养、保护、呼吸和排泄等作用。胎盘还有内分泌的功能，胎儿娩出后，胎膜、胎盘一并排出体外。

（一）胎膜

胎膜（fetal membrane）包括绒毛膜、羊膜、卵黄囊、尿囊和脐带。

1. 绒毛膜（chorion） 由绒毛膜板、固定绒毛和游离绒毛构成。绒毛膜板（chorionic plate）由滋养层和内面的胚外中胚层构成，在其基础上形成各级绒毛干（stem villus）和绒毛（villus）（图21-16）。第2周，由合体滋养层和细胞滋养层构成初级绒毛干（primary stem villus）；第3周，胚外中胚层伸入初级绒毛干内，初级绒毛干就变成了次级绒毛干（secondary stem villus）；随后，次级绒毛干内的胚外中胚层分化出血管，此期为三级绒毛干（tertiary stem villus）（图21-17）。

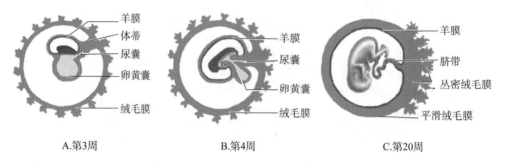

A.第3周　　　　　　　　B.第4周　　　　　　　　C.第20周

图21-16　胎膜的演变示意图

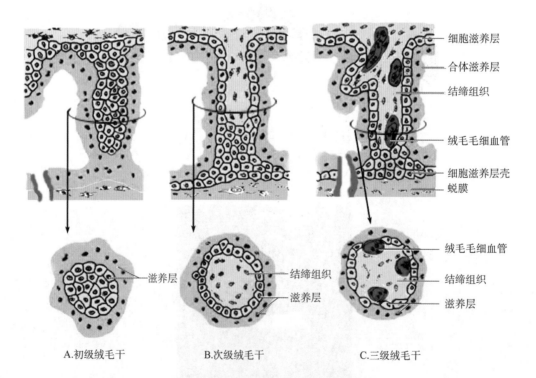

A.初级绒毛干　　　　　　B.次级绒毛干　　　　　　C.三级绒毛干

图21-17　绒毛干的分化发育示意图

绒毛之间的腔隙称为绒毛间隙（intervillous space），内含母体血液。三级绒毛干的侧支绒毛呈游离状，浸浴在绒毛间隙的母血中，称游离绒毛。胚胎通过绒毛从母体血液中吸收营养物质和氧气并排出代谢废物；三级绒毛干的主枝末端则与子宫蜕膜连接，称固定绒毛，此处的末端细胞滋养层增殖并穿出合体滋养层伸至蜕膜，并在蜕膜表面扩展，形成一层细胞滋养层壳（cytotrophoblastic shell），使绒毛膜与子宫蜕膜牢固连接，并将合体滋养层与子宫蜕膜组织隔开（图21-17）。

胚早期，绒毛分布均匀。随着胚胎的发育，与包蜕膜相贴的绒毛膜因缺乏血供，绒毛逐渐退化、萎缩，变得光滑，称平滑绒毛膜（chorion leave）；与基蜕膜相邻的绒毛膜由于有充足的血供，绒毛反复分支，生长茂盛，密集成丛，称丛密绒毛膜（chorion frondosum），与母体基蜕膜一起共同构成胎盘（图21-16，图21-18）。

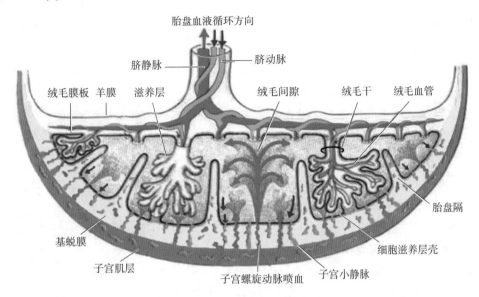

图21-18　胎盘结构模式图

随着胚胎的发育及羊膜腔的不断扩大，羊膜与平滑绒毛膜逐渐融合，最终与包蜕膜、壁蜕膜融合，子宫腔消失。融合的羊膜、平滑绒毛膜、包蜕膜和壁蜕膜参与构成衣胞。妊娠期间，若绒毛膜发育不佳，会导致胚胎发育不良或死亡。

2. 羊膜（amnion）　为半透明薄膜，由羊膜上皮及胚外中胚层构成（图21-16）。羊膜腔内充满羊水。妊娠早期，羊水无色透明，由羊膜上皮分泌和吸收；妊娠中期，胎儿开始吞咽，其脱落上皮细胞及代谢产物排入羊水中，羊水变浑浊。

羊水和羊膜对胎儿起重要保护作用。羊水可缓冲震荡，使胎儿免受外界机械性损伤；羊水能防止肢体粘连，利于肢体发育；分娩时，羊水还可扩张宫颈、冲洗产道。临床上通过穿刺抽取羊水，进行胎儿脱落细胞染色体检查、DNA分析或某些物质含量的测定，用于早期诊断某些先天性畸形或遗传性疾病。羊膜还包裹体蒂、卵黄囊、尿囊等形成脐带。

足月时的羊水量一般为1000~1500ml，少于500ml为羊水过少，常见于胎儿无肾或尿道闭锁，易发生胎儿肢体粘连；多于2000ml为羊水过多，常见于消化道闭锁或神经管缺陷。

3. 卵黄囊（yolk sac）　是连于原始消化管腹侧的一个囊状结构（图21-16）。壁由内胚层和胚外中胚层构成，人胚胎的卵黄囊内没有卵黄。卵黄囊壁的胚外中胚层是造血干细胞的发源地，卵黄囊尾侧壁上的内胚层是原始生殖细胞发源地。卵黄蒂于第6周闭锁，卵黄囊逐渐退化。

4. 尿囊（allantois）　是卵黄囊尾侧向体蒂内伸出的一个盲囊（图21-16）。人胚尿囊发生后数周就退化。尿囊壁的胚外中胚层形成尿囊动脉和尿囊静脉，它们将分别演变成脐动脉和脐静脉。尿囊大部分退化，其远端形成脐尿管，闭锁为脐中韧带，其根部演化为膀胱顶部。

5. 脐带（umbilical cord）　是连于胎儿与母体间的条索状结构（图21-16）。脐带外包羊膜，内有黏液性结缔组织、2条脐动脉、1条脐静脉、退化的卵黄囊和尿囊遗迹。脐带长40~60cm，直径

1.5 ~ 2.0cm。脐带过短（≤35cm），胎儿分娩时易引起胎盘早剥，造成出血过多；脐带过长（≥80cm），易缠绕胎儿肢体引起肢体粘连，或缠绕胎儿颈部引起窒息死亡。

（二）胎盘

1. 胎盘的结构　胎盘（placenta）是胎儿的丛密绒毛膜与母体的基蜕膜共同形成的圆盘状结构，中央略厚，周边略薄。足月胎盘重约500g，直径15 ~ 20cm。胎盘有两个面：母体面和胎儿面。母体面粗糙，为剥离后的基蜕膜，可见15 ~ 30个胎盘小叶，叶间以浅沟分隔；胎儿面光滑，表面覆有羊膜，脐带附于此面中央或稍偏。绒毛毛细血管由脐血管分支形成（图21 - 17，图21 - 18）；绒毛间隙内充满母体血，故又称血池（图21 - 18，图21 - 19）。

2. 胎盘的血液循环　胎盘内有母体和胎儿两套血液循环系统。①母体血液循环：母体的子宫动脉（动脉血），经螺旋动脉流入绒毛间隙，与绒毛内毛细血管的胎儿血进行物质和气体交换后，经子宫静脉回到母体。②胎儿血液循环：胎儿脐动脉（静脉血）分支进入绒毛内，形成绒毛毛细血管，与绒毛间隙的母血进行物质和气体交换后，经脐静脉（动脉血）流回胎儿体内（图21 - 19）。

母体和胎儿的血液在各自封闭的管道内循环，互不相混，但通过胎盘屏障（placental barrier）可进行物

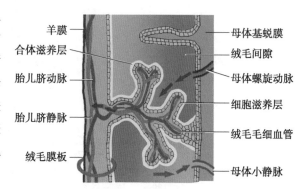

图21 - 19　胎盘血液循环示意图

质和气体交换。胎盘屏障或胎盘膜（placental membrane）是胎儿血与母血进行物质交换经过的结构，由合体滋养层、细胞滋养层及其基膜、薄层绒毛结缔组织、毛细血管基膜和内皮组成，胎盘膜薄，利于胎儿血与母体血之间进行物质和气体交换。

3. 胎盘的功能

（1）物质交换及屏障作用　胎儿通过胎盘从母血中获得营养和氧气，排出代谢产物和二氧化碳。母血中的免疫球蛋白G可通过胎盘膜进入胎儿，使胎儿及新生儿具有一定的免疫力。有些病毒、药物和激素可透过胎盘膜，影响胎儿发育，故孕妇应注意孕期保健及谨慎用药。

（2）内分泌功能　胎盘合体滋养层能分泌多种激素，对维持妊娠起重要作用。其分泌的激素主要如下。①人绒毛膜促性腺激素：胚第2周开始分泌，第8周达高峰，以后逐渐下降。hCG能促进妊娠黄体的生长发育，维持妊娠，尿液hCG检测可用于早孕诊断。②人胎盘催乳素（human placental lactogen，hPL）：胚第2个月开始分泌，第8个月达高峰，直至分娩。hPL可促进母体乳腺及胎儿的生长发育。③孕激素和雌激素：妊娠第4个月开始分泌，以后逐渐增多，替代黄体退化后减少的激素，继续维持妊娠。

五、胚胎龄的推算

胚胎龄的推算方法有两种：月经龄和受精龄。

1. 月经龄　指从孕妇末次月经的第1天至胎儿娩出，共约40周（280天）。临床上，妇产科通常采用月经龄方法来推算胚胎龄及预产期，以每4周为1个孕月，40周共10个孕月。预产期的推算方法是：末次月经首日的年份加1，月份减3（或加9），日加7。例如：某孕妇的末次月经第1天为2015年12月10日，她的预产期应是2016年9月17日。

2. 受精龄　是从受精至胎儿娩出，约38周（266天）。受精一般发生在末次月经第1天之后的2周左右，故从受精到胎儿娩出，较月经龄少2周。

对于末次月经资料不详的胚胎龄的推算，可根据胚胎各期典型的外形特征及测量参数进行。常用的有体重和长度。长度测量包括：最大长度、顶臀长、顶跟长及足长等。最大长度（greatest length，GL），用于测量 3 周之前的盘状胚。顶臀长（crown-rump length，CRL），又称坐高，常用来测量 4～8 周的胚。顶跟长（crown-heal length，CHL），又称立高，常用于测量 8 周之后的胎儿（图 21－20）。胚胎的外形特征、长度、体重与胚胎龄的对应关系见表 21－1。

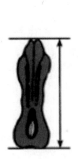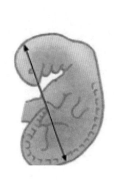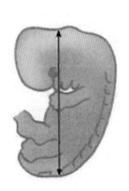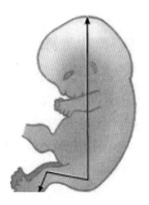

图 21－20　胚胎长度测量示意图

A. 最大长度（GL）；B. 顶臀长（CRL）；C. 顶臀长（CRL）；D. 顶跟长（CHL）

表 21－1　胚胎的外形特征、长度、体重与胚胎龄的对应关系

胚龄（周）	外形特征	长度（mm）	体重（g）
1	受精，卵裂，胚泡形成，植入开始		
2	二胚层胚盘，植入完成，绒毛膜形成	0.1～0.4（GL）	
3	三胚层胚盘，神经板和神经褶出现，体节初现	0.5～1.5（GL）	
4	胚体渐形成，神经管形成，体节 3～39 对，鳃弓 1～2 对，眼、鼻、耳的原基初现，脐带与胎盘形成	1.5～5.0（CR）	
5	胚体屈向腹侧，鳃弓 5 对，肢芽出现，手板明显，体节 30～40 对	4～8（CR）	
6	肢芽分为两节，足板明显，耳廓突出现	7～12（CR）	
7	手板、足板相继出现指、趾初形，体节不见，颜面形成，乳腺嵴出现	10～21（CR）	
8	手指、足趾明显，指、趾出现分节，尿生殖窦膜和肛膜先后破裂，外阴可见，性别不分，脐疝明显	19～35（CR）	
9	眼睑闭合，外阴性别不可辨	50（CR）	
10	肠袢退回腹腔，指甲开始发生	61（CR）	
12	外阴可辨性别，颈明显	87（CR）	
14	头竖直，下肢发育好，趾甲开始发生	120（CR）	8
16	耳竖起	140（CR）	14
18	胎脂出现	160（CR）	45
20	头与躯干出现胎毛	190（CR）	110
22	皮肤红	210（CR）	200
24	指甲全出现，胎体瘦	230（CR）	320
26	眼睑部分打开，睫毛出现	250（CR）	460
28	眼睁开，头发出现，皮肤略皱	270（CR）	630
30	趾甲全出现，胎体平滑，睾丸开始下降	280（CR）	820

续表

胚龄（周）	外形特征	长度（mm）	体重（g）
32	指甲平齐指尖，皮肤浅红光滑	300（CR）	1000
36	胎体丰满，胎毛基本消失，趾甲平齐趾尖，肢体弯曲	340（CR）	2900
38	胸部发育好，睾丸位阴囊或腹股沟管指甲超过	360（CR）	3400

注：GL 为最大长度；CR 为坐高。数据参照 Moore（1988）直接测量胎儿结果。

六、双胎、多胎和联胎

1. 双胎（twins） 又称为孪生，指一次妊娠形成两个新生儿，发生率占新生儿的1%，包括单卵孪生和双卵孪生。双卵孪生是由两个受精卵发育形成，占双胎的大多数，两个胎儿有独立的胎膜和胎盘（图21-21），性别相同或不同，相貌和生理特征如同一般兄弟姐妹。若一个受精卵发育为两个胎儿，称单卵双胎，孪生者的遗传基因完全相同，性别相同，相貌、体态、代谢类型和生理特征等极为相似。

单卵孪生的成因如下。①一个受精卵发育为两个胚泡，分别植入。两个胎儿有各自独立的绒毛膜、羊膜腔和胎盘。②一个胚泡内形成两个内细胞群，每个内细胞群各自发育成一个胚胎，则两个胎儿共用一个绒毛膜和胎盘，而羊膜腔是独立的。③一个胚盘上形成两个原条，发育形成的两个胎儿共用一个羊膜腔、一个绒毛膜囊和一个胎盘（图21-21），此种双胎在发育过程中易发生连体。孪生有家族遗传倾向。

2. 多胎 一次分娩两个以上新生儿者为多胎（multiple brith）。多胎可分为单卵多胎、多卵多胎或混合性多胎，以混合性多胎较常见。多胎发生率极低，随着使用促排卵药物治疗不孕及试管婴儿技术的使用，多胎发生率有所提高。多胎妊娠早产率高，成活率低，畸形率、流产率、死亡率高，因此，应加强孕期监测。

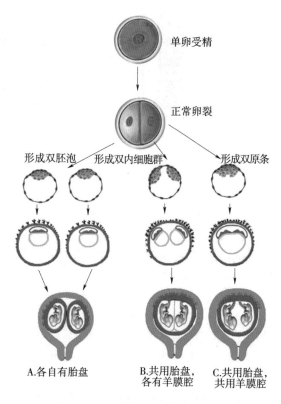

图21-21 单卵孪生类型示意图

3. 联胎 连体双胎（conjoined twins）是指两个未完全分离的单卵双胎，即当一个胚盘出现两个原条并分别发育为两个胚胎时，若两原条距离较近，胚体形成时发生局部相连。依据连体部位的不同，可有头连双胎、臀连双胎、胸连或腹连双胎。若两个体胚胎大小一致，称对称型连体双胎（图21-22）；若两个连体胚胎一大一小，则称不对称型；如果一个胎儿很小且发育不完整，称寄生胎；如果小而发育不全的胚胎被包裹在大胎体内，称胎内胎。

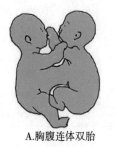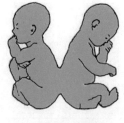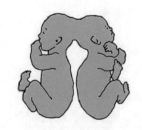

A.胸腹连体双胎　　　　B.臀部连体双胎　　　　C.头部连体双胎

图21-22 连体畸形模式图

答案解析

目标检测

一、选择题

（一）A 型题

1. 精子获能主要在（   ）

   A. 睾丸   B. 附睾   C. 输精管

   D. 精囊腺   E. 子宫

2. 卵细胞完成第二次减数分裂是在（   ）

   A. 初级卵泡期   B. 次级卵泡期   C. 成熟卵泡期

   D. 排卵时   E. 受精时

3. 下列关于卵裂特点的描述中，错误的是（   ）

   A. 为受精卵的早期分裂   B. 形成的子代细胞称为卵裂球   C. 卵裂细胞是均等分裂

   D. 桑椹胚为实心胚   E. 卵裂在透明带内进行

4. 宫外孕常发生的部位是（   ）

   A. 子宫口   B. 子宫颈   C. 输卵管

   D. 卵巢表面   E. 腹腔

5. 下列关于原条的描述中，错误的是（   ）

   A. 形成于胚胎发育第 3 周   B. 由上胚层细胞增厚形成

   C. 原条出现的一端为胚体头端   D. 原条决定了胚体的中轴

   E. 原条头端膨大为原结

6. 下列关于内细胞群的描述中，错误的是（   ）

   A. 是位于胚泡腔一侧的细胞群   B. 与极端滋养层相贴

   C. 是胚胎干细胞的获取部位   D. 发育为胚体和部分胚外结构

   E. 第 2 周形成二胚层胚盘

7. 椎间盘髓核是胚胎时期退化的（   ）

   A. 原条   B. 轴旁中胚层   C. 侧中胚层

   D. 脊索   E. 内胚层

8. 下列关于三胚层的描述中，错误的是（   ）

   A. 形成于胚第 3 周   B. 均由上胚层细胞增殖形成

   C. 下胚层被替换形成内胚层   D. 内、外胚层之间均有中胚层

   E. 中胚层形成后，上胚层更名为外胚层

9. 小肠上皮来源于（   ）

   A. 表面外胚层   B. 间介中胚层   C. 侧中胚层

   D. 胚外体腔   E. 内胚层

10. 胚胎初具人形的时间是（   ）

    A. 第 6 周   B. 第 7 周   C. 第 8 周

    D. 第 9 周   E. 第 10 周

11. 足月正常羊水的量为 （ ）

  A. 500 ~ 800ml   B. 500 ~ 1000ml   C. 1000 ~ 1200ml

  D. 1000 ~ 1500ml   E. 1000 ~ 2000ml

12. 正常植入完成于受精后 （ ）

  A. 第 7 ~ 8 天   B. 第 9 ~ 10 天   C. 第 11 ~ 12 天

  D. 第 12 ~ 14 天   E. 第 14 ~ 16 天

13. 下列物质中，不能通过胎盘的是 （ ）

  A. IgG   B. HIV 病毒   C. HBV 病毒

  D. 雌激素   E. IgA

14. 月经规则、末次月经为 2022 年 1 月 20 日的孕妇，其预产期应为 （ ）

  A. 2022 年 10 月 25 日   B. 2022 年 10 月 27 日

  C. 2022 年 10 月 20 日   D. 2022 年 10 月 30 日

  E. 2022 年 10 月 23 日

15. 下列关于连体的描述中，错误的是 （ ）

  A. 寄生胎是一种特殊的连体

  B. 两个胎儿共用一个胎盘时，不一定会发生连体

  C. 两个胎儿共用一个羊膜腔时，不一定会发生连体

  D. 连体胎儿共用一个胚盘和一个羊膜腔

  E. 连体的两个胎儿，性别可不相同

（二）X 型题

16. 影响受精的因素有 （ ）

  A. 精子是否获能   B. 精子的活力   C. 卵子是否成熟

  D. 输卵管是否通畅   E. 精、卵是否在限定时间内相遇

17. 由内细胞群参与形成的结构有 （ ）

  A. 上胚层   B. 羊膜腔   C. 滋养层

  D. 卵黄囊   E. 胚外中胚层

18. 影响植入的因素有 （ ）

  A. 透明带是否消失   B. 子宫内膜的厚度   C. 激素分泌是否正常

  D. 宫腔内有无异物   E. 宫腔内有无炎症

19. 间介中胚层可分化形成 （ ）

  A. 肾   B. 卵巢   C. 肺

  D. 睾丸   E. 小肠

20. 胎膜包括 （ ）

  A. 绒毛膜   B. 羊膜   C. 卵黄囊

  D. 尿囊   E. 脐带

21. 三级绒毛内可见 （ ）

  A. 合体滋养层   B. 细胞滋养层   C. 结缔组织

  D. 血管   E. 神经节

22. 张某，女，40 岁。因结婚 8 年未孕就诊。应进行的检查包括（　　）

  A. 丈夫精液质量   B. 输卵管是否通畅

  C. 子宫有无畸形或疾病   D. 卵巢排卵状况及有无疾病

  E. 体内性激素分泌状况

二、简答题

1. 简述植入的过程。

2. 简述三胚层的分化。

3. 简述胎盘的功能。

（徐富翠　陶穗菲）

书网融合……

本章小结

微课 1

微课 2

题库

第二十二章　常见先天性畸形

 微课 1
微课 2

PPT

➡️ **案例引导**

案例　患儿，女，5 岁。出生时发现患儿右侧上唇部裂开，喝奶或进食流体食物时可见奶液或食物从裂隙中流出。后来父母又发现患儿发音不准，吐字不清，常伴鼻音。后经美容整形手术将裂隙封闭后，面部外观无异常。

讨论　1. 患儿所患为何种畸形？

2. 该畸形出现的原因是什么？

3. 当患者家属进行咨询时，应该如何解答？

一、颜面常见畸形

1. 唇裂（cleft lip）　是最常见的颜面畸形，多发生于上唇。为上颌突与同侧的内侧鼻突未愈合所致。唇裂多为单侧（图 22 - 1A），但也可见双侧（图 22 - 1B）。如果合并人中发育不良，则可出现上唇正中裂（图 22 - 1C）。

2. 腭裂（cleft palate）　较为常见，有多种类型。为两侧的外侧腭突未能与正中腭突愈合或愈合不全，或为外侧腭突未在正中愈合所致（图 22 - 2）。腭裂有单侧前腭裂和双侧前腭裂，常伴有唇裂，称唇腭裂。

3. 面斜裂（oblique facial cleft）　位于眼内眦和口角之间的裂隙。为上颌突与同侧的外侧鼻突未愈合所致（图 22 - 3）。

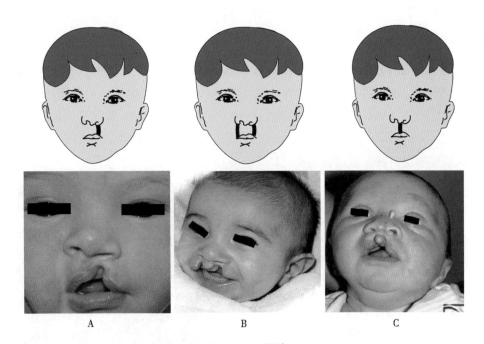

图 22 - 1　唇裂

A. 单侧唇裂畸形像；B. 双侧唇裂畸形像；C. 正中唇裂畸形像

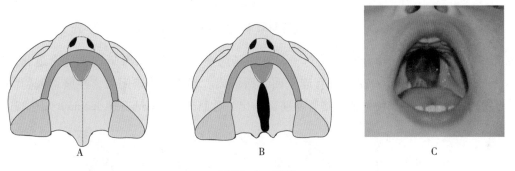

图 22 - 2　腭裂

A. 正常模式图；B. 腭裂模式图；C. 腭裂畸形像

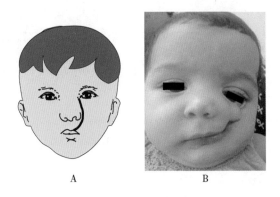

图 22 - 3　面斜裂

A. 面斜裂模式图；B. 面斜裂畸形像

二、消化系统常见畸形

1. 消化管狭窄或闭锁（digestive tract stenosis or atresia） 主要见于食管和十二指肠。在消化管道发生过程中，管壁上皮细胞曾一度过度增生，使管腔狭窄或闭锁。之后，过度增生的细胞发生凋亡，使狭窄或闭锁的管腔再现。如果过度增生的细胞不发生凋亡，则引起消化管狭窄或闭锁。

2. 先天性脐疝（congenital umbilical hernia） 为脐腔未能闭锁所致。脐腔与腹腔相通，腹内压增高时，肠管可从脐部膨出，甚至形成嵌顿疝（图22-4）。

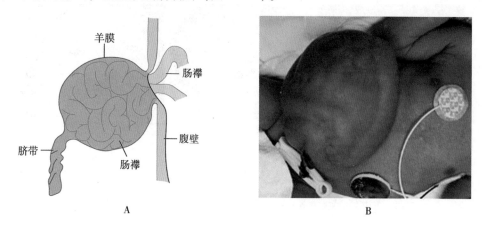

图22-4 先天性脐疝
A. 先天性脐疝模式图；B. 先天性脐疝实体图

3. 梅克尔憩室（Meckel diverticulum） 又称回肠憩室，由于卵黄管近段未完全退化，距回盲部40~50cm处的回肠壁上，残留一指状盲管连于回肠所形成。若卵黄管未闭锁，在脐部残留一瘘管与回肠相通，当腹内压增高时，粪便可通过瘘管从脐部溢出，称脐粪瘘（umbilical fistula）（图22-5）。

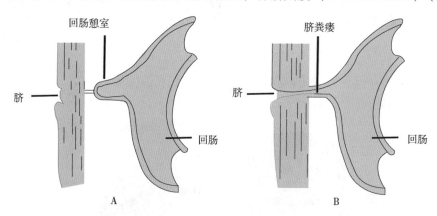

图22-5 梅克尔憩室与脐粪瘘
A. 梅克尔憩室模式图；B. 脐粪瘘模式图

三、呼吸系统常见畸形

1. 气管狭窄或闭锁（trachea stenosis or atresia） 气管在发生过程中，曾因上皮过度增生而致管腔闭塞，而后过度增生的上皮细胞凋亡，管腔再现。如果这一过程发育异常，就会出现喉、气管狭窄或闭锁。

2. 气管食管瘘（tracheoesophageal fistula）　　由于气管食管隔发育不良，二者分隔不完全，两者之间有瘘管相连（图22-6）。患者可表现为进食后呛咳。

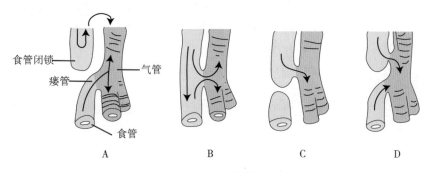

食管闭锁　　气管　　瘘管　　食管

A　　B　　C　　D

图22-6　气管食管瘘

3. 透明膜病（hyaline membrane disease）　　Ⅱ型肺泡细胞发育不良，致表面活性物质产生不足，肺泡表面张力增大。胎儿出生后，因肺泡不能随呼吸运动扩张而出现呼吸困难。显微镜下显示肺泡萎缩，间质水肿，肺泡上皮表面覆盖一层透明状血浆蛋白膜，故称透明膜病。

四、泌尿系统常见畸形

1. 多囊肾（polycystic kidney）　　是指由于集合小管和肾小管未接通，或集合小管发育异常、管道阻塞，肾单位产生的尿液集聚、不能排出，肾内出现大小不等的囊泡。囊泡可挤压周围正常肾组织，使其萎缩和功能下降（图22-7A）。

2. 异位肾（ectopic kidney）　　肾在上升过程中受阻，未达到正常解剖学位置，均称异位肾（图22-7B）。

3. 马蹄肾（horseshoe kidney）　　是指两肾的下端互相愈合，呈马蹄形。肾在上升过程中受阻于肠系膜下动脉根部，故其位置较低（图22-7C和22-7D）。

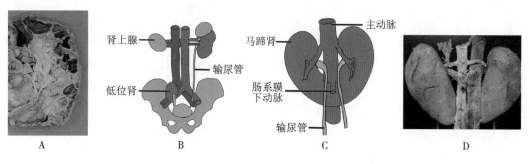

肾上腺　　输尿管　　低位肾　　主动脉　　马蹄肾　　肠系膜下动脉　　输尿管

A　　B　　C　　D

图22-7　肾的先天性畸形

A. 多囊肾（大连医科大学组织学与胚胎学教研室　任翔供图）；B. 异位肾模式图；C. 马蹄肾模式图；D. 马蹄肾

4. 脐尿瘘（urachal fistula）　　在胚胎发育过程中，膀胱与脐之间的尿囊缩窄形成脐尿管。由于脐与膀胱顶端之间的脐尿管未闭锁，出生后，腹压增高时，膀胱内的尿液可经此从脐部漏出，称脐尿瘘（图22-8A）。

五、生殖系统常见畸形

1. 双子宫（double uterus）**和双角子宫**（bicornuate uterus）　　左、右中肾旁管下端未融合，且分别发育成子宫，称双子宫，常伴有双阴道（图22-8B）。若仅中肾旁管下段的上半部分未融合，则形成双角子宫（图22-8C）。

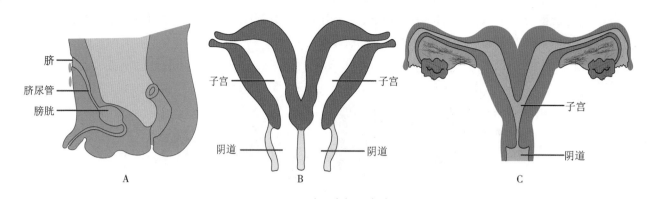

图 22 – 8　脐尿瘘与子宫畸形

A. 脐尿瘘模式图；B. 双子宫和双阴道模式图；C. 双角子宫模式图

2. 隐睾（cryptorchidism）　睾丸在生长增大的同时逐渐下降。在出生后 3 ~ 5 个月内，若单侧或双侧睾丸仍未降至阴囊，停在腹腔内或腹股沟处，称隐睾（图 22 – 9）。

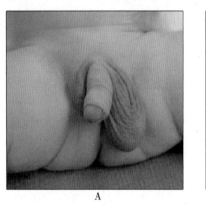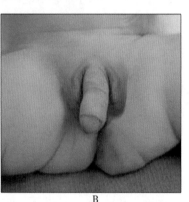

图 22 – 9　隐睾

A. 隐睾发生于右侧；B. 隐睾发生于双侧

3. 先天性腹股沟疝（congenital inguinal hernia）　在胚胎发育过程中，如果腹膜腔与鞘膜腔之间的通道没有闭合或闭合不全，当腹内压增高时，部分小肠可突入鞘膜腔内，形成先天性腹股沟疝。

4. 两性畸形（hermaphroditism）　是性分化异常而导致的性别畸形。患者外生殖器的形态常介于男女两性之间。根据生殖腺的性别，两性畸形可分为三种。

（1）真两性畸形　患者的外生殖器及第二性征介于男女两性之间，体内同时具有卵巢和睾丸，性染色体属嵌合型，即具有 46,XX 和 46,XY 两种染色体核型。极罕见，目前原因不明。

（2）男性假两性畸形　患者体内只有睾丸，染色体核型为 46,XY。多因雄激素分泌不足，外生殖器介于男女两性之间。

（3）女性假两性畸形　患者体内只有卵巢，染色体核型为 46,XX。多因肾上腺皮质分泌过多雄激素，外生殖器介于男女两性之间，故又称肾上腺生殖综合征（adrenogenital syndrome）。该畸形是儿童两性畸形中最常见的一种，早期发现和治疗肾上腺功能失调是非常重要的。

六、循环系统常见畸形　⒠ 微课 3

（一）胎儿的血液循环和出生后变化

胎儿血液循环的特有结构包括：脐静脉（1 条）、脐动脉（2 条）、静脉导管（连接脐静脉和下腔静脉）、卵圆孔（沟通左、右心房）、动脉导管（连接肺动脉干和主动脉）（图 22 – 10）。

1. 胎儿血液循环路径　胎儿的血液经过脐带在胎盘内与母体进行物质交换后，脐静脉血含氧量高且含丰富的营养物质，进入胚体后，经静脉导管，汇入下腔静脉，其余部分可以经脐静脉分支进入肝血窦，营养肝组织。下肢、盆腔和腹腔回流的血液流入下腔静脉。下腔静脉入口正对卵圆孔，故下腔静脉血进入右心房后会直接射向卵圆孔，大部分血液通过卵圆孔进入左心房，再经过左心室进入主动脉。主动脉中的血液大部分经过主动脉弓的分支进入头颈部和上肢，少量血液流入降主动脉。上腔静脉流入右心房的血液与少量来自下腔静脉的血液一起汇入右心室，再进入肺动脉干。由于此时肺尚处于未开放状态，肺动脉干的血液大部分经动脉导管进入降主动脉。降主动脉中的血液，一部分供应下肢及躯干，另一部分经脐动脉流入胎盘，再次与母体进行物质交换（图22-10A）。

2. 胎儿出生后血液循环的变化　胎儿出生后，胎盘血液循环中断，下腔静脉和右心房的血压下降；肺开始呼吸，肺血流量明显增加，致左心房的压力高于右心房，压迫卵圆孔瓣紧贴第二房间隔，卵圆孔封闭。出生后，胎儿血液循环发生的变化主要有：①脐静脉闭锁，形成肝圆韧带；②脐动脉的远侧段退化形成脐外侧韧带，近侧段保留而形成膀胱上动脉；③静脉导管退化成静脉韧带；④卵圆孔闭锁，形成卵圆窝；⑤动脉导管关闭，成为动脉韧带（图22-10B）。

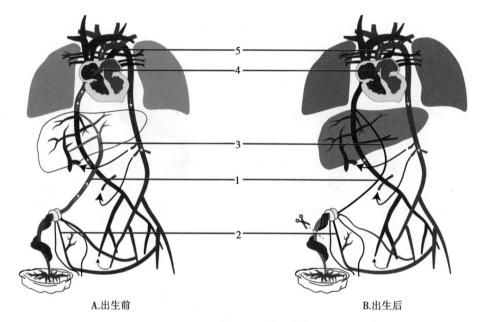

A.出生前　　　　　　　　　　　　　　　　B.出生后

图22-10　胎儿出生前后血液循环变化

1. 脐静脉→肝圆韧带；2. 脐动脉→脐外侧韧带；3. 静脉导管→静脉韧带；

4. 卵圆孔→卵圆窝；5. 动脉导管→动脉韧带

（二）循环系统常见先天性畸形

1. 房间隔缺损（atrial septal defect）　最常见的为卵圆孔未闭。可能由以下原因产生：①卵圆孔瓣穿孔；②第一房间隔吸收过多，不能遮盖卵圆孔；③第二房间隔发育不全，卵圆孔过大，第一房间隔不能遮盖卵圆孔；④另外，有的房间隔缺损是因心内膜垫发育不良，致第一房间隔未与心内膜垫愈合而留有一孔。

2. 室间隔缺损（ventricular septal defect）　室间隔分为肌性室间隔和膜性室间隔。其中，膜性室间隔缺损较为常见，多为心内膜垫组织发育不良，从而不能与球嵴及肌性室间隔愈合而致。肌性室间隔缺损较少见。

3. 法洛四联症（tetralogy of Fallot）　心球和动脉干的心内膜组织局部增厚，形成一对螺旋状走行、相对生长的嵴，融合后形成主动脉肺动脉隔。主动脉肺动脉隔偏位时，导致肺动脉狭窄，同时使主动脉向右偏移而骑跨于两个心室。由于肺动脉狭窄，右心室排血阻力增加，最终导致右心室逐渐增大。特征为：①肺动脉狭窄；②室间隔缺损；③主动脉骑跨；④右心室肥大（图22-11）。

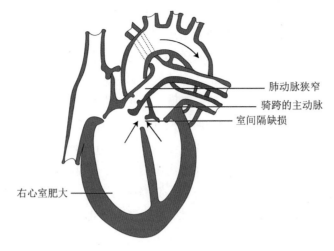

图 22-11   法洛四联症模式图

🌐 **知识链接**

唐氏筛查

唐氏综合征（Down syndrome），又称21-三体综合征，是常见的染色体异常所致的出生缺陷。患儿以发育迟缓、智力低下为主要特征，伴有多器官发育障碍或畸形。我国唐氏综合征的发病率为1/800～1/600。目前，可在孕期进行唐氏筛查（唐氏综合征筛选检查），以降低患儿出生的风险。其方法为：孕15～20周，抽取孕妇血液，检测孕妇血清中甲胎蛋白、绒毛膜促性腺激素和游离雌三醇的浓度，结合孕妇的年龄、采血时的孕周等相关信息，来判断胎儿患有Down综合征的危险程度。唐氏患儿出生的概率随孕妇年龄增加而递增。

目标检测

答案解析

一、选择题

（一）A型题

1. 多囊肾的囊泡是扩张的（   ）

    A. 中肾小管　　　　　　　　　B. 静脉　　　　　　　　　　　C. 淋巴管

    D. 肾小管　　　　　　　　　　E. 肾小球

2. 真两性畸形的核型为（   ）

    A. 46,XY　　　　　　　　　　B. 46,XX　　　　　　　　　　C. 46,XX 和 46,XY

    D. 47,XXY　　　　　　　　　E. 47,XY

3. 脐尿管未闭锁导致（   ）

    A. 梅克尔憩室　　　　　　　　B. 脐粪瘘　　　　　　　　　　C. 先天性脐疝

    D. 脐尿瘘　　　　　　　　　　E. 消化管狭窄

4. 脐腔未闭锁导致（　　）

    A. 梅克尔憩室　　　　　　　　B. 脐粪瘘　　　　　　　　C. 先天性脐疝

    D. 脐尿瘘　　　　　　　　　　E. 气管狭窄

5. 卵黄蒂近端未闭锁可导致（　　）

    A. 梅克尔憩室　　　　　　　　B. 脐粪瘘　　　　　　　　C. 脐尿瘘

    D. 先天性脐疝　　　　　　　　E. 消化管狭窄

6. 面斜裂的成因是（　　）

    A. 上颌突与同侧的内侧鼻突未愈合　　　　　　B. 上颌突与同侧的外侧鼻突未愈合

    C. 上颌突与下颌突未愈合　　　　　　　　　　D. 上颌突与额鼻突未愈合

    E. 内、外两侧鼻突未愈合

7. 单侧上唇裂的成因是（　　）

    A. 上颌突未能与同侧的内侧鼻突愈合　　　　　B. 左、右上颌突未能愈合

    C. 上颌突未能愈合　　　　　　　　　　　　　D. 上颌突未能与对侧的内侧鼻突愈合

    E. 上颌突与内、外两侧鼻突未愈合

8. 双子宫产生的原因是（　　）

    A. 左、右中肾管上端未融合　　　　　　　　　B. 左、右中肾管下端未融合

    C. 左、右中肾旁管上端未融合　　　　　　　　D. 左、右中肾旁管下端未融合

    E. 左、右中肾旁管与左、右中肾管未融合

9. 先天性腹股沟疝产生的原因是（　　）

    A. 鞘膜腔未闭合

    B. 鞘膜腔过大

    C. 腹腔与鞘膜之间的通道没有闭合或闭合不全

    D. 睾丸未下降至阴囊内

    E. 睾丸发育异常

10. 新生儿肺透明膜病的发生原因是（　　）

    A. 肺泡隔毛细血管发育不良

    B. Ⅰ型肺泡上皮细胞发育不良

    C. Ⅱ型肺泡细胞发育不良致表面活性物质分泌不足

    D. 气－血屏障破坏所致

    E. 出生前后血液循环变化异常

（二）X 型题

11. 与面斜裂发生相关的结构是（　　）

    A. 额鼻突　　　　　　　　　　B. 上颌突　　　　　　　　C. 下颌突

    D. 内侧鼻突　　　　　　　　　E. 外侧鼻突

12. 与上唇裂发生相关的结构是（　　）

    A. 额鼻突　　　　　　　　　　B. 上颌突　　　　　　　　C. 下颌突

    D. 内侧鼻突　　　　　　　　　E. 外侧鼻突

13. 下列关于两性畸形的描述中，正确的是（　　）

A. 外生殖器介于男女两性之间

B. 真两性畸形，外生殖器及第二性征介于男女两性之间

C. 真两性畸形，体内同时具有卵巢和睾丸，性染色体属嵌合型

D. 男性假两性畸形，染色体核型为 46,XX

E. 女性假两性畸形，染色体核型为 46,XY

14. 假两性畸形可能的核型包括（　　）

A. 46,XX 或 46,XY　　　　B. 46,XX　　　　C. 46,XY

D. 45,XO　　　　E. 47,XXY

15. 法洛四联症包括（　　）

A. 肺动脉狭窄　　　　B. 右心室肥大　　　　C. 主动脉骑跨

D. 房间隔缺损　　　　E. 室间隔缺损

16. 房间隔缺损的原因可能是（　　）

A. 卵圆孔瓣穿孔　　　　B. 第一房间隔过度吸收　　　　C. 卵圆孔过大

D. 心内膜垫发育不良　　　　E. 球嵴发育不良

（任　翔）

书网融合……

本章小结　　　微课1　　　微课2　　　微课3　　　题库

第二十三章　先天性畸形的发生和预防

微课
PPT

📋 学习目标

知识要求：

1. 熟悉　致畸敏感期和先天性畸形的发生机制。

2. 了解　先天性畸形的发生概况；先天性畸形的预防和产前检查。

技能要求：

1. 了解致畸敏感期及其在先天性畸形预防方面的重要性，并在日常学习、生活和护理工作中予以宣传，加强对周围的备孕育龄期女性的相关医学知识教育。

2. 通过查阅文献，了解常见药物与先天性畸形发生的关系。

素质要求：

1. 通过查阅文献，了解叙事医学在护理工作中的重要性。

2. 通过查阅文献，了解对先天性疾病患者及家属进行多元化健康教育和心理干预的重要性。

先天性畸形（congenital malformations）是胚胎发育紊乱所致的胎儿形态或结构的异常。畸形学（teratology）是研究先天性畸形的科学，是胚胎学的重要分支之一。随着现代工业的发展和环境污染的加重，先天性畸形的发生率有逐年上升的趋势。先天性畸形种类繁多，受遗传和各种环境因素的影响，可通过产前检查进行诊断和预防。

一、先天性畸形的发生概况

全世界先天性畸形的发生率为1.3% ~ 1.7%。据统计，在所有先天性畸形中，四肢畸形约占26%，神经管畸形约占17%，泌尿生殖系统畸形约占14%，颜面部畸形约占9%，消化系统畸形约占8%，心血管系统畸形约占4%，多发性畸形约占22%（图23-1）。

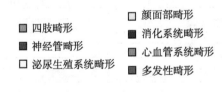

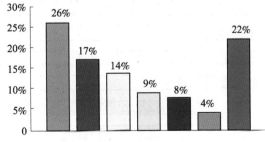

图23-1　先天性畸形的发生率

WHO在基本的国际统计学分类中，根据先天性畸形发生的部位进行分类，并对各种畸形编排分类代码。目前，世界各国大都采用这种分类方法。世界各国常规监测12种畸形，我国根据具体情况，监测如下 19 种先天性畸形（表 23 - 1）。

表 23 - 1　我国监测的 19 种先天性畸形

先天性畸形	国际分类编码	先天性畸形	国际分类编码
1 无脑儿*	740	11 短肢畸形 - 上肢*	755.2
2 脊柱裂*	741	短肢畸形 - 下肢*	755.3
3 脑积水*	742	12 先天性髋关节脱位*	755.6
4 腭裂*	749	13 畸形足	754
5 唇裂*	749.1 ~ 749.2	14 多指（趾）与并指（趾）	755.0 ~ 755.1
6 先天性心血管病	746 ~ 747	15 血管瘤（>3cm）	620
7 食管闭锁及狭窄*	750.2	16 色素痣（>3cm）	757.1
8 直肠及肛门闭锁*	751.2	17 唐氏综合征*	759.3
9 内脏外翻	606	18 幽门肥大	750.1
10 尿道下裂	752.2	19 膈疝	603
尿道上裂	752.3		

注：* 世界各国常规监测的 12 种畸形。

二、致畸敏感期

发育中的胚胎受到致畸作用后，是否发生畸形和发生什么样的畸形，不仅决定于致畸因子的性质和胚胎的遗传特性，而且决定于胚胎受到致畸因子作用时所处的发育阶段。

受到致畸因素影响最易发生畸形的发育阶段称为致畸敏感期（susceptible period）。胚胎发育的不同时期对致畸因子的敏感性不同。从受精到第 2 周末的胚前期，胚胎如受到致畸因子作用，易发生损害，但较少发生畸形。这是因为，此期的胚胎细胞分化程度极低，如果致畸因子作用很强，胚胎即死亡；如果致畸因子作用较弱，只有少数细胞受损凋亡，其他细胞可以代偿调整。

从受精后第 3 周至第 8 周末的胚期，胚胎细胞增生和分化非常活跃，胚体的形态发生较复杂的变化，最易受到致畸因子的干扰而发生器官形态结构的畸形。所以，胚期是最易发生畸形的致畸敏感期；由于胚胎各器官的分化发生时间不同，其致畸敏感期也不同（图 23 - 2）。

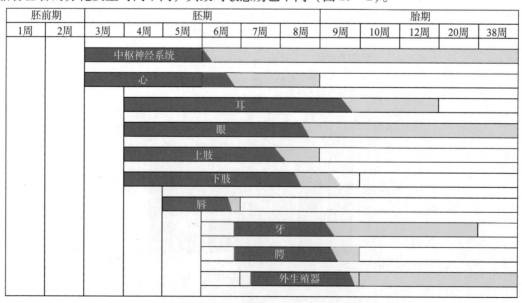

图 23 - 2　人胚主要器官的致畸敏感期

注：红色标记为致畸敏感度高；黄色标记为致畸敏感度较低。

自受精后第 9 周起直至分娩的胎期，是胚胎发育最长的时期。此期，胎儿生长发育快，各器官进行组织分化和功能建立，受致畸因子作用后也会发生畸形，但多属组织结构和功能缺陷，一般不出现器官形态畸形。所以，胎期不属于致畸敏感期。

⊕ 知识链接

风疹病毒与反应停的致畸敏感期

风疹病毒的致畸敏感期为受精后第 1 个月，畸形发生率为 50%；第 2 个月，便降为 22%；第 3 个月，只有 6% ~ 8%。反应停的致畸敏感期为受精后 21 ~ 40 天。

三、先天性畸形的影响因素

先天性畸形的发生受遗传因素、环境因素以及两者相互作用的影响。单纯遗传因素引起的先天性畸形约占 25%，单纯环境因素引起的先天性畸形约占 10%，遗传因素与环境因素相互作用和原因不明者约占 65%。

（一）遗传因素

遗传因素引起的先天性畸形主要包括染色体畸变和基因突变。

1. 染色体畸变（chromosome aberration）　包括染色体数目和结构异常。

（1）染色体数目增多　可引起的畸形多见于三体型（trisomy）。如 21 号染色体三体可引起 Down 综合征；性染色体的三体（47，XXY）可引起先天性睾丸发育不全（Klinefelter 综合征）。染色体数目减少也可引起先天性畸形，常见于单体型。常染色体的单体型，胚胎几乎不能成活；性染色体的单体型，胚胎只有 3% 能够成活，如先天性卵巢发育不全，即 Turner 综合征（45，XO）。

（2）染色体结构异常　也可引起畸形。如 5 号染色体短臂末端断裂缺失可引起猫叫综合征。

⊕ 知识链接

猫叫综合征

猫叫综合征患者的最主要特征是婴儿期间的哭声如猫叫，其根本原因是 5 号染色体短臂末端断裂缺失，因而该病又称 "5 号染色体部分缺失综合征"。研究表明，其与神经系统发育异常有关。活产婴儿中的发病率为 1/50000 ~ 1/20000，有严重的心理障碍和智力发育迟滞。

2. 基因突变（gene mutation）　指 DNA 分子碱基组成和排列顺序的改变。其主要是造成代谢性遗传病，如苯丙酮尿症。少数可造成畸形，如软骨发育不全、多囊肾、睾丸女性化综合征等。

（二）环境因素

能引起胚胎先天性畸形的环境因素统称为致畸因子（teratogen）。影响胚胎发育的环境有三个方面，即母体周围的外环境、母体的内环境和胚体周围的微环境。外环境中的致畸因子，有的通过内环境和微环境直接作用于胚体，有的则通过改变内环境和微环境而间接作用于胚体。环境致畸因子主要有生物的、物理的、化学的、药物及其他致畸因子。

1. 生物致畸因子　Gregg 等于 1941 年就提出风疹病毒可以引起先天性畸形。目前已确定对人类胚胎有致畸作用的还有巨细胞病毒、单纯疱疹病毒、弓形体、梅毒螺旋体、乙肝病毒、艾滋病病毒等。

2. 物理致畸因子　目前已确认的物理致畸因子有射线、机械性压迫和损伤、高温等。微波对人类胚胎的致畸作用尚需进一步证实。

3. 化学致畸因子 工业"三废"、农药、食品添加剂和防腐剂含有一些有致畸作用的化学物质，包括：某些多环芳香碳氢化合物、亚硝基化合物、烷基和苯类化合物、农药敌枯双，重金属铅、砷、镉、汞等。

4. 致畸药物 多种药物都有明显的致畸作用，如部分抗生素、抗肿瘤药物、治疗精神病药物、抗惊厥药物、抗凝血药物和激素等。反应停，又名沙利度胺（酞胺哌啶酮），20 世纪 60 年代在欧洲被广泛用于治疗妊娠呕吐，造成了大量残肢畸形儿的出生，酿成了"反应停事件"。

5. 其他致畸因子 大量吸烟、酗酒、营养不良等均有致畸作用。吸烟引起胎儿畸形主要是由于尼古丁可使胎盘血管收缩而致胎儿缺血，一氧化碳进入胎儿血液而使胎儿缺氧。大量吸烟不仅引起胎儿先天性畸形，严重时可导致胎儿死亡和流产。

⊕ **知识链接**

胎儿酒精综合征

孕期过量饮酒可引起多种畸形，称胎儿酒精综合征（fetal alcohol syndrome），主要表现为发育迟缓、小头、小眼、短眼裂、眼距小等。胎儿出生前酒精暴露会阻碍神经系统发育或造成畸形，引发一连串的认知功能障碍。

（三）环境因素与遗传因素的相互作用

环境因素与遗传因素的相互作用是导致畸形发生的主要原因。一方面，环境致畸因子可通过引起染色体畸变和基因突变而导致先天性畸形。另一方面，胚胎的遗传特性决定和影响胚体对致畸因子的敏感性和易感程度。

在环境因素与遗传因素相互作用引起的先天性畸形中，衡量遗传因素所起作用的指标称为遗传度。某种畸形的遗传度越高，表明遗传因素在该畸形发生中的作用越大。如腭裂为 76%，无脑儿与脊柱裂为 60%，而先天性心脏病为 35%。

四、先天性畸形的预防

如何预防先天性畸形的发生，是关系人类素质的大事。按照 WHO 的要求，应实行三级预防工作。

1. 第一级预防——防止先天性畸形的发生 去除病因是最重要的工作。如对孕妇不进行大剂量 X 射线照射，避免各种病毒感染，不服用影响胚胎发育的药物，孕妇不吸烟、不饮酒。开展孕前咨询或染色体检查，预防高龄孕妇及高危险度家庭中出现唐氏综合征、基因病等，也都属于一级预防工作。普遍开展生殖健康教育也很重要。在孕前和孕期的前 3 个月，每天服 0.4mg 叶酸，可减少神经管缺陷的发生。

2. 第二级预防——减少先天性畸形儿的出生 产前检查是防止先天性畸形儿出生的重要预防措施。产前检查方法发展迅速，包括超声检查、染色体检查、胎儿镜、生物化学及酶检查等，其中最常用的是超声检查和染色体检查。

3. 第三级预防——积极治疗先天性畸形儿 有些出生缺陷可以通过手术进行治疗，如唇裂、脊柱裂、肛门闭锁。针对有些代谢性疾病，如苯丙酮尿症可以通过对新生儿进行筛查，来及时发现、及时治疗。而对先天性智力障碍、无眼、耳聋等，则应设法使其得到妥善教养，减少痛苦，延长生命。

答案解析

目标检测

一、选择题

（一）A 型题

1. 胚胎致畸敏感期是指受精后（　　）

　　A. 第 1 ~ 2 周　　　　　　　B. 第 3 ~ 8 周　　　　　　　C. 第 10 ~ 14 周

　　D. 第 12 ~ 16 周　　　　　　E. 第 15 ~ 20 周

2. 先天性卵巢发育不全（Turner 综合征）属于（　　）

　　A. 性染色体单体型　　　　　B. 性染色体三体型　　　　　C. 常染色体数目增多

　　D. 常染色体数目减少　　　　E. 染色体结构异常

3. 先天性睾丸发育不全（Klinefelter 综合征）属于（　　）

　　A. 性染色体单体型　　　　　B. 性染色体三体型　　　　　C. 常染色体数目增多

　　D. 常染色体数目减少　　　　E. 染色体结构异常

4. 猫叫综合征（cat cry syndrome）属于（　　）

　　A. 性染色体单体型　　　　　B. 性染色体三体型　　　　　C. 常染色体数目增多

　　D. 常染色体数目减少　　　　E. 染色体结构异常

（二）X 型题

5. 已确定对人类有致畸作用的生物致畸因子有（　　）

　　A. 风疹病毒　　　　　　　　B. 流感病毒　　　　　　　　C. 巨细胞病毒

　　D. 单纯疱疹病毒　　　　　　E. 弓形体

6. 已确定对人类有致畸作用的药物包括（　　）

　　A. 抗肿瘤药　　　　　　　　B. 抗惊厥药　　　　　　　　C. 抗生素

　　D. 激素　　　　　　　　　　E. 解热止痛药

7. 引起先天性畸形的遗传因素中，染色体畸变类型包括（　　）

　　A. 性染色体单体型　　　　　B. 性染色体三体型　　　　　C. 常染色体数目增多

　　D. 常染色体数目减少　　　　E. 染色体结构异常

8. 下列属于染色体畸变所致先天性畸形的是（　　）

　　A. 先天性卵巢发育不全（Turner 综合征）　　　　B. 先天性睾丸发育不全（Klinefelter 综合征）

　　C. 先天愚型（Down syndrome）　　　　　　　　D. 猫叫综合征（cat cry syndrome）

　　E. 镰刀状细胞贫血

8. 对孕妇来说，可引起胎儿先天性畸形的因素是（　　）

　　A. 休息不足　　　　　　　　B. 酗酒　　　　　　　　　　C. 大量吸烟

　　D. 严重营养不良　　　　　　E. 缺氧

9. 早期诊断先天性畸形的常用方法包括（　　）

　　A. 胎儿超声波检查　　　　　B. 蜕膜细胞活检　　　　　　C. 母血检查

　　D. 羊水检查　　　　　　　　E. 绒毛膜活检

二、简答题

1. 先天性畸形发生的影响因素有哪些？

2. 如何防止先天性畸形的发生？

3. 产前检查的方法有哪些？

（张晓丽）

书网融合……

本章小结　　　　微课　　　　题库

参考文献

［1］高英茂 . 组织学与胚胎学［M］. 北京：高等教育出版社，2010.

［2］Ovalle，Nahiruncy，Moore，Persaud. Textbook of Histology and Embryology［M］. 唐军民，李继承，译 . 北京：北京大学医学出版社，2011.

［3］唐军民，李英，卫兰 . 组织学与胚胎学彩色图谱［M］. 2 版 . 北京：北京大学医学出版社，2012.

［4］邹仲之，李继承 . 组织学与胚胎学［M］. 8 版 . 北京：人民卫生出版社，2013.

［5］Ronald W. Dudek，罗娜 . 医学组织学图谱（中英对照）［M］. 北京：人民卫生出版社，2013.

［6］苏衍萍 . 组织学与胚胎学［M］. 北京：中国科学技术出版社，2014.

［7］李和，李继承 . 组织学与胚胎学［M］. 3 版 . 北京：人民卫生出版社，2015.

［8］徐晨 . 组织学与胚胎学［M］. 2 版 . 北京：高等教育卫生出版社，2015.

［9］唐军民，张雷 . 组织学与胚胎学［M］. 4 版 . 北京：北京大学医学出版社，2018.

［10］李继承，曾园山 . 组织学与胚胎学［M］. 9 版 . 北京：人民卫生出版社，2018.

［11］石玉秀 . 组织学与胚胎学［M］. 3 版 . 北京：高等教育出版社，2018.

［12］谢小薰，孔力 . 组织学与胚胎学［M］. 2 版 . 北京：高等教育出版社，2019.

［13］白咸勇，胡军 . 组织学与胚胎学［M］. 3 版 . 北京：科学出版社，2020.

［14］刘黎青 . 组织学与胚胎学［M］. 3 版 . 北京：人民卫生出版社，2016.

［15］刘黎青 . 组织学与胚胎学习题集［M］. 北京：中国中医药出版社，2009.

［16］邵淑娟 . 组织学与胚胎学［M］. 6 版 . 北京：人民卫生出版社，2015.

［17］韩芳 . 组织学与胚胎学［M］. 4 版 . 北京：高等教育出版社，2022.

［18］葛均波，徐永健，王晨 . 内科学［M］. 9 版 . 北京：人民卫生出版社，2021.

［19］Mescher AL. Basic Histology Text & Atlas［M］. 13th ed. NewYork：McGraw-Hill Medical，2013.

［20］Wojciech Pawlina. Histology：A Text and Atlas，with Correlated Cell and Molecular Biology［M］. 7nd ed. Holland：Wolters Kluwer Companies，Inc.，2015.

［21］Michael H. Ross，Wojciech Pawlina. Histology：A Text and Atlas，Montna：with Correlated Cell and Molecular Biology［M］. 6th ed. Montna：Lippincott Williams & Wilkins，2010.

［22］Ronald W. Dudek. High-yield Histopathology［M］. 3rd ed. Montna：Lippincott Williams & Wilkins，2017.

［23］T. W. Sadler，Twin Bridges. Langman's Medical Embryology［M］. 9nd ed. Montana：Lippincott Williams & Wilkins，2013.

［24］Anthony L. Mescher. Junqueira's Basic Histology：Text and Atlas［M］. 16th ed. New York：McGraw Hill Companies，2021.

［25］Mikael Nilsson，Henrik Fagman. Development of the thyroid gland［J］. Development，2017，144（12）：2123-2140.

［26］Kyriaki S Alatzoglou，Louise C Gregory，Mehul T Dattani. Development of the Pituitary Gland［J］. Compr Physiol，2020，10（2）：389-413.

［27］ Anthony L. Mescher. Junqueira's Basic Histology：Text and Atlas ［M］. 16th ed. New York：McGraw Hill Companies，2021.

［28］ Banafea Ghalya H, Bakhashab Sherin, Alshaibi Huda F. The role of human mast cells in allergy and asthma ［J］. Bioengineered. 2022，13（3）：7049-7064.

［29］ Wenjing Qian, Mingfang Zhao, Ruoyu Wang. Fibrinogen like protein 1（FGL1）：the next immune checkpoint target ［J］. Journal of Hematology & Oncology，2021，14（1）：147.

［30］ 陈苏伟，陈宏，钟永亮，等. 药物治疗与预防马方综合征主动脉扩张 – 基于临床随机对照研究的进展 ［J］. 心肺血管病杂志，2020，39（12）：1525-1528.

［31］ Gonzales E A. Marfan syndrome ［J］. Journal of the American Academy of Nurse Practitioners，2009，21（12）：663-670.

［32］ Gossmann Mona, Butsch W. Scott, Jastreboff Ania M. Treating the Chronic Disease of Obesity ［J］. Medical Clinics of North America，2021，105（6）：983-1016.

［33］ 徐华，苏旭. 皮肤脂溢性角化病发病机理探讨 ［J］. 中国中医药科技，2014，21（z1）：76-76.